Dr. med. Kelly Brogan

Die Seele braucht keine Pillen

Psychische Störungen ganzheitlich und ohne Psychopharmaka behandeln

Übersetzt aus dem amerikanischen Englisch von Claudia Callies

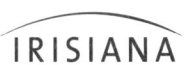

IRISIANA

1. Auflage
© 2020 der deutschsprachigen Ausgabe by Irisiana Verlag,
einem Unternehmen der Verlagsgruppe Random House GmbH,
Neumarkter Straße 28, 81673 München

Projektleitung: Inga Heckmann
Übersetzung: Claudia Callies
Lektorat: Dr. Ulrike Kretschmer
Herstellung: Timo Wenda
Satz: Buch-Werkstatt GmbH, Bad Aibling
Layout: Angelika Tröger
Umschlaggestaltung: Geviert, Grafik & Typografie
Druck und Bindung: CPI books GmbH, Leck

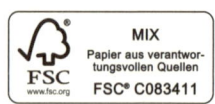

MIX
Papier aus verantwor-
tungsvollen Quellen
FSC® C083411

Verlagsgruppe Random House FSC® N001967

ISBN: 978-3-424-15405-4

INHALT

EINFÜHRUNG

Von einer Seelenärztin

Als ich mich dafür entschied, Psychiaterin zu werden, am MIT (Massachusetts Institute of Technology) und an der Cornell University studierte und promovierte, hätte ich nie gedacht, dass ich dem wichtigsten Werkzeug meines Berufsstandes, nämlich den Pharmazeutika, eines Tages Lebewohl sagen würde. Aber genau das habe ich getan. Im Jahr 2010 habe ich meinen Rezeptblock weggelegt und seitdem keinen weiteren Patienten mehr mit verschreibungspflichtigen Medikamenten behandelt. Stattdessen verfolge ich jetzt einen ganzheitlichen Ansatz, um Menschen bei der Bewältigung ihrer zermürbendsten Kämpfe zu helfen, einschließlich derer, die als generalisierte Angststörung (GAS), bipolare Störung oder schwere depressive Störung bezeichnet werden.

Der Begriff »Psychiater« stammt aus dem Griechischen und setzt sich aus *psyche* (Seele) und *iatrós* (Arzt) zusammen; Psychiater sind also »Seelenärzte«. In der heutigen Welt sind Millionen von Menschen auf der Suche nach ihrer Seele – um sich lebendig, echt und stark zu fühlen, um sich *selbst zu spüren*. Leider landen sie dann häufig in der Praxis eines Arztes, der vor allem für eines ausgebildet wurde: die Verschreibung von Tabletten. Auch mir wurde während meiner schulmedizinischen Ausbildung eingebläut, alles, was nicht wissenschaftlich nachweisbar und messbar ist, auszublenden und außer Acht zu lassen. Und dazu gehört natürlich auch der Geist – die Seele eines Menschen.

Betroffene, denen es gelingt, Medikamente zu vermeiden, behandeln sich stattdessen vielfach selbst, mit allem, was sie finden können, um sich das Leben etwas zu erleichtern: Freizeitdrogen, Alkohol, Sex, Essen, Onlineshopping. Letztendlich fühlen sie sich dann aber nur noch schlechter als zuvor, gefangen außerhalb ihres eigenen authentischen Selbst.

Wie sind wir an diesen Punkt gekommen?

Man hat uns eine Geschichte über Krankheiten erzählt: dass sie durch Pech und schlechte Gene verursacht werden und dass das Beste, was wir uns erhoffen können, ist, sie zu überleben, indem wir uns auf Medikamente verlassen. Leider haben diese oft schädliche Nebenwirkungen oder sind einfach nur unwirksam. Im Internet können wir jedoch mehr und mehr neue wissenschaftliche Erkenntnisse und wahre Geschichten über radikale Gesundheitsrückgewinnung lesen und wir beginnen allmählich, die alte Geschichte als einschränkend und falsch zu betrachten.

Heute wissen wir, dass wir unser Wohlbefinden mittels epigenetischer Veränderungen und Veränderungen im Mikrobiom, dem dynamischen Ökosystem in unserem Körper, verbessern können. Ich weiß, dass ich Menschen, auch wenn sie ihr Leben lang nicht im Gleichgewicht waren, innerhalb weniger Monate helfen kann, ihre Vitalität wiederzuerlangen. Meine Hauptarbeit in der klinischen Praxis ist dabei, den Patienten Sicherheit zu signalisieren. Ich benutze diesen Ausdruck – »Sicherheit signalisieren« – oft, um die vielen Möglichkeiten zu beschreiben, wie wir unserem Nervensystem sagen können, dass *alles in Ordnung ist, alles gut ist und dass es jetzt wieder ins Gleichgewicht kommen kann.* Das ist möglich, und zwar relativ schnell und einfach, weil der Körper sich so sehr danach sehnt.

In diesem Buch geht es um eine neue Geschichte, deren wesentliche Elemente ich in den kommenden Kapiteln eingehend behandeln werde. Dazu gehören zum Beispiel:

- Ihre »psychischen« Probleme wie Erschöpfung, Denk- und Konzentrationsschwäche, Depressionen, Angstzustände und sogar Manie und Psychose sagen Ihnen, dass Sie Ihr Leben ändern müssen. Sie weisen Ihnen sogar den Weg zur Heilung und Neuausrichtung. Krankheit ist ein Teil der Gesundheit, denn Ihr seelisch-geistiges Gepäck ist Teil Ihrer Genesung.
- Warum die meisten Menschen heute in einem Zustand chronischer Angst leben und den Teil von sich selbst verloren haben, der Unsicherheit, Schmerz, Trauer, Verlust, Verzweiflung und Enttäuschung akzeptiert und auf natürliche Weise damit fertigwird. In unserer Kultur gibt es ein generelles Krankheitsgefühl. Die Menschen haben »Heimweh«:

Sie fühlen sich in sich selbst, in ihren Gemeinschaften und im Gefüge der Gesellschaft als Ganzes nicht zu Hause.

Ich biete aber auch ein Licht in der Dunkelheit an. Um zu wissen, was Sie wollen und wohin Ihr Weg führt, müssen Sie Ihre Potenziale verstehen, fühlen und sehen. Sie müssen wissen, dass radikale Heilung möglich ist. Von einer solchen radikalen Heilung profitierte zum Beispiel Cindy, die innerhalb weniger Wochen ihre Lupus-Symptome loswurde, unter denen sie 18 Jahre gelitten hatte, und auch Ali, der nach ein paar Monaten seine bipolare Störung überwand. In diesem Buch mache ich Sie mit Menschen bekannt, die Ihnen den Weg beleuchten werden, den auch Sie zu gehen verdienen. Sie werden ihre Geschichten kennenlernen und ihre Worte lesen. Die Zitate stammen alle von Teilnehmern an dem speziellen Programm, das ich Ihnen in diesem Buch vorstelle. Wenn Sie möchten, können Sie sich ihre Geschichten auch als Videos anhören und ansehen. Sie finden sie auf meiner Website www.kellybroganmd.com unter der Rubrik »Video Testimonials« (englischsprachig).

Was war das Erfolgsrezept dieser Menschen? Sie haben sich *selbst* geheilt. Sie brauchten keinen Doktor-Meister-Guru, sondern haben sich auf eine Ebene der Medizin begeben, auf der jeder Einzelne die Möglichkeit hat, seine eigene Heilungskraft zurückzugewinnen, idealerweise in einer unterstützenden Gemeinschaft. Mein erstes Buch, der *New York Times*- und *SPIEGEL*-Bestseller *Die Wahrheit über weibliche Depression*, richtet sich spezifisch an Frauen. Von dem vorliegenden Buch nun können sich beide Geschlechter angesprochen fühlen, und es geht auch nicht mehr nur um Depressionen, sondern um den Kampf mit der Krankheit im Allgemeinen und die negative Einstellung, die dazu führt, dass man ein halbes Leben lang von Medikamenten aller Art abhängig ist. Für die Flucht aus diesem Teufelskreis müssen Sie Ihre Überzeugungen ändern, und dabei möchte ich Ihnen helfen.

Außerdem lege ich Ihnen die Grundzüge meines Online-Selbsthilfeprogramms *Vital Mind Reset* (VMR) dar, das Ihnen aufzeigt, wie Sie mit einer Veränderung des Lebensstils und einer Ernährungsumstellung Heilung erlangen können. Schon

Tausende von Teilnehmern haben auf diese Weise die Grundursache ihrer seelischen Probleme beseitigt und konnten Medikamente absetzen, von denen sie gedacht hatten, sie lebenslang nehmen zu müssen. Einige Teilnehmer, die diesen Weg gegangen sind – ich nenne sie »Resetter« –, berichten in diesem Buch von ihren Erfolgen, Einsichten und Aha-Momenten. Das Buch ist in drei Teile gegliedert: In Teil 1, »Wachen Sie auf«, lege ich dar, wie psychiatrische Krankheiten, einschließlich Depressionen, eine Aufforderung sind herauszufinden, was aus dem Gleichgewicht geraten ist, körperlich, geistig und seelisch. Wenn Sie diesen Teil gelesen haben, sind Sie gut vorbereitet auf Teil 2, »Werden Sie gesund«, in dem ich Sie in mein einmonatiges Programm der Ernährungsumstellung einführe, das auf meinem klinischen Ansatz mit Einzelpatienten basiert. In Teil 3, »Befreien Sie sich«, finden Sie praktische Tipps und Ratschläge, wie Sie eine Bestandsaufnahme dessen machen können, was in Ihrem Leben nicht funktioniert, und wie Sie sich stärker an dem orientieren können, was funktioniert: hinsichtlich Ihrer Glaubenssätze und Gesundheit, hinsichtlich Ihrer Beziehungen zu Familie, Lebenspartner und Gemeinschaft, hinsichtlich Ihrer Ausrichtung auf das medizinische System und hinsichtlich Ihrer Arbeit oder Karriere. Die endgültige Freiheit besteht darin, Vertrauen in das Universum und eine Perspektive zu entwickeln, die üppige Reserven an positiver Energie freisetzen und einen *Quantensprung* in Ihrem Leben verursachen kann.

IHRE EIGENE REISE

Ihre Reise beginnt, wenn Sie die Realität Ihrer Verhältnisse akzeptieren, sie anschauen und sagen: *Okay.* Sie kapitulieren, hissen die weiße Flagge und hören auf zu kämpfen. Heilung ist ein Prozess der Wiedervereinigung mit Ihrem Körper, Ihrer Seele und Ihrer Umgebung. Widerstand, aber auch eine Opferhaltung werden die Erfahrung von Krankheit nur verewigen.

Fast jeder meiner Patienten sagt irgendwann während des Heilungsprozesses so etwas zu mir wie: »Ich weiß gar nicht mehr, wer ich wirklich bin.« Alles verändert sich, und die

Heilungsreise besteht darin, sich dem Prozess der Veränderung hinzugeben.

Wenn in unserem Leben etwas schiefgeht, einschließlich körperlicher Krankheiten, ist das oftmals darauf zurückzuführen, dass wir uns weigern, eine Veränderung an dem Punkt vorzunehmen, an dem sie am dringendsten erforderlich ist.

Wenn wir also eine unbefriedigende Arbeitssituation dauerhaft akzeptieren, den Schmerz einer toxischen Beziehung ignorieren oder eine selbstschädigende Gewohnheit aufrechterhalten. Wenn wir uns weigern, mit dem, was wir tun, aufzuhören, obwohl wir uns dabei nicht wohlfühlen. Wenn wir es versäumen, uns selbst zu fragen: *Was ist los?*, oder ein offenes Ohr für die Antwort zu haben.

Es ist ein entscheidender Unterschied, ob ein Schulmediziner sagt:»Ihre Maschine ist kaputt«, oder ob ein Schamane sagt: »Sie sind aus der Beziehung zum Ganzen gefallen«, oder ob ein Helfer sagt:»Ihre Krankheit ist eine existenzielle Frage, die Sie letztlich selbst beantworten müssen.«

Ich betrachte mich nicht mehr als Ärztin. Stattdessen sehe ich meine Rolle als die einer Helferin. Ich sehe mich als eine, um es in den Worten von Marc Ian Barasch, dem Autor von *The Healing Path*, auszudrücken,»Vermittlerin der Selbstfindung: eine Betreiberin des Wandels, die hilft, den Patienten aus krankhaften Lebensmustern herauszuholen; eine Helferin, die ihn von der bloßen Normalität weg zu authentischem Sein führt«.

Eine solche Rolle ist nichts für schwache Nerven. Sie eignet sich nicht für Personen, die immer alles gerne schnell reparieren möchten und die die Dinge in ordentliche diagnostische Kategorien und Einzelergebnisse verpacken. Ich hatte schon selbstmordgefährdete Patienten, die mir hinterher sagten, dass ich ihnen das Leben gerettet habe. Aber letztendlich war auch bei ihnen die eigene Bereitschaft zum Wandel entscheidend.

Angesichts der Erfolge meines Online-Selbsthilfeprogramms *Vital Mind Reset* bin ich zu der festen Überzeugung gelangt, dass es schlicht und einfach strategischer Unterstützung und einer liebevollen Gemeinschaft bedarf, um die Entwicklung verborgener Begabungen eines Menschen und seine Selbstverwirklichung anzustoßen oder zu beschleunigen.

DER BESTE WEG HERAUS FÜHRT MITTEN HINDURCH

Meine vordringlichste Botschaft betrifft die Verpflichtung, die Sie eingehen müssen, um von den Lehren aus diesem Buch zu profitieren: Stellen Sie Ihre Selbsthilfebemühungen *an die erste Stelle*, und zwar jeden Tag. Davon ausgehend wird alles viel klarer, und Sie finden sich selbst als ProtagonistIn in dem Abenteuer Ihres schönsten Lebens wieder.

In dem Maße, in dem Sie sich zur Selbstfürsorge verpflichten, wird der Weg einfacher. Sie befreien sich von unnötigem Ballast, weil der Drang hin zu Ihrem authentischsten Selbst zu groß wird. Sie erkennen, wohin Sie Ihre dringend benötigte Energie bisher gelenkt haben, welche alten Sicherheitskonstrukte Teile von Ihnen ausgelaugt haben, die Sie zum Ganzsein brauchen.

Entfalten Sie sich und akzeptieren Sie, dass Sie möglicherweise einfach nur hier sind, um mit dem Leben zu tanzen, nicht, um es zu (ver-)planen, zu managen oder zu beherrschen. Wir denken, dass wir wohlhabend, attraktiv, intelligent, begabt sein wollen – aber wollen wir nicht vielmehr einfach nur wir selbst sein und uns in der eigenen Haut wohlfühlen?

In diesem Buch werden wir den überraschenden Weg zu einem medikamentenfreien Leben durch eine tiefe Wertschätzung der Bedeutung hinter Ihren Symptomen erkunden. Unsere Erfahrungen spiegeln wider, was wir erkennen, akzeptieren und transformieren müssen, um wirklich unser erwachsenes Selbst zu werden. Nur wenn wir uns die Erfahrungen zu eigen machen, können wir beginnen, ein gesundes, natürliches Leben zu führen, ohne uns auf Arzneistoffe und eine Geisteshaltung zu verlassen, die uns unserer wahren Macht berauben. Alles, was es braucht, ist eine Verpflichtung zur Neugier, und ich hoffe aufrichtig, dass mein Buch diesen lebensverändernden Wandel bei Ihnen inspirieren wird.

Es ist Zeit aufzuwachen, gesund zu werden und sich zu befreien! Packen wir's an.

TEIL 1

ERWACHEN SIE

Kapitel 1

KANARIENVÖGEL IN DER KOHLEGRUBE

»Es ist kein Zeichen von Gesundheit, an eine von Grund auf
kranke Gesellschaft gut angepasst zu sein.«

JIDDU KRISHNAMURTI

Wann haben Sie zum letzten Mal tiefe Verzweiflung empfunden?
Wann waren Sie das letzte Mal mit zehrendem innerem Schmerz,
unkontrollierbarer Trauer oder lähmender Angst konfrontiert?
Fühlten sich ausgelaugt, distanziert, verwirrt, benommen? Oder
gar innerlich wie tot? Vielleicht haben Sie angefangen zu glauben, dass mit Ihnen etwas ernsthaft nicht stimmt, etwas, das
möglicherweise medizinischer Behandlung bedarf.

Vielleicht hat eine Freundin Ihnen gesagt, dass sie sich »Sorgen« um Sie macht. Und Sie haben einen Arzt aufgesucht und
von diesem Medikamente zur Linderung der Beschwerden verschrieben bekommen. Oder Sie haben einen Werbespot gesehen,
der überzeugend ein Mittel anpries, das Ihnen baldige Erleichterung versprach.

Sehen Sie sich um. Sie sind nicht allein. Schmerz und Hoffnungslosigkeit durchziehen unsere Welt. Sollten die Beschreibungen oben nicht auf Sie zutreffen, passen sie vermutlich für
irgendeine Person, die Sie lieben oder der Sie nahestehen. Zahlreiche Menschen haben das Gefühl, dass etwas *einfach nicht*
stimmt. Wenn Sie bei einem beliebigen Vortrag das Publikum
fragen würden, wer glaubt, dass wir uns inmitten einer äußerst
beunruhigenden Zeit der Menschheitsgeschichte befinden, würden viele Hände hochgehen. Und auf die Frage, wer Medikamente gegen seine Leiden nimmt (oder dies schon einmal getan
hat), würden sich ebenfalls viele der Anwesenden melden.

All diese Menschen sind wie Kanarienvögel in Kohlegruben,
die durch ihr Verhalten anzeigen, dass etwas nicht in Ordnung

ist. Was genau nicht stimmt und warum sich einige Leute dessen bewusster sind als andere, werde ich in Kürze erklären, aber zuerst noch ein paar allgemeine Anmerkungen zu diesem umfassendem Thema.

Wir leiden, und die Lösungen, die uns präsentiert werden, scheinen zu kurz zu greifen. Laut der von der US-Bundesregierung 2016 durchgeführten landesweiten Erhebung zum Thema Konsum legaler und illegaler Drogen und Gesundheit[1] leben 18,3 Prozent (44,7 Millionen) der erwachsenen US-Amerikaner mit einer psychischen Erkrankung. Das ist fast jeder Fünfte! Frauen haben eine höhere Prävalenz als Männer, und 18- bis 25-Jährige haben eine höhere Prävalenz als ältere Erwachsene. Affektive Störungen, einschließlich schwerer Depressionen und bipolarer Störungen, sind die dritthäufigste Ursache für Klinikaufenthalte, durch die jährlich 193,2 Milliarden US-Dollar an Verdienstausfall entstehen.

Solche Statistiken zeigen einerseits das Problem und deuten andererseits auch auf seine Quelle hin: die Eile, die die moderne Medizin an den Tag legt, den Einsatz von Medikamenten in Bereichen zu rechtfertigen, die sich in den Zahlen vermeintlich widerspiegeln. Diese Sichtweise treibt aber das Problem voran. So hat uns der Enthüllungsjournalist Robert Whitaker in seinem bahnbrechenden Buch *Anatomy of an Epidemic* geholfen zu erkennen, dass wir uns inmitten einer Epidemie psychischer Erkrankungen befinden, die durch eben die Medikamente, die zur Behandlung von Angstzuständen, Aufmerksamkeitsdefiziten, Psychosen, Depressionen und affektiver Instabilität verschrieben werden, aufrechterhalten wird.

Warum sind so viele unserer Krankheiten chronisch und können durch die dagegen verschriebenen Medikamente nicht wirklich geheilt werden? Gibt es noch etwas anderes, das uns nicht bewusst ist, und könnte es sein, dass die Symptome, die so viele von uns erleben, in Wirklichkeit eine Botschaft, ja sogar eine Warnung sind, dass wir unsere Perspektive ändern und uns ein größeres und wahrhaftigeres Bild zu eigen machen müssen als das, was wir momentan von der konventionellen Medizin präsentiert bekommen?

Eine neue Perspektive beinhaltet eine differenziertere Sicht auf den menschlichen Körper, den Geist und die Seele. Diese Sichtweise stellt unser Konzept von Krankheit infrage und bietet ein Verständnis, das befähigender als unser bisheriges ist. Wir lernen, dass Überzeugungen, kulturelle Konditionierungen und unsere Interaktion mit der Umgebung die wahren Determinanten von Gesundheit und Krankheit sind. Und dass Gene kein unveränderliches Schicksal mit sich bringen.

In diesem Kapitel werde ich Sie in diese Sichtweise einführen und die Weichen für den Rest des Buches stellen, das Ihnen radikale und nachhaltige neue Wege aufzeigt, wie Sie auf Ihre Erfahrung von seelischem und körperlichem Leiden reagieren können – damit Sie erkennen, dass beide untrennbar miteinander verbunden sind.

WO DAS PROBLEM WIRKLICH LIEGT

Um eine radikal andere Perspektive auf den inneren Kampf einnehmen zu können, den so viele Menschen erleben (und die Transformation des Kampfes zu verstehen, wie sie in diesem Buch beschrieben wird), müssen wir uns zunächst einmal damit befassen, wie die Schulmedizin Krankheit betrachtet. Leider werden durch die Brille der modernen Medizin Ihre Symptome, die mit »psychischen Erkrankungen« verbunden sind, als ein Problem von *Ihnen* und speziell Ihrer Hirnchemie angesehen. Man hat Ihnen erzählt, dass Ihre Gene ein chemisches Ungleichgewicht im Gehirn verursacht haben, dass die Verdrahtung in Ihrem Gehirn fehlerhaft ist und repariert werden muss. Sie beziehungsweise Ihr Körper sind das Problem, und Medikamente sind die Antwort.

Aber sehen wir genauer hin. Aus der Sichtweise, dass das Problem in Ihnen und Ihrer Gehirnchemie liegt, folgt der Glaube, dass diejenigen, die an »psychischen Erkrankungen« leiden, die *Opfer* ihrer Pathologie sind. Wenn Faktoren, die außerhalb ihrer Kontrolle liegen, die Symptome verursachen, sind sie nicht dafür verantwortlich. Die Ärzteschaft und die Pharmaunternehmen scharen sich mit Kampagnen zur Entstigmatisierung psychischer Erkrankungen um diese hilflosen »Opfer« und überbringen so die suggestive Botschaft: *Es ist nicht Ihre Schuld. Es ist Ihre Gehirnchemie, und Sie selbst können nichts dagegen tun.* Auf diese Weise werden Millionen von Menschen in einem Narrativ gefangen gehalten, das ihre sehr reale Erfahrung entmächtigt und entpersonalisiert.

Ich werde eine andere Perspektive vorschlagen, eine, die eher mit einer neu entstehenden Sichtweise auf Körper und Geist übereinstimmt und die Sie später in diesem Kapitel und im Verlauf dieses Buches kennenlernen werden. Zunächst einmal sind nicht Sie das Problem, und diejenigen, die als Opfer angesehen werden, sind keine Opfer, sondern Boten von etwas Wichtigem, dem wir Aufmerksamkeit schenken müssen.

Aus meinen Beobachtungen in mehr als einem Jahrzehnt privater Praxis habe ich die Überzeugung gewonnen, dass Menschen, die als psychisch krank bezeichnet werden, in Wirklichkeit die »Kanarienvögel in der Kohlegrube« sind und mit außerordentlicher Sensibilität im Dienste ihrer Mitmenschen Alarm schlagen. Ihre Symptome wie Müdigkeit, Schlaflosigkeit, fortwährende Unruhe und Sorgen, Teilnahmslosigkeit und tiefe Traurigkeit vermitteln die Botschaft unerkannter körperlicher, emotionaler und sogar spiritueller Faktoren. Sie sagen uns allen, dass etwas fehlt, einfach »daneben« ist, und wir müssen erwachen und darauf achten, es zu finden und zu korrigieren, um zu überleben und glücklich zu sein.

Wie die Kanarienvögel im Kohlebergwerk reagieren ihre Körpermechanismen empfindlich auf toxische Substanzen, auf verarbeitete Lebensmittel und weitere Aspekte der industriellen Lebensweise. Und sie reagieren auch auf viele andere Spuren dessen, was heute in unserer Welt verkehrt läuft. Als Teil eines größeren Bildes gesehen, ist ihre »Krankheit« in Wirklichkeit eine Aussage, eine Weigerung des Körpers, des Geistes und der Seele, das Falsche als normativ zu akzeptieren.

Die Psychiatrie so, wie sie heute praktiziert wird, erkennt nicht an, dass etwas auf diesem Planeten oder in Ihrem Leben falsch läuft, fehlt oder vielsagend unausgewogen ist. Außerdem macht sie sich unzutreffende Theorien der Gehirnchemie zu eigen (ich werde in Kapitel 3 näher darauf eingehen, wie gegenstandslos diese Theorien sind!). Tatsächlich ist im gegenwärtigen System der Kontext Ihrer Erfahrung für den Psychopharmaka verschreibenden Arzt weitgehend irrelevant, weil Ihre Symptome ein zu behebendes Problem sind und nicht eine sinnvolle Reaktion, die es zu prüfen gilt. Die vorherrschende Meinung ist, dass Symptome wie Erschöpfung, Apathie, innere Distanz und Angstzustände durch eine fehlerhafte Verdrahtung entstehen, die sich durch etwas Löten reparieren lässt.

Diese Symptome sind aber in Wirklichkeit gar kein Problem, sondern vielmehr Zeichen Ihrer Sensibilität. Eine Sensibilität für *sehr reale* Faktoren und Variablen – von physischen bis hin zu spirituellen. Etwas ist im Gange, und den Beweis für Ihre Sensibilität mit Medikamenten zu behandeln, ist wie das Ausschalten des Rauchmelders, während das Feuer weiterwütet.

EVOLUTIONÄRE FEHLANPASSUNG

Ja, irgendetwas stimmt mit unserem Leben auf diesem Planeten heute nicht mehr. Vieles läuft akut falsch: Wir sind getrennt von unserem Körper, von der Gemeinschaft und von der Natur – weil uns das Bildungssystem nur auf die Arbeit in der Industrie vorbereitet, wir in isolierten Einfamilienhäusern oder anonymen Mietskasernen leben und uns die Wissenschaft seit mehreren Jahrhunderten einbläut, dass die Natur eine Sammlung von nutzbaren Ressourcen sei, die in Zukunft erfolgreich von der Menschheit beherrscht würden. Außerdem sind wir von unseren eigenen Seelen durch eine dominante Weltanschauung getrennt, die besagt, dass man nur das ist, was man vorweisen kann. Wir sind getrennt vom geheimnisvollen Wunder menschlichen Erlebens durch die Anbetung des wissenschaftlichen Dogmas, laut dem etwas nur existiert, wenn wir es messen und quantifizieren können.

Wir werden gezeugt von Vätern, deren Sperma in Pestiziden mariniert ist, und geboren von Müttern, denen gesagt wird, dass eine Geburt etwas Gefährliches sei, Frauen, die überzuckerte Getränke trinken und in Fast-Food-Restaurants essen. Wir werden in der Gebärmutter mit Ultraschall untersucht, chirurgisch geboren, mit künstlichem Muttermilchersatz ernährt, früh geimpft, von den berufstätigen Eltern nach einem kurzen Elternurlaub bald wieder verlassen. Als Erwachsene arbeiten wir in unwichtigen Jobs und gehen privat Beziehungen ein, die niemals alle offenen Wunden, die wir mitbringen, heilen können. Und noch dazu sind wir fast überall Schadstoffen ausgesetzt.

Wir haben den Pfad des richtigen Lebens verlassen und merken es kaum, weil wir von der oberflächlichen Befriedigung unserer Grundbedürfnisse durch Milliardenindustrien abgelenkt werden. Solche Befriedigung erfüllt aber niemals unsere wahren Bedürfnisse und verschlimmert darüber hinaus die Symptome der sogenannten psychischen Krankheiten.

»Es ist schwierig, jemanden dazu zu bringen, etwas zu verstehen, wenn er sein Gehalt dafür bekommt, es nicht zu verstehen.«
UPTON SINCLAIR

Wir sind so weit vom Weg abgekommen, dass es einen wissenschaftlichen Ausdruck gibt, um unsere Situation zu erfassen: *evolutionäre Fehlanpassung.* Im Laufe der menschlichen Entwicklung haben sich bestimmte Bedürfnisse herausgeschält – körperliche, sinnliche, ernährungs- und beziehungsbezogene –, die gemäß unserer Grundkonstruktion nicht verhandelbar sind. Unser heutiger Lebensstil jedoch (Ernährung, Stressniveau, Bewegungs- und Sonnenlichtmangel, toxische Belastungen, Medikamente) ist nicht mehr mit den Erwartungen unseres Genoms, wie es sich über Millionen von Jahren entwickelt hat, vereinbar. Wenn die menschlichen und, wie bereits erwähnt, nicht verhandelbaren Grundbedürfnisse nicht erfüllt werden, rebellieren Körper, Geist und Seele.

Ein Beispiel dafür ist, wie wir in unserer Kultur mit Babys umgehen. Wir ignorieren ihre grundlegenden Bedürfnisse, zum Beispiel, dass sie vom ersten Lebenstag an viel Hautkontakt benötigen. Bei Naturvölkern (und bei unseren Vorfahren war es auch so) werden die Babys vom Zeitpunkt ihrer Geburt bis zum Krabbelalter am Körper getragen und nicht eine Minute lang ohne menschlichen Kontakt gelassen. Wie traurig, wenn ein Leben allein in einem sterilen Bett in einem Säuglingssaal (und später im Gitterbett im Kinderzimmer) beginnt. Der unmittelbare Hautkontakt gleich nach der Geburt des Babys ist von der Evolution so vorgesehen, um die Bindung zwischen Mutter und Neugeborenem zu stärken. Wenn bei einer Krankenhausgeburt im alten Stil das Baby der Mutter gleich weggenommen wird – um gewaschen und medizinisch untersucht zu werden –, bereitet sich die Physiologie der Mutter auf die Trauer einer Totgeburt vor, was alle möglichen Folgen haben kann, von zu wenig Stillmilch bis hin zu einer Wochenbettdepression.

Der jüngste Versuch, die zunehmende Zahl von Frauen, die nach der Geburt Probleme haben, in den Griff zu bekommen, ist ein Medikament namens Brexanolon, ein Antidepressivum gegen postpartale Depressionen. Dieses Medikament wurde in den USA schon nach drei randomisierten Studien mit nur 247 Frauen zugelassen. Das heißt, sein Wirkmechanismus und vor allem seine Auswirkungen auf gestillte Säuglinge sind noch weitgehend unbekannt. Nicht unbekannt ist der Behandlungspreis, der sich im Rahmen von 20 000 bis 50 000 Dollar bewegt. Aufgrund des Risikoprofils des Medikaments muss eine Frau die insgesamt 60 Stunden intravenöser Infusionen unter ärztlicher Aufsicht erhalten und kann in dieser Zeit nicht die primäre Betreuungsperson für ihren Säugling sein. Frauen, die die Diskrepanz zwischen ihren Bedürfnissen und dem, was unsere Gesellschaft reflexartig anbietet, zum Ausdruck bringen, haben etwas Besseres verdient!

Evolutionäre Fehlanpassungen umfassen soziokulturelle Faktoren ebenso wie die unzähligen Arten, mit denen wir unsere Körper an das Industriezeitalter anpassen wollen, wie:

- genetische Veränderung von Lebensmitteln,
- Pestizide,
- Verarbeitung von Nahrung zu lebensmittelähnlichen Produkten,
- industrielle Chemikalien,
- Radioisotope aus der Kernenergie,
- Krankenhausgeburten,
- Flaschennahrung (Milchpulver),
- fluoridiertes Wasser,
- elektromagnetische Belastung,
- Impfungen,
- Antibiotika und andere Medikamente,
- Stubenhockerei,
- sitzende Lebensweise,
- isoliertes Leben in einer Kernfamilie.

Wir müssen uns also fragen: Sind eine Depression (oder andere chronische Krankheiten) und unser schmerzhafter Kampf mit dem modernen Leben eine Fehlanpassungskrankheit oder nicht eher eine logische Antwort auf eine Welt, die aus den Fugen geraten ist, und auf unsere Erfahrung, die nicht mit unserer Rolle in der natürlichen Welt übereinstimmt?

Heute wissen wir, wie ich in der Einführung sagte, dass wir uns relativ schnell anpassen und verändern können – unser Körper sehnt sich nach Harmonisierung.

Solange wir aber gegen den Körper leben, wird der Kampf weitergehen.

DER EINGESPERRTE KÜNSTLER

Diejenigen, die diese Fehlanpassung am stärksten empfinden und die uns durch ihre Symptome vor dem, was nicht stimmt, warnen, bezeichne ich als die *Künstler* unter uns. Den Begriff »Künstler« benutze ich dabei nicht im traditionellen Sinn, sondern um die sensiblen Kreativen zu bezeichnen, die irgendwie das Gefühl haben, dass sie nicht zu ihrem Körper und auch nicht zu dieser Welt passen.

In unserer produktivitäts- und konsumorientierten Kultur tritt der kreative Ausdruck mehr und mehr in den Hintergrund. So, wie die Religion zu einer dogmatischen Version dessen geworden ist, was sie einst war – eine Feier der Erfahrung ekstatischer Vereinigung –, so ist die Kunst ihrer wahren Macht beraubt worden. Diese Macht liegt darin, sich Scheuklappen, Lügen, Geschichten und falscher Identitäten zu entledigen und die pure Schönheit der Existenz aufzudecken.

Künstler können direkte Erfahrungen kanalisieren, die den Rahmen sprengen, der uns zur Unterwerfung zwingt. Sie können uns von ihren Erfahrungen des Staunens berichten und uns daran teilhaben lassen. Erst, wenn sie gezwungen werden, sich den heutigen gesellschaftlichen Erwartungen anzupassen, werden sie pathologisiert, an den Rand gedrängt und eingeschränkt. Sie spüren vielleicht nicht einmal, dass etwas fehlt, aber der Schmerz und das Leid, das sie erfahren, *sind* das Zeichen. Sie leben unter einer ständigen Wolke von Unzulänglichkeit, scheinbarem Versagen und »Andersartigkeit«, während sie versuchen, ihr quadratisches Selbst in die kreisförmigen Löcher der westlichen Kultur zu zwingen.

Krankheit ist oft eine Erinnerung daran, dass Ihr wirkliches Ich aus den Trümmern Ihres Kampfes geboren werden muss. Sie ist eine Einladung, sich mit Ihrem falschen Selbst zu beschäftigen. Ihr wahres Ich ist der Künstler, der kreative Aspekt Ihrer selbst – und der ist nicht frei.

Vielleicht sind Ihre Depressionen, chronische Müdigkeit, Aufmerksamkeitsdefizit Hyperaktivitätsstörung (ADHS) und Chemikalienunverträglichkeit nur Möglichkeiten, wie Ihr Körper, Ihr Geist und Ihre Seele deutlich *Nein* sagen. Die Anforderungen dieser Welt, die alltägliche Erfahrung mit einem bestimmten Nahrungsmittel, mit Chemikalien, mit Entfremdung – all das funktioniert nicht. Denken Sie daran, dass Ihr *Nein* – Ihr Symptom – eine Mahnung an Sie selbst ist, dass es einen anderen Weg gibt. Es ist eine Einladung für den Weg zurück zu dem, wer Sie wirklich sind, und dazu, Ihren eingesperrten Künstler endlich zu befreien, damit er als authentischer Ausdruck Ihrer selbst wirken kann.

STACHLIGE UND DÜNNHÄUTIGE

Die Patienten, mit denen ich arbeite, sind solche Künstler, sensible Seelen, die auf einen kranken Planeten reagieren. Bei diesen Menschen, denen von der Gesellschaft der Stempel »psychisch krank« aufgedrückt wurde, ist die Wahrscheinlichkeit hoch, dass sie durch mein Selbsthilfeprogramm genesen können. Aber was unterscheidet sie von anderen?

Unter der Anleitung meines Mentors, des inzwischen verstorbenen Dr. Nicholas Gonzalez, lernte ich das Gesamtbild zu verstehen, wie und warum Menschen auf unterschiedliche Weise krank werden und sich erholen. Er zeigte mir, dass der Erfolg meines speziellen Ernährungsplans (den Sie in Kapitel 6 kennenlernen werden) darauf zurückzuführen ist, dass ich in erster Linie Patienten behandle, die, wie er es nannte, zum *Parasympathikus-Typ* gehören.

Um diesen Begriff zu verstehen, müssen Sie wissen, dass der Parasympathikus ein Zweig des autonomen (Eselsbrücke: *automatischen* – es steuert automatisch ablaufende Körpervorgänge) Nervensystems ist, das dem Wiederaufbau, der Heilung und der Regeneration dient. Er wird auch als »Erholungsnerv« oder »Ruhenerv« bezeichnet und steuert Immunität, Verdauung und Ausscheidung. Wenn das parasympathische Nervensystem unausgeglichen ist, in Zuständen von Unwohlsein und Stress, wird es überaktiv und kann Gewichtszunahme verursachen und die Schilddrüsen- und Sexualhormonfunktionen beeinträchtigen. Sie fühlen sich »müde, aber aufgedreht« und greifen nach Ihren Medikamenten oder anderen Aufputschmitteln (übermäßig viel Kaffee zum Beispiel), was alles nur noch schlimmer macht.

Dr. Gonzalez erklärte mir, dass der Parasympathikus-Typ Merkmale aufweist, die sich verstärken, wenn diese Menschen unter Stress stehen und sich falsch ernähren. Sie haben morgens keinen Appetit, bekommen aber ansonsten eine (schlechte) »Hungerlaune«, wenn sie zu lange nichts essen. Sie nehmen schon an Gewicht zu, wenn sie eine Scheibe Toast nur ansehen. Sie sind Nachtmenschen und kommen erst mittags in Fahrt. Sie

schwitzen leicht, haben einen weichen Stuhlgang und leiden an
Allergien. Ihre Haut errötet schnell, und sie gieren nach fettrei-
cher Nahrung. Sie haben oft eine geringe Libido, sind im Allgemeinen eher antriebsarm und werden gerne als »Träumer« bezeichnet. Dies sind die Leute, so Nick Gonzalez, bei denen die
rechte Hirnhälfte dominiert – die Hemingways, Faulkners und
Picassos.

Andere Klassifizierungen dieser Art sind Ihnen vielleicht
bekannt: Es gibt Alphas und Betas, Typ A und Typ B, Streber
und Kreative. Der englische Philosoph Alan Watts unterteilte
die Menschen in »*prickles and goos*«, was sich annäherungs-
weise mit »die Stachligen und die Dünnhäutigen« übersetz-
zen lässt. Die Dünnhäutigen sind die natürlichen Künstler,
die Parasympathikus-Typen und die Kanarienvögel im Kohlebergwerk des modernen Lebens, die uns sagen, dass etwas
nicht stimmt.

Dieses Buch ist für Sie, die Dünnhäutigen, die Empfindsamen.
Sie sind es, bei denen ADHS, chronische Müdigkeit, Depressionen und vielfache Chemikalienunverträglichkeiten diagnostiziert werden, und Ihre Zeit ist gekommen, um durch die
Rückgewinnung Ihrer Gesundheit zu Ihren Gaben zu erwachen. Sie reagieren auf geistiger, körperlicher und seelischer
Ebene richtig auf die Falschheit Ihrer gelebten Erfahrung. Ihre
Depression ist ein Zeichen dieser Diskrepanz: Sie ist ein Zei-
chen dafür, dass die verarbeiteten Lebensmittel und die 100 000
unzureichend erforschten chemischen Substanzen nicht das
Richtige für Sie sind. Ihr Körper sagt Nein, Ihr Geist lehnt
einen Lebensstil ab, der Produktivität, lineares Denken, mess-
bare Leistung und den unerbittlichen Einsatz des Willens zur
Überwindung von Hindernissen bevorzugt. Ihre Seele sagt
Nein zu einem Leben, das bis zur letzten Stunde durch den
Takt der Uhr bestimmt wird.

Wohin geht Ihre Lebenskraft, wenn Sie unter einer solchen
Diskrepanz leiden? Allzu oft verschwindet sie in der Selbstme-
dikation mit Alkohol, die den Schmerz des Getrenntseins vorübergehend dämpft, oder in vom Arzt verschriebenen Medikamenten, die das Bewusstsein an sich reißen.

Graham Hancock befasst sich in seinen Publikationen mit solchen gesetzlich erlaubten Instrumenten der Gedankenkontrolle und der Unterdrückung von kreativen Trieben, die unser gesellschaftliches Gefüge umstürzen würden. Vielleicht, so sagt er, ist dies der Grund, warum Halluzinogene, obwohl sie gar nicht süchtig machen, verboten sind.[2] Die Verbindung zum Metabewusstsein, die durch pflanzliche Arzneimittel wie *Ayahuasca* (ein psychedelisch wirkender Pflanzensud) hergestellt wird, könnte sich als für die Gesellschaft, wie wir sie kennen, sehr bedrohlich herausstellen.[3]

HEILUNG DER KÜNSTLER

Der Ethnobotaniker, Mystiker und Autor Terence McKenna sagte:»Die Künstler sind hier, um die Menschheit zu retten.«[4] Und mir ist klar geworden, dass die Heilung der Parasympathikus-Typen, der Empfindsamen, der Kanarienvögel in der Kohlegrube, uns alle retten wird. Ich versuche, Patienten von ihren Verletzungen zu kurieren, die sie durch psychiatrische Medikamente, Umwelt- und Lebensmittelgifte und eine auf Angst basierende Bindung an einen Lebensstil, der nicht zu ihnen passt, erlitten haben. Sie zeigen mir dann, dass im wiedererlangten freien Zustand des Sich-selbst-Besitzens alles möglich ist. Ihre Kreativität blüht auf. Sie befreien den inneren Künstler.

Ich habe die Erfahrung gemacht, dass die körperliche Heilung ein Portal zu einer solchen Transformation ist. Meine Patienten erwachen zu sich selbst, wenn sie in der Lage sind, durch einfache Maßnahmen wie die Vermeidung industriell verarbeiteter Lebensmittel ihre Handlungsfähigkeit wiederzuerlangen. Sie blasen den Staub von ihrer Existenz ab, und ihr innerer Kompass kommt wieder in Gang. Sie lassen ihre Ängste hinter sich und blühen zu Visionären auf.

Wenn ich Ihnen, den Dünnhäutigen, die Werkzeuge an die Hand geben kann, mit denen Sie Ihren körperlichen Organismus ins Gleichgewicht bringen, dann glaube ich, dass Sie in einen vollständigeren Kontakt mit Ihrer Seele, Ihrer Daseinsberechtigung und Ihrer Rolle bei der Heranführung anderer Menschen an die nächste Entwicklungsstufe kommen werden. Sie werden herausfinden, was Sie hier zu tun haben. Sie werden so lange danach suchen, bis Sie den Antrieb nicht mehr kontrollieren können, das zu verfolgen, was sich für Sie als das Wichtigste auf dem Planeten anfühlt. Diese Unaufhaltbarkeit ist das Kennzeichen der schöpferischen Lebenskraft. Als eine solche kreative Kraft ist Ihr befreiter Künstler im Inneren der Botschafter der nächsten Entwicklungsstufe. Sie sind es, die zeigen werden, was es bedeutet, die Liebe über die Angst zu stellen. Die Haut einer Identität abzustreifen, die einem Zweck diente, sich aber jetzt falsch anfühlt: die Identität einer auf Intellekt basierenden Dominanz über alles, was uns herausfordert; die Identität, die uns von der Natur und unserem wahren Selbst getrennt hält. Sie werden dem Rest von uns zeigen, wie wir eine grenzenlose Reserve an kreativer Energie anzapfen können, die aus der tiefsten Wahrheit von allem fließt: dass wir unsere Egos nach Belieben entmaterialisieren und zusammenkommen können, wann immer wir wollen.

Wenn Sie kämpfen, wissen Sie, dass in diesem Kampf eine Einladung steckt. Eine Einladung, sich selbst – Ihre Kreativität – zu befreien und Ihr Feuer zu entzünden, das sich erloschen anfühlt. Wir alle brauchen Sie wach, lebendig und in Kontakt mit Ihrer Seele.

Diese sehr reale Möglichkeit ist der Grund dafür, warum es bei der Reaktion auf Symptome einer sogenannten psychischen Erkrankung nicht einfach darum geht, Fluoxetin durch ein Kraut zu ersetzen. Es geht um Unterstützung statt um Beeinflussung. Es geht darum, sich auf einen Weg der persönlichen Transformation, ja sogar der Wiedergeburt zu begeben, damit Sie sich in Ihrem wahrhaftigsten Ausdruck für das, was Sie hier auf dem Planeten zu tun haben, zeigen können – in Ihrer Aufgabe in diesem Leben.

Resetter: Vick

Ich möchte einen großen Sieg beschreiben, der mir heute gelungen ist. Ich tue dies in der Hoffnung, dass auch andere Mut fassen. Der Kampf für sich selbst ist nie ein gerader Weg, und all die Drehungen und Wendungen können dazu dienen, uns stärker zu machen.

Heute Abend habe ich vor Publikum gesungen, was mir sechs Jahre lang nicht mehr möglich gewesen war. Seit vier Jahren, als bei mir eine depressive Störung und schwere Angstzustände diagnostiziert wurden, hatte ich Schwierigkeiten, überhaupt noch in die Öffentlichkeit zu gehen. Die Medikamente verstärkten mein Gefühl der Angst noch mehr. Singen ist eine meiner Leidenschaften, und jahrelang fühlte ich mich meiner Fähigkeit beraubt, diese Gabe zu nutzen.

Als ich heute an der Reihe war, zum Mikrofon zu gehen, hörte ich innerlich all die bekannten Stimmen. Die Angst drohte mir. Die negativen Gedanken sagten, dass Hunderte von Menschen mich scheitern sehen und alle lachen würden. Aber ich fand eine Kraft, die vier Jahre in mir geschlummert hatte, einen Weg zurück zu meinem wahren Selbst.

DIE KOMPLEXITÄT WÜRDIGEN: EINE NEUE SICHT

Wenn wir unseren inneren Künstler heilen und unseren schöpferischen Funken zur Verkörperung unseres höchsten Selbst freisetzen wollen, brauchen wir ein neues Modell von uns selbst als Menschen. Dieses Modell muss eines sein, das den Körper als Abbildung der Seele ehrt. Glücklicherweise wird ein solch komplexes, umfassendes Modell durch eine »neue Wissenschaft« eingeführt, die die dynamische Vernetzung zwischen den Körpersystemen aufzeigt – Geist, Emotionen und Umwelt.

Diese Wissenschaft zeigt sich in neuen Bereichen mit langen Namen wie *Psychoneuroimmunologie* und in einer anwachsenden wissenschaftlichen Literatur, die unser mikrobielles Selbst erforscht. Die neue Wissenschaft stellt die alte Ansicht infrage, dass Depressive mit einem chemischen Problem des Gehirns geboren wurden, das sie ihr ganzes Leben lang mit Medikamenten bekämpfen müssen. Stattdessen werden solche Symptome neu als Ausdruck eines Ungleichgewichts gesehen, das mit der Belastung durch den mit den Genen interagierenden Lebensstil (Stress, Ernährung, Schlaf, Chemikalien in der Umwelt) zusammenhängt. Und außerdem als Ausdruck der Überzeugungen bezüglich Ihrer Macht, das Leben selbst zu gestalten. All diese Variablen beeinflussen die Art und Weise, wie Ihre Gene zum Ausdruck kommen (Genexpression). Sie sind den Genen also nicht hilflos ausgeliefert, sondern können selbst steuern, wie sie in Erscheinung treten. Das Fachgebiet der Biologie, das sich mit diesen Themen beschäftigt, wird *Epigenetik* genannt.

Wir lernen von der neuen exakten Wissenschaft, unsere mechanistische Perspektive des Körpers als Eingabe-Ausgabe-Maschine, die durch synthetische Chemikalien gesteuert werden muss, hinter uns zu lassen.

In der alten, mechanistischen Sichtweise sind Geist und Körper getrennt. Maßgeblich zu dieser Sichtweise beigetragen haben die Schriften des im 17. Jahrhundert lebenden französischen Philosophen René Descartes, der den Geist als unabhängig vom Körper betrachtete. Der Naturwissenschaftler Isaac Newton reduzierte alles von Bedeutung noch weiter auf objektive Energie und Materie: Nur was gemessen werden kann, ist real. Die moderne Medizin kümmert sich also um beobachtbares Verhalten und nicht um den aussagekräftigen Grund dafür. Patienten werden als »hysterisch«, mit einer Neigung zu fortwährenden Sorgen, als ewige Jammerer und als allgemein weniger zuverlässige Instanz bezüglich ihrer Erfahrungen als ein »objektiver« Beobachter abgetan. Die Analyse des Geistes (für den Beobachter unsichtbar) beschränkt sich in der Hauptsache auf die Analyse der Gedanken (selten der Emotionen) –

mit Blick auf eine gesellschaftlich angemessene, produktivitätsorientierte Funktionalität.

Der Berufsstand der Psychiatrie hat große Anstrengungen unternommen, sich durch diesen Blick zu legitimieren und Geist und Gefühle »materiell« zu machen. Das Problem ist, dass der wahrgenommene Krankheitsverlauf auf die lokalisierten Wirkungen von Neurochemikalien reduziert wird, die losgelöst im Gehirn wirken. Psychiater betrachten lästige Emotionen als Folge angeborener Fehler des neurochemischen »Drogenhandels«, wobei der Schwerpunkt auf dem Neurotransmitter *Serotonin* liegt. Der Geist als Feind, der wie ein Lochstreifen stimmungs- und angsterzeugende Gedanken ausstößt.

Diese Sichtweise berücksichtigt nicht die Vernetzung von Immunzellen und Hormondrüsen im ganzen Körper oder die Mikroorganismen in und um uns herum, ganz zu schweigen von der aufkommenden Wissenschaft der Quantenbiologie und der Rolle der Energie in unserer manifesten Erfahrung des Seins.[5] Ebenso wenig wird die Rolle der menschlichen Emotionen als wichtiges Signal für körperliche Unausgeglichenheit oder von persönlichem Leid als Wegbereiter für inneres Wachstum berücksichtigt.

Der Philosoph Alan Watts schrieb in seinem Buch *Does It Matter? Essays on Man's Relation to Materiality:* »Nach dieser Auffassung ist das Universum ein geistloser Mechanismus und der Mensch eine Art zufälliger Mikroorganismus, der ein winziges kugelförmiges Gestein besiedelt, das sich um einen unbedeutenden Stern am äußeren Rand einer der kleineren Galaxien dreht.«[6] Er fährt fort, dass diese »schlecht machende« Theorie der Menschheit sehr verbreitet unter jenen ist, die die Welt noch in Begriffen der Newton'schen Mechanik denken und die die Ideen von Einstein und Bohr, Oppenheimer und Schrödinger noch nicht verstanden haben.

Eine weitere Wissenschaftlerin, die im Sinne Watts argumentiert, ist Dr. Candace Pert, die einstige Leiterin der Abteilung für Hirnchemie am neurowissenschaftlichen Institut der National Institutes of Health, einer wichtigen Behörde des US-amerikanischen Gesundheitsministeriums. Pert gilt als Mutter der

Psychoneuroimmunologie (PNI) beziehungsweise der *Psycho-Immuno-Endokrinologie*, wie die von ihr bevorzugte Bezeichnung lautet.

Die Auswirkungen von Perts Arbeit waren tief greifend. Auf ihren Forschungen basierend beschrieb sie in mehr als 200 Veröffentlichungen in der Primärliteratur und in ihrem bahnbrechenden Buch *Moleküle der Gefühle* den Körper als ein Informationsnetzwerk: So postuliert Pert, dass die »drei klassischen Bereiche der Neurowissenschaften, der Endokrinologie und der Immunologie mit ihren verschiedenen Organen – dem Gehirn, den Drüsen und dem Immunsystem – in einem bidirektionalen Kommunikationsnetzwerk miteinander über Neuropeptide als Informationsträger verbunden sind«.[7] Mit anderen Worten: Unser gegenwärtiges Arbeitsmodell des Gehirns ist veraltet. Es ist nicht, wie behauptet, ein isoliertes Niemandsland, aus dem Gedanken, Gefühle, Verhalten und Bewusstsein hervorgehen.

Perts Forschungen ergaben, dass der Geist im Körper sitzt und der Körper ein Ausdruck des Geistes ist, was nahelegt, dass die Symptome des Körpers ein Fenster zur Psyche sind. Die Neuropeptide des Gehirns (Aminosäureketten) wandern durch den gesamten Körper, um mit dem Gehirn zu kommunizieren. Früher dachte man, dass das Gehirn ein fest verdrahtetes Netzwerk von elektrischen Impulsen ist, aber jetzt stellte sich heraus, dass es seine Wahrnehmungen zum Teil über Peptide an den Körper weiterleitet, während der Körper mit dem Gehirn kommuniziert. Darüber hinaus sprechen das Immunsystem, das Hormonsystem und das neurochemische System in vielen Zellsprachen ständig miteinander, von chemisch bis energetisch. Zellen, die als Gehirnzellen, endokrine Zellen oder Immunzellen gelten, enthalten alle Peptide des Gehirns und Immunopeptide. Daraus ergibt sich die Möglichkeit für eine unbeschreiblich große Menge an Kommunikationsformen, die durch die chemische Bindungsaffinität zu einem Rezeptor bestimmt werden.

Gefühle haben eindeutig einen Einfluss auf das Körpergeschehen. Perts Erkenntnissen zufolge beeinflussen sich Körper und Geist gegenseitig und bilden somit eine Einheit, die sie als *Körpergeist* bezeichnete: die lebendige Einheit von Gefühl, Denken und körperlichen Vorgängen. Unser physischer Körper, so Pert, wird durch die Gefühle, die wir erleben, verändert, und die Gefühle sind in den Botenstoffen codiert, die sich im ganzen Körper bewegen und an »Knotenpunkten« konzentrieren. Dies ist sicherlich der Grund, warum wir unsere Gefühle durch unseren physischen Körper und auch unseren physischen Körper durch unsere Gefühle verändern können, was die Ansicht unterstützt, dass wir der Intelligenz des Körpers vertrauen können.

Pert verstand, dass wir das Sagen haben und niemals Opfer sind. In *Moleküle der Gefühle* schrieb sie dazu: »Jetzt, da ich weiß, dass mein Körper Weisheit besitzt, erfordert dies von mir eine neue Art von Verantwortung. Ich kann mich nicht mehr wie eine dumme Maschine verhalten und darauf warten, vom Mechaniker, auch bekannt als Arzt, repariert zu werden. Ich bin sowohl mächtiger als auch verantwortungsbewusster.«[8]

Der Bereich der Psychoneuroimmunologie (PNI) hat sich seit Perts Arbeiten stetig weiterentwickelt und trägt nun schon seit mehreren Jahrzehnten zum Paradigmenwechsel bei. Die PNI erkennt an, dass alle Aspekte unseres physischen, geistigen und chemischen Körpers miteinander verbunden sind und sich Störungen in irgendeinem Teil des Systems durch den ganzen Körper ausbreiten. Wenn Symptome auftauchen, fungieren sie als Warnsignal. Wir sind so gepolt, dass wir auf diese Symptome reagieren, die unser angeborenes, natürliches Neukalibrierungssystem für den Fall sind, dass etwas schiefgeht. Aber oft reagieren wir darauf, indem wir uns auf Medikamente stürzen, die laut erschienenen Veröffentlichungen mehr schaden als nützen – ein Thema, zu dem Sie in Kapitel 2 mehr erfahren werden.

Auf vielen Ebenen ist die PNI eine aufregende Offenbarung. Sie dezimiert falsche Grenzen zwischen verschiedenen Systemen und ermöglicht eine kohärentere Bewertung. Es gibt nicht mehr viele Blinde, die verschiedene Körperteile eines Elefanten untersuchen und fälschlicherweise glauben, ein Seil oder einen

Baumstamm gefühlt zu haben. Wir beginnen zu erkennen, wie Immun- und Hormonsystem einen Dialog miteinander führen – ein Gespräch zwischen dem Darm und dem Gehirn. In diesem Modell beeinflusst der Darm das Gehirn, und das Gehirn beeinflusst den Darm, aber sie sind immer noch zwei getrennte Einheiten, die durch biochemische Signale kommunizieren. Diese neue Wissenschaft macht Platz für *Sie*. Für Ihre menschliche Erfahrung, die tief verwurzelte Überzeugungen, Gedanken und Beziehungen widerspiegelt.

Eine spezifische Art und Weise, wie die PNI Ihren Geist und Ihre Gefühle in das physiologische Gespräch zwischen Darm und Gehirn einbringt, ist Ihre Stressreaktion. Aber der Geist ist mehr als eine Reaktion auf Stress; vielmehr ist die persönliche Bedeutung des Stresses relevant.

GRUNDURSACHEN: KRANKER DARM, LEBENSSTIL, PERSÖNLICHE BEDEUTUNG

Wenn also »psychische Erkrankungen« (einschließlich bipolarer Störungen, Depressionen, ADHS, Zwangsstörungen, Panikstörungen und sogar Schizophrenie) nicht ein genetisch vererbtes chemisches Ungleichgewicht des Gehirns sind, sondern eine abgestimmte Reaktion auf eine schiefgegangene Welt, müssen wir ihre Ursachen genauer untersuchen. Wir können damit anfangen zu verstehen, dass Entzündungen die Reaktion des Körpers auf eine Überbelastung sind. Entzündungen werden durch negative Denkmuster, toxische Belastungen, Nährstoffmangel und andere res ausgelöst und treten aufgrund einer wahrgenommenen Fehlausrichtung auf, die das Hormon-, Immun- und neurochemische System dazu bringt, sich an einer neuen Normalität zu beteiligen: eine Anpassung an den Stress.

Die psychiatrische Forschung hat übrigens bereits im letzten Jahrhundert die Theorie weitgehend aufgegeben, dass Depression von einem Ungleichgewicht chemischer Botenstoffe verursacht wird, und konzentriert sich mehr und mehr auf die Rolle des Immunsystems bei Depression, Angstzuständen und bipolaren Störungen.[9, 10, 11, 12]

Was aber ist die Ursache von Entzündungen? Worauf reagiert der Körper damit? Es sind mindestens drei Hauptursachen zu nennen, die potenziell an den Symptomen psychischer Erkrankungen mitwirken: 1. physiologisches Ungleichgewicht, 2. psychoemotionale Toxizität und 3. geistige Krise/Entwicklung. Es zeichnet sich ab, dass Entzündungen durch all diese Elemente befeuert werden und sozusagen als Generalalarm fungieren. Vorübergehende Entzündungen sind adaptiv; chronische Entzündungen sind symptomatisch.

Betrachten wir zunächst, wie die Entzündung mit physiologischen Ungleichgewichten zusammenhängt, die zur Diagnose einer Depression führen. Wenn eine Depression eine Ansammlung von Symptomen ist und die Entzündung diese Symptome verursacht, was ist dann eine mögliche physische Quelle der Entzündung? Aus Daten von Studien mit Tieren und Menschen geht hervor, dass eine Störung unserer Darmökologie eine wichtige Rolle spielen könnte, sodass das Darmmikrobiom in die vordersten Reihen der psychiatrischen Forschung gerückt ist.

Die anderen Faktoren, die die Entzündung befördern, Faktoren des Lebensstils wie Stress durch emotionale Toxizität in persönlichen und beruflichen Beziehungen sowie psychospirituelle Reaktionen auf eine restriktive Gesellschaft, werden in den Teilen 2 und 3 dieses Buches eingehender behandelt.

Kranker Darm. Unser Immunsystem ist weitgehend im Darm angesiedelt, und das Zusammenspiel von Darm und Gehirn ist eine komplexe und äußerst wichtige Beziehung. Der Darm, der mehr als 70 Prozent unseres Immunsystems beherbergt, ist quasi die Schnittstelle zwischen der Innenwelt und der Außenwelt des Körpers. Die Darmwand mit der Darmschleimhaut (Epithelzellen) bildet die physische Barriere. Eine Mutter überträgt bei einer vaginalen Geburt bereits im Geburtskanal nützliche Bakterien an ihr Neugeborenes, die sich im Darm niederlassen. Weitere solcher Bakterien erhält das Baby dann durch das Stillen (aus der Muttermilch und von der Haut der mütterlichen Brust) sowie aus der Umgebung.

Eine Störung des Bakteriengleichgewichts durch Medikamenteneinwirkung, Lebensmittelantigene, Herbizide und Stress kann die Voraussetzungen dafür schaffen, dass sich das angeborene Immunsystem auf eine Reaktion vorbereitet. Eine Depression in Verbindung mit einer beschädigten Darmbarriere[13] entsteht durch einen Entzündungssturm, die Schädigung lebenswichtiger Zellbestandteile (Mitochondrien), oxidativen Stress und dann eine weitere Entzündung – ein echter Teufelskreis. Insbesondere sind bei Depressionen erhöhte Werte von Lipopolysacchariden (LPS) nachweisbar. LPS sind äußerst nützliche Verbindungen im Darminneren. Ist jedoch die Darmschleimhaut durchlässig und gelangen die LPS hinaus, können sie heftige Entzündungsreaktionen auslösen.

Wir alle wissen, dass sich Angst oder Nervosität auf unsere Magen- und Darmfunktion auswirken kann. Jeder kennt das Bauchkribbeln vor einem Rendezvous oder die mit häufigen Toilettenbesuchen einhergehende Nervosität vor einer besonders herausfordernden Aufgabe. Im Rahmen wissenschaftlicher Forschung stellt sich mehr und mehr heraus, dass diese Beziehung wechselseitig ist: Der Darm teilt auch umgekehrt dem Nervensystem mit, dass er in Alarmbereitschaft oder dass alles in Ordnung ist.

Weltweit haben Forscher mittlerweile den Vagusnerv als wichtigen Datenübermittlungskanal erkannt. Entzündungsmarker sind sozusagen Boote, die auf diesem Kanal fahren. Tiere wurden im Labor Darmtoxinen ausgesetzt, die beim Menschen mit Depressionen assoziiert werden. Anschließend durchtrennten sie den Vagusnerv, um zu untersuchen, welche »Schutzwirkung« dies im Organismus der Tiere hat. Die Rolle und Ursache von Entzündungen und warum sie grundsätzlich chronische Krankheiten und oft Depressionen, Angstzustände, bipolare Störungen und Psychosen auslösen, müssen allerdings noch genauer erforscht werden.

Der Lebensstil. Wenn wir anfangen, psychische Störungen als ein komplexes Geflecht von Beziehungen zwischen Darm und Hormon- sowie Immunsystem zu betrachten, wie es die Psychoneuroimmunologie (PNI) tut, sehen wir, wie die einzelnen Fäden unserer alltäglichen Lebensweise das Netz unserer gefühlten Erfahrung bilden.

Nachdem ich meinen Rezeptblock weggelegt und mich in meiner Praxis ganz der Unterstützung von Frauen bei der Wiederherstellung ihrer körperlichen, geistigen und seelischen Gesundheit verschrieben hatte, nahm ich wahr, dass sich durchschlagende Erfolge besonders dann einstellen, wenn ein Gefühl der Sicherheit auf mehrere Arten gleichzeitig signalisiert wird.

Ich habe für meine Arbeit die Psychoneuroimmunologie operationalisiert und die Erfahrung in ein mächtiges Selbsthilferitual verpackt, das die Patienten auf ihre Heimreise zu sich selbst vorbereitet.

Als ich anfing, wahrhaft tektonische Plattenverschiebungen in der Wahrnehmung, bei den Symptomen und der Vitalität der Patienten zu bemerken und schließlich auch zu erwarten, sprach sich das herum, und meine Warteliste wuchs auf zwei Jahre an. Das Ganze ist aber gar nicht so kompliziert, und ich bin mir nicht einmal sicher, ob ein Arzt dafür notwendig ist. Mein erstes Buch, *Die Wahrheit über weibliche Depression,* habe ich geschrieben, um eine Grundlage für die Reise in ein erwachtes Leben zu schaffen, die ich in diesem Buch noch weiter ausführe. *Vital Mind Reset*, ein Onlineprogramm, über das ich Sie in Kapitel 6 informiere, entspricht genau dem Plan, wie ich ihn bei meinen Patienten anwende und der von meiner eigenen Heilungsreise, meiner Arbeit mit Dr. Nicholas Gonzalez und der Unterstützung weiterer Experten geprägt ist. Von diesem einmonatigen Prozess der Selbsterneuerung können Sie überall auf der Welt profitieren.

Die mit diesem Plan bereits erzielten Ergebnisse reichen von kleinen, aber stetig fortschreitenden Erfolgen bis hin zu Fällen, in denen die Medikamentenschublade komplett geleert werden konnte.

Eine der grundlegenden Prämissen dieses Ansatzes ist die wunderbare Darm-Hirn-Achse, ein guter Einstiegspunkt in die weitreichenden Auswirkungen des Nervensystems auf das tägliche Leben.

Resetter: Jacie

Ich habe mich für die Teilnahme am *Vital Mind Reset*-Programm entschieden, weil ich ständig mit einem allgemeinen körperlichen Unbehagen und speziell mit Verstopfung und Sodbrennen zu kämpfen hatte. Seitdem ich mit dem VMR begonnen habe, habe ich täglich Stuhlgang und fühle mich unglaublich viel wohler und sicherer in meinem Körper. Es ist mir klar geworden, dass ich einfach der Verbindung zu mir selbst, meiner Selbstfürsorge und der Chance auf einen Neuanfang Priorität einräumen muss. Das VMR hat mir die notwendige Motivation und Unterstützung gegeben, um mich endlich an die erste Stelle zu setzen.

CINDYS GESCHICHTE: LUPUS UND DIE KEHRTWENDE

Cindys Geschichte veranschaulicht die immense Kraft, die dieses auf dem Lebensstil basierende Signal der Sicherheit ausstrahlt, wobei der Schwerpunkt auf der Darm-Hirn-Verbindung liegt. Bei Cindy wurde nach der Geburt ihres Sohnes die Autoimmunerkrankung Lupus erythematodes diagnostiziert, und ab dann litt sie 18 Jahre unter schmerzhaften Symptomen. In der Folge und aufgrund der soziokulturellen Konditionierung, wie das Leben für Betroffene dieser potenziell schweren Erkrankung auszusehen hat, schränkte sie ihr Leben auf das ein, wie ihrer Meinung nach das Leben einer kranken Frau aussah. Sie fühlte sich unwohl, nahm ständig Medikamente, manchmal für unbekannte Indikationen, und sagte zu vielen Chancen Nein – bis sie dann eines Tages Ja sagte und sich auf eine radikale Heilung durch Änderungen der Ernährung und der Lebensweise einließ, aufgrund derer sich ihre Lupus-Symptome auf und davon machten.

Bis dahin hatte ihr Alltag laut ihrer Beschreibung etwa so ausgesehen: »Lupus war eine Belastung für mein System. Ich hatte gute und schlechte Tage. Ich wurde nervös, wenn es um die Planung von Reisen und Terminen ging, weil ich nie wusste, ob ich mich gut genug fühlen würde, um das Haus zu verlassen. Immer wieder fing ich mir alles Mögliche ein und litt zum Beispiel an chronischen Nebenhöhleninfektionen und Reflux. Hinzu kam eine Synovitis, die sich in geschwollenen, heißen und extrem schmerzhaften Gelenken zeigte. Irgendwann wurde mir klar, dass die Gelenkentzündungen durch Essen ausgelöst wurden, aber ich fand nicht heraus, welche spezifischen Nahrungsmittel die Ursache waren.«

Cindy geriet in den Teufelskreis der Medikamenteneinnahme und bekam zwischendurch sogar ein Antidepressivum verschrieben. Zu ihrem Glück hörte sie aber schließlich von dem *Vital Mind Reset*-Programm.

Es ging dann für sie so weiter:»Ich hielt mich erst einmal zwei Wochen lang an das Programm und ließ entzündungsfördernde Lebensmittel weg. Mein Körper reagierte sofort, worauf mir klar wurde, dass wohl eine Nahrungsmittelempfindlichkeit die Wurzel allen Übels war. Nach den 14 Tagen ging ich zu meinem Rheumatologen und ließ ein routinemäßiges Blutbild machen. Als die Ergebnisse vorlagen, sagte mir mein Arzt, dass es keine Anzeichen von Lupus mehr gäbe. Ich konnte es fast nicht glauben und weinte auf dem ganzen Weg nach Hause Freudentränen! Bald darauf erhielt ich noch ein Schreiben des Arztes, in dem er mir die Ergebnisse bestätigte.«

Diese Herangehensweise betrachtet Depression und andere Erkrankungen als komplexe, unspezifische Symptome, die einen Zustand der körperlichen Disharmonie widerspiegeln. Es ist nicht so, dass Sie mit schlechten Genen oder einem niedrigen Serotoninspiegel geboren wurden. Viel wahrscheinlicher leiden Sie an einem entzündlichen Ungleichgewicht, das durch eine Cortisol-Disfunktion verursacht wird und letztendlich von einem kranken Darm herrührt.

Ein gestörtes Gleichgewicht zwischen den Bakterienarten im Darm wird *Dysbiose* genannt, was aus dem Griechischen stammt und wörtlich übersetzt »falsches Leben« heißt. Als Ursache dafür kommen viele Lebensstilfaktoren infrage, darunter Ernährung,

Umwelt und Stress (Themen, die ich in Teil 2 und Teil 3 dieses Buches behandeln werde).

Hier setzt die Theorie der evolutionären Fehlanpassung aufgrund der modernen Lebensweise an: Eine unausgewogene Darmflora durch schlechte Ernährung und Stress führt zu einer *Durchlässigkeit* der Blut-Organ-Barriere, was einen Leaky Gut (undichte Darmschleimhaut) und einen erhöhten Endotoxinspiegel (Lipopolysaccharide/LPS) im Blut zur Folge haben kann. Insbesondere haben viele Lebensmittelkomponenten das Potenzial, Entzündungsreaktionen auszulösen, darunter moderner Weizen (mit 15- bis 20-mal so viel Gluten wie alte Sorten) und verarbeitete Kuhmilchprodukte. Beim Erhitzen von Lebensmitteln – Grillen und Braten – können sowohl »Advanced Glycation Endproducts« (AGEs – Endprodukte fortgeschrittener Glykierung) als auch Schadstoffe, sogenannte heterozyklische Amine, entstehen. Durch das synergetische Zusammenwirken dieser beiden wird die Immunschwelle im Körper gesenkt, während sich die weißen Blutkörperchen und Chemokine auf eine Immunabwehr vorbereiten.

Wenn man zum Einfluss der Ernährung den Einfluss von Pharmazeutika hinzunimmt, befinden wir uns mitten in einem Krieg gegen die Menschheit. Eine faszinierende wissenschaftliche Beurteilung beschreibt die vielfältigen unerwünschten Wirkungen gängiger Arzneimittel auf das Darmmikrobiom, darunter Blutdrucksenker, Chemotherapie und sogar antiretrovirale Medikamente, die bei der Erstellung einer HIV-Diagnose eingesetzt werden.[14] Die Antibiotika-Granaten sind ja mittlerweile bereits bei vielen Menschen in Verruf geraten. Mehr zum Thema Antibiotika und psychische Erkrankungen erfahren Sie in einem späteren Kapitel. Ich sage meinen Patienten auf jeden Fall, dass sie allein schon wegen dieser möglichen Verbindung die Anwendung von Antibiotika hinterfragen sollten.

Zusammenfassend lässt sich sagen, dass die Darmschleimhaut notwendig ist, um den Darminhalt vom Blutkreislauf fernzuhalten, denn intakte Barrieren sind entscheidend für das Wohlbefinden! Eine erhöhte Durchlässigkeit der Darmschleimhaut kann Autoimmun- und Entzündungsprozesse auslösen. Ein

Medikament – egal ob natürlich oder chemisch – kann hier nicht die Lösung sein, da ein ganzes inneres Ökosystem wiederhergestellt werden muss. Was wir brauchen, ist eine tiefere Heilung durch eine Veränderung der Lebensweise.

PERSÖNLICHE BEDEUTUNG

Seit der Etablierung des Forschungsgebietes der Psychoneuroimmunologie (PNI) findet in der medizinischen Literatur eine neue Diskussion statt, die sich dem Menschen als Ganzes zuwendet. In einem Artikel der Universität Auckland in Neuseeland kritisieren die Forscher jedoch die Psychoneuroimmunologie und fordern eine noch nuanciertere und differenziertere Betrachtungsweise der menschlichen Erfahrung.[15] Sie weisen darauf hin, dass manche Menschen ihre persönliche Vorgeschichte sprachlich ausdrücken, manche im Verhalten, manche im körperlichen Ausdruck und wahrscheinlich die meisten auf mehrere Arten. Bei dieser Sichtweise wird der »persönlichen Bedeutung« der eigenen Krankheit eine wichtige Rolle zugeteilt.

Ich glaube fest daran, dass in jeder Diagnose und sogar in jedem Symptom eine persönliche Einladung steckt, alles zu hinterfragen, von der Ernährung bis hin zu den spirituellen Überzeugungen. Aber gibt es vielleicht auch eine *persönliche Symbolik* von Krankheiten? Um die Relevanz der Symbolik zu erkennen, muss der ganze Mensch umfassend beurteilt werden, unter Berücksichtigung der individuell zutreffenden Bedeutung von Symptomen.

Die Autoren des oben genannten Artikels würden dem zustimmen. Sie stellen die These eines *ko-emergenten Systems* auf, in dem Geist und Körper nicht aufeinander einwirken, sondern Teil einer ununterbrochenen Kontinuität sowohl der inneren Körperprozesse als auch der äußeren zwischenmenschlichen Bedeutungen und Einflüsse sind. Mit anderen Worten: Es handelt sich um ein Modell, das den Menschen, seine Vorgeschichte und seine Umgebung berücksichtigt – das Gesamtbild.

Wie können wir nun also auf all diesen Ebenen gleichzeitig heilen: Körper, Geist und persönliche Bedeutung? Bei Patienten, die mein Online-Selbsthilfeprogramm *Vital Mind Reset* (siehe Kapitel 6 dieses Buches) durchgeführt haben, konnte ich beobachten, dass eine »arztlose« Heilung möglich ist, wenn wir das reduktionistische Denkmodell – eine Krankheit, ein Heilmittel – ablehnen und unsere netzartige Komplexität anerkennen. Medizinische Meditation, Hinterfragung von Glaubenssätzen, Engagement in der Gemeinschaft, Entgiftung und Ernährungsmedizin – all dies führt zu Ergebnissen, die sonst vielleicht nicht möglich gewesen wären. Der personalisierte (von Ihnen, für Sie) Multisignalansatz meines Programms hat schon einige Teilnehmer staunen lassen – über die Einfachheit der Maßnahmen, aber auch über die Stabilität der Veränderungen.

Tatsächlich brauchen wir nicht einmal zu wissen, warum oder wie dieser mehrstufige Ansatz zur Heilung funktioniert. Wir können über chemische Theorien und komplexe Analysen hinausgehen und einfach nur dem Körpergeist Signale der Sicherheit geben.

Sicherheit sieht aus wie Leichtigkeit. Vertrauen. Neugierde. Und sogar Kapitulation. Kein Kampf, keine Schlacht, sondern ein kooperativer Austausch und eine Erkundung. Mehr von unserem ganzen Selbst, weil wir weniger fragmentiert und selbstausweichend werden. Wir hören auf, Teile unserer Persönlichkeit vor unserem Gewahrsein zu verbergen. Wir nehmen alles an, selbst den dunkelsten Schmerz, um zu heilen.

◊

WIE ES WEITERGEHT

Im nächsten Kapitel erfahren Sie, warum die Einnahme von Tabletten gegen Ihre Schmerzen und Leiden das Problem ist und nicht die Lösung. Neue Forschungsergebnisse zeigen klar auf, dass pharmazeutische Ansätze bestenfalls fehlerhaft und schlimmstenfalls gefährlich sind.

Kapitel 2

WUNDERPILLEN GIBT ES NICHT

»Ärzte schütten Medikamente, von denen sie wenig wissen, zur Heilung von Krankheiten, von denen sie noch weniger wissen, in Menschen, von denen sie gar nichts wissen.«

VOLTAIRE

In diesem Kapitel begeben wir uns in die Recherche über die Hintergründe der Medikamente, die man Ihnen als Rettung angepriesen hat. Es geht darum, dass auch emotionale Leiden vielfach immer noch durch Medikamente behandelt werden, warum das nicht funktioniert und wie es die Lage sogar noch verschlimmern kann. Um wirklich selbst entscheiden zu können, wie Sie mit Ihren Symptomen bei seelischen und emotionalen Herausforderungen umgehen wollen, ist es wichtig, dass Sie *gut informiert* sind. Das wiederum bedeutet, dass Sie wissen müssen, was über die aktuellen psychiatrischen Praktiken bekannt ist.

Ich möchte Sie gern mit Reilly bekannt machen, einer 42-jährigen Frau, die eine Erwerbsunfähigkeitsrente bezieht und die meiste Zeit zu Hause im Bett liegt und fernsieht. »Ich habe einen Großteil meines Lebens damit verbracht, mich krank zu fühlen, ohne eine wirkliche Diagnose zu haben; aber erst nach einem Zwischenfall im College ging es so richtig bergab mit mir«, sagte sie mir. Dieser »Zwischenfall« wurde durch die Trennung von ihrem Freund und den darauffolgenden Konsum von Alkohol und Marihuana ausgelöst, der zu mehrtägigen visuellen Halluzinationen und Paranoia führte. Wegen ihrer langen Vorgeschichte schlechter psychischer Verfassung handelte sich Reilly die Diagnose bipolare Störung ein und nahm während ihres ersten Krankenhausaufenthaltes sieben verschiedene Medikamente (ja, sieben!). Seitdem hat sie so ziemlich die meisten auf dem Markt erhältlichen Stimmungsstabilisatoren und Neuroleptika durchprobiert und wurde letztendlich als Patientin mit einer schizoaffektiven Störung abgestempelt. Sie hat sich ganz allmählich von ihrer früheren gutbürgerlichen Existenz verabschiedet, 30 Kilo zugenommen und kaum noch soziale Kontakte.

Und dann möchte ich Ihnen noch Sara vorstellen. Sara war innerhalb von drei Wochen nach der Geburt ihres Kindes wieder so schlank wie eh und je und strotzte vor Energie. Ein Dreivierteljahr später aber fühlte sie sich total erschöpft und am Anschlag. Sie war träge und vergesslich, nahm stetig zu und litt an Haarausfall und schwerer Verstopfung. Ihr war klar, dass irgendetwas mit ihr nicht stimmte.

Der Psychiater, den sie aufsuchte, stellte bereits nach einem 15-minütigen Gespräch seine Diagnose: Wochenbettdepression. Seine Therapie bestand in der Verschreibung von Paroxetin, einem Antidepressivum. Innerhalb von zwei Wochen nach ihrer ersten Dosis, so erzählte Sara mir, hatte sie Selbstmordgedanken. Sie entwarf einen Abschiedsbrief und fasste den Plan, aus dem Fenster zu springen. Solche Gefühle hatte sie noch nie zuvor erlebt. Sie sagte mir: »Mein Entschluss stand fest, und ich war ganz ruhig; es ergab Sinn für mich.«

Ein vereitelter Selbstmordversuch, zwei Medikamentenumstellungen und drei Jahre später wurde ihr gesagt, dass sie nun ihr ganzes Leben lang Escitalopram und Clonazepam werde einnehmen müssen.

Reilly und Sara sind nur zwei von Millionen Patienten, die sich im Netz des psychiatrischen Hexenwerks wiederfinden und dort möglicherweise lebenslang gefangen bleiben. Man sagt ihnen, dass sie an einem chemischen Ungleichgewicht leiden würden und dass das Wichtigste, das sie für sich selbst tun könnten, sei, »die Medikamente zu nehmen«, und zwar »ein Leben lang«.

Diejenigen, die die Medikamente bereitstellen, erforschen nicht die Krankheitsursachen, suchen keine evidenzbasierten Alternativen zur medikamentösen Behandlung und legen nicht die langfristigen Risiken von Psychopharmaka offen, einschließlich schlechterer funktioneller Ergebnisse und eines hohen Rückfallrisikos. Ganz zu schweigen von den industriefinanzierten und manipulierten Daten mit geringer Informationsqualität, die die

Zulassung dieser Medikamente unterstützen. Am ungeheuerlichsten ist, dass Patienten wie Reilly und Sara das Märchen erzählt wird, das Medikament sei eine Therapie für ihre Krankheit. Die Wahrheit ist, dass die Medikamente einfach eine drogenartige Wirkung haben, die sich wenig von Alkohol oder Kokain unterscheidet und oft süchtig macht.

Versteckte, irgendwo archivierte und anderweitig ignorierte Forschungsergebnisse weisen hingegen deutlich darauf hin, dass psychiatrische Medikamente nicht das sind, was man uns sagt. Es handelt sich in Wirklichkeit um gewohnheitsbildende chemische Substanzen, die unvorhersehbare Risiken wie Psychosen, Selbstmord und Mord mit sich bringen. Solche Arzneimittel einzunehmen ist wie russisches Roulette: Bei manchen Patienten zeigen sich bereits bei den ersten Dosen schwere und irreversible negative Auswirkungen.

Diejenigen, die der Meinung sind, dass Depressionen und andere psychische Störungen vermutlich vererbbare Krankheiten sind, die irgendwann im Leben eines Menschen auftreten und nie mehr rückgängig zu machen sind, glauben dementsprechend an die Notwendigkeit einer dauerhaften medikamentösen Behandlung. Wenn aber das, was wir als psychische Erkrankungen bezeichnen – von Panikattacken über Depressionen bis hin zu Psychosen –, Symptome einer evolutionären Fehlanpassung an unseren modernen Lebensstil sind, die aus physiologischen, psychoemotionalen und psychospirituellen Ungleichgewichten resultieren, dann laden uns solche Syndrome dazu ein, nicht die Apotheke, sondern unseren alltäglichen Lebensvollzug nach der Lösung zu durchforsten.

ENTDECKUNG: WARUM ICH KEINE MEDIKAMENTE MEHR VERSCHREIBE

Als Psychiaterin, die früher ebenfalls Medikamente verschrieb, kann ich mich daran erinnern, dass ich mich jeweils fühlte, als habe ich meinen Patienten eine warme, nährende Umarmung angeboten, wenn ich nach einer Sitzung eine Diagnose für sie stellte oder bestätigte. Ich sagte ihnen so etwas wie: *»Das liegt in der Natur* *der bipolaren Störung. Sie ist ein Teil Ihrer genetischen Geschichte, ein Zustand der Gehirnchemie, den wir glücklicherweise therapieren können, wenn Sie weiterhin Ihre Medikamente nehmen.«* Ich hätte damals nie vermutet, dass ich meinen Patienten schlechten Trost in Form einer Festlegung spende, die ihre menschliche Erfahrung auf ein unpersönliches Muster reduziert, das ich mit einer medikamentösen Behandlung in Einklang bringen konnte. Inzwischen bin ich kein fleischgewordener Arzneimittelspender mehr, auch wenn ich zunächst dazu ausgebildet wurde. Ich studierte Neurowissenschaften am MIT und dann Medizin an der Cornell University. Meine klinische Ausbildung absolvierte ich in New York am Bellevue Hospital der NYU, damals noch in der festen Überzeugung, dass Psychiater den Code des menschlichen Leidens geknackt haben. Ich wollte meinen Teil zur Linderung von Schmerzen beitragen.

Während meiner jahrelangen schulmedizinischen, nichts hinterfragenden Ausbildung dachte ich, ich würde den Menschen helfen, indem ich ein Rezept nach dem anderen ausstellte. Ich war der Meinung, dass die seelischen Qualen der Patienten von einem chemischen Ungleichgewicht herrührten und dass wir unser Bestes tun mussten, um ihnen den Zugang zu den Medikamenten zu ermöglichen, die sie für den Rest ihres Lebens benötigen würden. Erst als ich am eigenen Leib eine radikale Heilung erlebte, die im Gegensatz zu der Art von Medizin stand, die man mir beigebracht hatte, ging ich im Wortsinn nochmals über die Bücher. Ich wollte herausfinden, welche wissenschaftlichen Erkenntnisse es vielleicht gab, die ich noch gar nicht kannte.

Im Jahr 2009 erhielt ich selbst eine Diagnose. Ich hatte schon einige Zeit mit Gedächtnisproblemen zu kämpfen gehabt, bestellte zum Beispiel zwei Patienten zum selben Zeitpunkt ein, ließ meinen Geldbeutel und meine Schlüssel liegen und vergaß meine Bankkarten-PIN. Bei einer Routineuntersuchung wurde dann festgestellt, dass ich an Hashimoto-Thyreoiditis litt, einer Schilddrüsenerkrankung. Hashimoto kann sich hinter allen möglichen psychiatrischen Symptomen verstecken, zum Beispiel denen einer scheinbaren Wochenbettdepression, oder sogar mit Halluzinationen einhergehen.

45

Ich wusste bereits, was die Schulmedizin bei der Hashimoto-Erkrankung zu bieten hatte: eine lebenslange Substitutionstherapie (Einnahme von Schilddrüsenhormonen). Aber anstatt mich gleich darauf einzulassen, wollte ich erst einmal wissen, ob es nicht *einen anderen* Weg gab, und so vereinbarte ich trotz meiner grundsätzlichen Skepsis gegenüber der Naturheilkunde einen Termin bei einer Heilpraktikerin. Ich hörte auf sie, und bald darauf klangen meine Symptome allmählich wieder ab, und zwar nur dadurch, dass ich meine Ernährung umstellte. Bis dahin hatte ich täglich Käse und Brot gegessen, wie es in meinem italienisch-amerikanischen Elternhaus üblich war. Die Heilpraktikerin war eine akademisch orientierte Frau, in deren Praxis keine Räucherstäbchen brannten. Ich erkannte, dass ihr alternativer Ansatz, anders, als ich es während meiner an Pharmazeutika orientierten Ausbildung gehört hatte, auf nachgewiesener Wirksamkeit basierte. Bereits einige Monate nach der Ernährungsumstellung bewegten sich meine Schilddrüsenantikörper wieder im Normalbereich, und ich war überzeugt.

Nun begann ich mich eingehender mit der Forschung über verschreibungspflichtige Arzneimittel zu befassen, und das verschaffte mir einige schockierende Erkenntnisse. Ich lernte, dass Ärzte in ihrem Bemühen zu helfen Medikamente verschreiben, durch die die Symptome einfach nur verlagert werden. Das ist ungefähr so wie bei dem alten Computerspiel »Hau den Maulwurf« – der Maulwurf taucht nach jedem Schlag auf den Kopf wieder woanders auf. Wenn ein Medikament ein Symptom unterdrückt oder verzerrt, löst sich dieses nicht wirklich auf; die gestörte Energie manifestiert sich an anderer Stelle im Körper, oft mit noch komplexeren und die Gesundheit stärker beeinträchtigenden Symptomen. Bildlich gesprochen stürzt der Patient von einer Klippe, und der Psychiater hält ihm eine Messerklinge zum Festhalten hin. Diese Art von Hilfe macht am Ende nur noch kränker oder manifestiert bestenfalls einen beginnenden selbsteinschränkenden Verlauf.

Das ist auch die Meinung vieler Kritiker der modernen Psychiatrie. Robert Whitaker zum Beispiel, selbst Psychiater und Whistleblower, Wissenschafts- und Enthüllungsjournalist, listet in seinem Buch *Anatomy of an Epidemic* Studien auf, die nicht von der Arzneimittelindustrie gesponsert wurden und von denen ich während meiner Ausbildung rein gar nichts gehört hatte. Die Lektüre der entsprechenden Texte hat mein Leben verändert und dazu beigetragen, dass ich im Jahr 2010 meinen Rezeptblock endgültig beiseitegelegt und seitdem keinen einzigen Patienten mehr mit Medikamenten behandelt habe. Durch weitere Recherchen in nicht von der Industrie finanzierten Publikationen habe ich gelernt, wie psychiatrische Medikamente genau die Beschwerden verewigen, die sie angeblich heilen sollen. Mit anderen Worten: Die Erkrankung wird schlimmer, wenn man die Medikamente nimmt, als wenn man sie nicht nimmt. Ich weiß, das ist möglicherweise schwer nachvollziehbar. Wir haben ja immer das Gefühl, dass wir bei Beschwerden *irgendetwas* tun müssen, weshalb wir dann letztendlich zu Medikamenten greifen. Es wäre doch leichtsinnig oder dumm, die sicheren und wirksamen Instrumente der westlichen Medizin nicht zu nutzen, nicht wahr? Wir könnten sie ja vielleicht sogar mit einigen östlichen Methoden kombinieren, um das Beste aus beiden Welten zu erhalten.

Es ist ja auch klar: Wenn ich schon, als Fachfrau, ganz tief in die Forschung eintauchen musste, um das wenig verbreitete Wissen zu entdecken, wie sollen *Sie* als Laie adäquat informiert werden?

Offensichtlich waren es das richtige Timing und das Geschenk meiner Krankheit, die es meinem Geist erlaubten, sich für neue Möglichkeiten zu öffnen. Zunächst einmal hatte ich es geschafft, dass sich eine potenziell extrem schwächende chronische Krankheit bei mir wieder zurückbildete (remittierte, wie die Mediziner sagen), was gemäß dem, was ich an der Universität gelernt hatte, eigentlich unmöglich war. Nachdem ich also begriffen hatte, dass die Heilungskräfte des Körpers viel größer waren als einst von mir angenommen, und mir durch meine Recherchen zunehmend klar wurde, dass die Langzeitergebnisse von Medikationen miserabel sind, begann ich, meinen Patienten die Möglichkeit anzubieten, ihre Medikamente abzusetzen und endlich die Ursache ihrer Symptome zu bekämpfen. Mehr dazu, wie das in der Praxis aussieht, erfahren Sie in späteren Kapiteln in diesem Buch.

DIE LÜGE, DIE MAN UNS AUFGETISCHT HAT

»Ich weiß nur, dass Fluoxetin meiner besten Freundin das Leben gerettet hat«, sagte nach einem meiner Vorträge eine aufgeregte junge Frau, die im Vortragssaal in der dritten Reihe saß. Einst habe ich auch so gedacht, ich erinnere mich gut daran. Als ich anfing, mich mit Informationen zu befassen, die dem widersprachen, was man mich einst über die Sicherheit und Wirksamkeit von psychiatrischen Medikamenten gelehrt hatte, spürte ich zuerst einen großen inneren Widerstand. Denn schließlich war mir während der Ausbildung eingetrichtert worden, dass Medikamente Folgendes sind:

- ein Mittel gegen das chemische Ungleichgewicht im Gehirn,
- wirksamer als Placebos,
- sicher für alle, vom Baby bis zu älteren Menschen,
- empfohlen für den Langzeiteinsatz,
- nicht süchtig machend.

Aber die Wahrheit ist, dass Marktkräfte und Industrieinteressen die Überzeugung vieler geprägt haben, dass Antidepressiva und Medikamente gegen Angstzustände sicher und wirksam sind. In der Literatur wird eine andere Geschichte erzählt, nämlich dass dieser »Behandlungs«-Ansatz in Wirklichkeit ein Weg zu chronischen Krankheiten und zahlreichen Folgediagnosen ist. Niemand will lebenslang Medikamente einnehmen. Niemand glaubt, dass Gesundheit durch ein Arzneimittelfläschchen entsteht. Aber wir haben das Gefühl, mit dem Rücken zur Wand zu stehen, und wenn uns ein Ausweg angeboten wird, nehmen wir ihn natürlich an.

Die Schlangenöl-als-Wundermittel-Verkäufer unserer Zeit sind diejenigen, die Ihnen schnelle Medikamentenlösungen anbieten, ohne ein Wort über deren Risiken und die zutiefst sinnvollen, kostengünstigen und wirksamen Alternativen zu verlieren. Wenn Sie über die Risiken, Vorteile und Alternativen zu einer bestimmten Behandlung informiert werden, werden Sie in die Lage versetzt, die für Sie beste Entscheidung zu treffen, basierend auf Ihrem persönlichen, familiären, philosophischen und religiösen Lebenskontext. Die Wahrheit ist jedoch, dass es den verschreibenden Ärzten gar nicht möglich ist, die bekannten Risiken von Medikamenten mitzuteilen, weil sie selbst fast nur von deren angeblichen Vorteilen erfahren. In einem Nebensatz ist dann noch meistens die Aussage zu finden, dass es ein paar seltene Risiken gibt, von denen man aber annimmt, dass sie durch die Wirkung bezüglich der klinischen Anliegen bei Weitem überwogen werden.

Aber um wählen zu können, muss man die verschiedenen Optionen kennen. Dies ist vielleicht die wichtigste Wahrheit, die ich mitzuteilen habe, eine Wahrheit, die auf einem Hauptgrundsatz der ethischen Medizin beruht: der *informierten Einwilligung*. Eine informierte Einwilligung *(informed consent)* bedeutet, dass man seine Einwilligung erteilt, nachdem man über alle bekannten Risiken, Vorteile und Alternativen aufgeklärt wurde. Tun Sie es Dorothy in dem berühmten Film *Der Zauberer von Oz* nach und blicken Sie hinter den Vorhang, um zu merken, dass der Zauberer gar kein echter Zauberer ist. Wenn Sie sich dann auch noch kundig machen, welche Alternativen Sie haben, können Sie eine Wahl treffen, die Ihnen das Gefühl gibt, eigenmächtig zu sein.

Wussten Sie zum Beispiel, dass Sie Schizophrenie, bipolare Störungen, Zwangsstörungen, Panikattacken, chronische Müdigkeit, ADHS, schwere Depressionen mit Suizidalität, Essstörungen und allgemeine Angstzustände auch ohne Medikamente (und wenn nötig sogar trotz der Medikamente) zum Abklingen bringen können? Wussten Sie, dass Sie diese Krankheitsetikettierungen ablegen und sich in die Wildnis Ihres Lebens begeben können, um Ihrem wahren Ich zu begegnen?

Wenn Sie aber *nicht* wissen, was Sie bei Ihrem Tanz mit Medikamenten am anderen Ende des Ballsaals erwartet, könnte es passieren, dass Sie irgendwann zu der Auffassung kommen, dass die einzige verbleibende Option Selbsttötung (oder Sterbehilfe[1]) ist. Ich sehe es als meine Aufgabe an, dafür zu sorgen, möglichst vielen Menschen auf diesem Planeten nahezubringen, dass die angebliche »Unheilbarkeit« chronischer Krankheiten ein Mythos ist. Nur wer weiß, dass Heilung möglich ist, kann wirklich eine informierte Entscheidung treffen. Leider ist das medizinische System nicht auf das Informieren ausgerichtet. Die Situation ist eher so, als diskutierten Sie mit einem Metzger die Vorteile des Veganismus. Selbst die schwersten Risiken, einschließlich Selbstmord und Mord aus Affekt, werden als selten und zufällig abgetan. Die amerikanische Arzneimittelzulassungsbehörde (FDA – Food and Drug Administration) und die pharmazeutische Industrie haben große Anstrengungen unternommen, um Hinweise auf resultierende Schäden zu verschleiern, und Sie können kaum erwarten, dass Ihr Arzt, der Ihnen die Medikamente verordnet, eigene Anstrengungen unternimmt, um die Wahrheit herauszufinden.

Laut einer Erhebung des US-Gesundheitsministeriums[2] stiegen von 1999 bis 2013 die Verschreibungen von Psychopharmaka um satte 117 Prozent, bei gleichzeitigem Anstieg der Sterblichkeitsrate durch diese Medikamente um 240 Prozent.

Laut den Daten, die im Rahmen des amerikanischen Forschungsprogramms National Health and Nutrition Examination Survey gesammelt wurden, werden etwa 37 Millionen Amerikanern Antidepressiva verschrieben (13 Prozent der Bevölkerung), und die Hälfte dieser Verschreibungen hat eine Dauer von mindestens fünf Jahren.[3] Erwachsene über 45, Frauen und Weiße nehmen häufiger Antidepressiva ein als jüngere Erwachsene, Männer und Afroamerikaner. Aber der Gebrauch nimmt bei älteren Erwachsenen über das gesamte demografische Spektrum hinweg zu.[4]

Weiße Frauen über 45 machen in den USA etwa 20 Prozent der erwachsenen Bevölkerung aus, bilden aber 41 Prozent der Antidepressivakonsumenten, gegenüber noch etwa 30 Prozent im Jahr 2000, so die Analyse. Sage und schreibe 58 Prozent der Personen, die langfristig Antidepressiva einnehmen, sind ältere weiße Frauen. Die Zahl der Langzeitnutzer scheint sich von Jahr zu Jahr zu erhöhen.

Niemand ist sicher, nicht einmal Kinder: Sieben Prozent aller Jungen und fünf Prozent der Mädchen werden in den USA mit Psychopharmaka behandelt;[5] 10 000 Kleinkinder unter drei Jahren erhalten Stimulanzien verschrieben,[6] und es gab einen Anstieg von 8000 (!) Prozent bei Kindern und Jugendlichen bis 19 Jahren, bei denen eine bipolare Störung[7] diagnostiziert wurde.

INDUSTRIE UND MARKT

Was ist nun aber der wahre Grund für die unverantwortliche Abgabe dieser Medikamente in solchen Mengen? Um dies zu beantworten, müssen wir uns ansehen, was in der Welt des Großkapitals vor sich geht und wo die Entscheidungen getroffen werden, um die Medikamente, die Ihnen angeblich helfen sollen, herzustellen und zu vermarkten. Die Wissenschaft und die gewinnorientierte Welt sind eine langfristige Beziehung eingegangen, die den Schaden, den sie der Allgemeinheit zugefügt hat, schamlos ignoriert.

Es handelt sich hier aber nicht um eine Art Verschwörung, bei der böswillige Menschen in einem Raum sitzen und beschließen, anderen Menschen Schaden zuzufügen, sondern das System funktioniert eben so. Politik, Gewinne und Anreize sind aufeinander abgestimmt. Wir haben ein System, das Menschen reichlich belohnt, die kommerzielle Anwendungen für die Arzneimittelforschung bevorzugen. Und dieses System ist selbst ein Symptom unseres schnelllebigen Bewusstseins, das die Verbindung zu Sinn, Schönheit und Heiligem verloren hat. Wir wollen schnelle Lösungen, und so werden neue Medikamente eilig durch den Zulassungsprozess geführt. Unbequeme Risiken – kurz- und langfristige – werden ignoriert, und viele wichtige Fragen über die Auswirkungen der Medikamente bleiben unbeantwortet. Vieles von dem, was wir wirklich wissen müssten, um die ganze Geschichte von Medikamenten zu kennen, bleibt im Aktenschrank des Herstellers eingeschlossen.[8]

Für die Zulassung von Arzneimitteln durch die FDA sind jeweils nur zwei »angemessene und gut kontrollierte« Studien erforderlich, sodass die Bevölkerung im Wesentlichen an einem Postmarketing-Experiment teilnimmt, in dem unerwünschte

Arzneimittelwirkungen – Kausalzusammenhänge – lediglich passiv überwacht werden.

Die meisten Rezepte für Antidepressiva werden von Hausärzten, nicht von Psychiatern, ausgestellt, wobei sieben Prozent aller Besuche bei einem solchen Allgemeinmediziner mit einer Verschreibung von Antidepressiva enden.[9] Darüber hinaus hat sich gezeigt, dass die Mehrzahl der Menschen, die Antidepressiva einnehmen, nie die medizinischen Kriterien für die Diagnose einer schweren Depression erfüllen, und viele, die Antidepressiva gegen Zwangsstörungen, Panikstörung, Sozialphobie und Angstzustände erhalten, gar nicht wirklich als Patienten mit diesen psychischen Erkrankungen gelten. Sie entsprechen nicht einmal den fragwürdigen Kriterien, die das *Diagnostische und Statistische Manual Psychischer Störungen* (*DSM*) vorgibt. In einer Studie stellten die Forscher fest, dass »69 Prozent der Antidepressiva-Konsumenten in ihrem Leben nie die Kriterien für eine schwere depressive Störung (MDD) und 38 Prozent nie die Kriterien für MDD, Zwangsstörung, Panikstörung, Sozialphobie oder allgemeine Angststörung erfüllt haben«.[10]

Gib dein Bestes, bis du es besser weißt.
Wenn du es dann besser weißt, mach es besser.
MAYA ANGELOU

WAS DIE WISSENSCHAFT SAGT

Es gibt eine Menge Anhaltspunkte, die nahelegen, dass es nicht in Ihrem besten Interesse – oder im besten Interesse der Menschen in Ihrem Umfeld – liegt, den Weg der medikamentösen Psychiatrie zu beschreiten. Je mehr Informationen Sie haben, desto besser sind Ihre Chancen, gegebenenfalls eine wirklich *informierte Einwilligung* geben zu können.

Hier die für mich vier wichtigsten Gründe – logisch, intelligent, evidenzbasiert –, vom Eintreten in die Tretmühle der Antidepressiva abzuraten:

- Sie sind unwirksam und führen oft zu schlechteren Langzeitergebnissen als gar keine Behandlung.
- Sie können auf unvorhersehbare Weise Psychosen und Gewalt gegenüber sich selbst und anderen auslösen.
- Sie sind gewohnheitsbildend, ja sogar süchtig machend, und ihr Absetzen kann einen qualvollen Entzug nach sich ziehen.
- Sie sind unnötig; es gibt andere Wege, mit vielen positiven Nebeneffekten.

Ich werde einiges über die Wissenschaft aufdecken und noch detaillierter auf die oben angeführten Gründe eingehen, aber zuerst möchte ich in einem schockierenden Satz zusammenfassen, was ich bei meinen unabhängigen Recherchen über psychiatrische Medikamente gelernt habe: *Es gibt keine gültige wissenschaftliche Grundlage für ihre Anwendung.* Die Wahrheit ist, dass in sieben Jahrzehnten keine einzige Studie an Menschen einen Zusammenhang zwischen Depression und einem chemischen Ungleichgewicht im Gehirn nachweisen konnte. Weder Studien mit bildgebenden Verfahren noch Post-mortem-Studien am Gehirn von Suizidopfern und nicht einmal Tierversuche haben jemals konsistente Muster von chemischen Konzentrationen, Metaboliten (Zwischenprodukte in einem meist biochemischen Stoffwechselvorgang) oder Rezeptorprofilen im Gehirn ergeben.

Wenn also die Wirksamkeit von Antidepressiva jeder wissenschaftlichen Grundlage entbehrt, warum werden sie dann weiterhin verschrieben?

Wie ich bereits in meinem Buch *Die Wahrheit über weibliche Depression* geschrieben habe, ist die vorherrschende Theorie über die Wirkungsweise der neueren Antidepressiva (SSRI = selektive Serotonin-Wiederaufnahmehemmer), dass sie den Stoffwechsel des Neurotransmitters Serotonin beeinflussen, ein Botenstoff, der mit der Stimmungslage in Zusammenhang steht. Antidepressiva würden für eine erhöhte Verfügbarkeit von Serotonin sorgen, so heißt es. Wenn Sie irgendeinen Passanten auf der Straße fragen würden, was er über die Entstehung von Depressionen weiß, würde er wahrscheinlich etwas von »chemischem

Ungleichgewicht« und/oder »Serotoninmangel« nachplappern, wie er es schon irgendwo gelesen hat. Diese sogenannte *Monoaminhypothese* entstand vor allem auf der Grundlage von Beobachtungen aus den 1950er- und 1960er-Jahren. Die Vorstellung, dass die Medikamente ein Ungleichgewicht korrigieren, das etwas mit einer im Gehirn gebildeten chemischen Substanz zu tun hat, ist so allgemein anerkannt, dass sich niemand traut, sie infrage zu stellen. Aber die Wahrheit ist, dass *die Serotonin-Theorie der Depression ein totaler Mythos ist*, der durch manipulierte Daten und damit zu Unrecht unterstützt wurde.

Das Gehirn ist viel komplexer, als es das Serotoninmodell beschreiben kann. Um es klar auszudrücken: SSRIs verursachen eine Überstimulation der Serotoninrezeptoren, wodurch diese mit der Zeit weniger empfindlich werden, ein Prozess, der als *Herabregulation* bezeichnet wird. Dies erklärt das dokumentierte Phänomen der antidepressiven *Tachyphylaxie*, den Verlust der antidepressiven Wirksamkeit im Laufe der Zeit,[11] und die *später auftretende Dysphorie,* eine Verschlechterung der ursprünglichen Symptome, die noch eine Zeit lang nach Absetzen des Medikaments andauert.[12] Und es erklärt auch die unglaubliche Belastung des Nervensystems während des schwierigen Entzugs. In den ersten zwölf Jahren nach der Markteinführung von *Prozac* gingen bei der FDA mehr als 40 000 Berichte über schädliche Nebenwirkungen ein.[13] Kein anderes Medikament hat auch nur für annähernd so viele negative Schlagzeilen gesorgt.

Jetzt müssen wir also fragen: Wie wirksam sind die Medikamente, die so vielen Patienten gegen Depressionen verschrieben werden, wirklich? Was sind die kurz- und langfristigen Auswirkungen? Können sie süchtig machen? Können sie zu Gewalthandlungen an sich selbst oder anderen führen? Und sind sie notwendig, oder können grundlegende Lebensstilveränderungen die mächtigen Selbstheilungsmechanismen des Körpers so weit unterstützen, dass sich eine Depression wieder auflöst?

Lassen wir die Wissenschaft Antworten auf diese Fragen geben, angefangen bei der Wirksamkeit von Psychopharmaka.

FEHLENDE WIRKSAMKEIT

Irving Kirsch, jetzt stellvertretender Direktor des Programms für Placebostudien an der Harvard Medical School, führte kürzlich eine Neuanalysestudie der primären Ergebnisdaten der Studie über sequenzierte Behandlungsalternativen zur Linderung von Depressionen (STAR*D) durch.[14] Die STAR*D war die größte, längste und teuerste Studie, die jemals zur Bewertung der Behandlung von Depressionen durchgeführt wurde. Sie versuchte, »reale« Bedingungen zu schaffen, indem sie ohne Randomisierung mit Placebos ambulante Patienten beurteilte und überwachte, die wegen aller möglichen Erkrankungen und Beschwerden (wie im wirklichen Leben) behandelt wurden. Die Ergebnisse der Reanalyse von Kirsch deuten auf eine Inflation der antidepressiven Wirksamkeit (insbesondere bei Patienten, die Citalopram einnehmen) sowohl in den Berichten der STAR*D-Studie als auch in konventionellen klinischen Studien hin. Bemerkenswert ist, dass am Ende der einjährigen STAR*D-Studie nur bei drei Prozent der ursprünglichen Probanden das Nachlassen der Symptome aufrechterhalten blieb.[15]

Das Fehlen des Placeboarms der STAR*D-Studie war wichtig, um zu verstehen, wie viel des analysierten Effekts auf das Vergehen von Zeit oder den Glauben an die Wirksamkeit eines Medikaments zurückzuführen sein könnte. Dieser Glaube ist laut Dr. Kirschs eigenen Forschungen nämlich ein wichtiger Faktor für die psychiatrischen Ergebnisse. Bereits 1998 veröffentlichte er eine Metaanalyse der Daten von 3000 Patienten, die mit Antidepressiva, Psychotherapie oder Placebos behandelt wurden oder unbehandelt blieben.[16] Er stellte fest, dass nur 25 Prozent der therapeutischen Reaktion auf die Wirkung des Medikaments zurückzuführen waren. Darauf folgte eine Überprüfung aus dem Jahr 2008, die sich auf das US-amerikanische Gesetz über die Informationsfreiheit (Freedom of Information Act) berief, um Zugang zu unveröffentlichten Studien zu erhalten. Nachdem er Einblick erhalten hatte, stellte er fest: Wenn diese unveröffentlichten Studien einbezogen wurden, waren die Antidepressiva nur in 20 von 46 klinischen Versuchen (weniger als die Hälfte!) wirksamer als Placebos. [17] Kirsch benutzte den Begriff »aktiver Placeboeffekt« dafür, dass die wahrgenommenen Nebenwirkungen eines Medikaments (Mundtrockenheit, Verstopfung, Kopfschmerzen) vom Probanden als Hinweis dafür gewertet werden können, dass er die aktive Substanz und nicht das Placebo erhält. Damit ist es dann keine echte Blindstudie mehr. Dies wird auch durch Daten bestätigt, dass, wenn ein aktives Placebo verwendet wird (zum Beispiel ein Medikament wie Atropin mit ähnlichen »Nebenwirkungen«), allein der Glaube, dass die Depression behandelt wird, zu dem Ergebnis einer wahrgenommenen Verbesserung führt. [18]

In der medizinischen Literatur gibt es viele Beispiele für die Macht des Geistes, den Körper zu beeinflussen. In einer Harvard-Studie wurden 84 Hotelbedienstete mit Reinigungsaufgaben befragt, und der Hälfte von ihnen wurde mitgeteilt, dass sie durch ihre tägliche Arbeit der Empfehlung des Surgeon General (Leiter des öffentlichen Gesundheitsdienstes in den USA) zu ausreichend Bewegung als Teil eines gesunden Lebensstils nachkamen. [19] Der anderen Hälfte wurde diesbezüglich nichts gesagt. Bei den Teilnehmern der ersten Gruppe zeigte sich im Laufe der Zeit eine Abnahme des Gewichts, des Blutdrucks, des Körperfettanteils, des Taillen-Hüft-Verhältnisses und des Body-Mass-Indexes. Das verblüffende Ergebnis der Studie: »*Diese Ergebnisse unterstützen die Hypothese, dass sich Bewegung aufgrund des Placeboeffekts auf die Gesundheit auswirkt.*« Und dann gab es die Patienten an der University of California, Davis, die sich einer Wirbelsäulenoperation unterzogen und 45 Prozent weniger Blutverlust hatten, wenn sie vor der Operation eine kurze Visualisierungstechnik praktizierten. [20]

Das sind beeindruckende Tatsachen. Die genannten Studien lassen sich noch durch die Arbeiten des brillanten Autors und Wissenschaftlers Bruce Lipton ergänzen, die darauf abzielen, uns die Realität unserer Überzeugungen und ihren Einfluss auf die Expression unserer Gene vor Augen zu führen, ein Faktor, der möglicherweise das wichtigste bestimmende Element für unsere Gesundheit und unser Wohlbefinden ist. In seinem tausendfach aufgerufenen YouTube-Vortrag sagt Dr. Lipton:»Der Placeboeffekt sollte Gegenstand größerer Forschungsanstrengungen sein. Wenn medizinische Forscher herausfinden könnten, wie sich der Placeboeffekt nutzen lässt, würden sie den Ärzten ein effizientes, energiebasiertes und nebenwirkungsfreies Mittel zur Behandlung von Krankheiten an die Hand geben.«[21] Warum also funktionieren Antidepressiva bei manchen Menschen, bei anderen aber nicht? Eine kürzlich durchgeführte Studie versuchte, diese Frage zu beantworten, indem sie die Biologie des Placeboeffekts untersuchte.[22] Forscher stellten mittels Gehirnscans fest, welche Probanden auf eine zehnwöchige Behandlung mit einem Antidepressivum überdurchschnittlich ansprachen. Dabei fanden sie heraus, dass diejenigen, die über mehr freie Opiatrezeptoren (winzige »Türen« auf der Oberfläche von Zellen, die schmerzstillenden Substanzen, sowohl natürlichen als auch Pharmazeutika, Zugang gewähren) verfügten, eher auf ein »aktives Placebo« (den Studienteilnehmern wurde gesagt, das Mittel sei ein hochwirksames und schnell wirkendes Antidepressivum) reagierten. Außerdem war bei ihnen auch die Wahrscheinlichkeit größer, sich besser zu fühlen, wenn sie nach dem Placebotest ein echtes Antidepressivum einnahmen. Interessanterweise war der Effekt bei Frauen stärker.

In dem Bemühen, die Anwendbarkeit dieses Phänomens anzuerkennen, wird in einem Artikel im renommierten *New England Journal of Medicine* versucht, den Placeboeffekt mit einem physikalischen Mechanismus zu erklären, der die Aktivität im Gehirn einschließt:»Placeboeffekte beruhen auf komplexen neurobiologischen Mechanismen, die Neurotransmitter (zum Beispiel Endorphine, Cannabinoide und Dopamin) und die Aktivierung spezifischer, quantifizierbarer und relevanter Bereiche des Gehirns (zum Beispiel den präfrontalen Kortex, den vorderen Inselrindenbereich, den rostralen anterioren zingulären Kortex und die Amygdala bei Placeboanalgesie) einschließen.«[23]

LANGFRISTIGE SCHÄDEN

Vielleicht sagen Sie: Wenn die Mittel funktionieren, selbst wenn es nur wegen des Placeboeffekts ist, dann ist das doch egal, oder? Hauptsache, den Menschen geht es besser. Falsch. Genau genommen zeigt keine einzige Langzeitstudie (es ist wichtig, Studien detailliert zu lesen, nicht nur die veröffentlichten Ergebnisse), dass jemand dadurch, dass er Medikamente verabreicht bekommt, besser dran wäre, als wenn er keine nimmt (oder sehr schnell wieder damit aufhört). Und genau dies ist die Mission des unerschrockenen Journalisten Robert Whitaker: Er will Aufklärungsarbeit leisten, zurückgehaltene Daten an die Öffentlichkeit bringen und aufzeigen, mit welchen Schäden Menschen durch die chronische Belastung mit psychotropen Medikamenten konfrontiert sind.[24]

Whitaker postuliert, dass die negativen Ergebnisse mit der »oppositionellen Toleranz« zusammenhängen, einer kompensatorischen Reaktion des Gehirns auf Psychopharmaka. Das Gehirn passt sich mit einer Reihe von ausgleichenden Mechanismen an, in dem Bemühen, die normale Funktion der Körpersysteme aufrechtzuerhalten. Das führt letztendlich zu einem neuen (und weniger gesunden) Normalzustand, anstatt dass ein zugrunde liegendes Ungleichgewicht gelöst wird. Whitaker erinnert an den Hippokratischen Eid und erklärt, dass ein Medikament zu besseren Ergebnissen führen muss als der natürliche Krankheitsverlauf. Er argumentiert unter Berufung auf nicht von der Industrie finanzierte Literatur, dass Medikamente das, was eine einzelne Episode von Depression, Manie oder Psychose gewesen sein könnte, in ein chronisches, rückfallbedingtes Leiden verwandeln.

Wir müssen in den Archiven graben, um zu erfahren, wie der natürliche Verlauf eines dieser Symptome aussehen könnte. So zitiert Whitaker beispielsweise eine vom National Institute of Mental Health, dem US-amerikanischen Forschungsinstitut für psychische Störungen, finanzierte Studie mit dem Titel »Der natürliche Verlauf einer unipolaren schweren Depression ohne somatische Therapie«, um zu veranschaulichen, dass 85 Prozent der Patienten mit Depressionen, die keine Medikamente nehmen, innerhalb eines Jahres genesen. Bei der schon erwähnten STAR*D-Studie hatte sich herausgestellt, dass dies im selben Zeitraum nur bei 10 bis 15 Prozent der medikamentös behandelten Probanden der Fall ist.[25] Und dies berücksichtigt noch nicht einmal die Tatsache, dass bei 23 Patienten während der Behandlung mit Antidepressiva eine bipolare Störung als neu dazugekommen diagnostiziert wurde.[26]

Die langfristigen Ergebnisse sind immer ähnlich, egal ob bei Angststörungen, bipolaren Störungen oder der Behandlung von ADHS mit Stimulanzien. Für Letztere gibt es eine Studie, über deren Ergebnisse oft falsch berichtet wird. In Wirklichkeit kamen die Verfasser der Studie zu dem folgenden Schluss: »Nach 36 Monaten war der Medikamentengebrauch ein signifikanter Marker nicht für ein positives Ergebnis, sondern für eine Verschlechterung. Das heißt, dass die Teilnehmer, die nach 24 bis 36 Monaten immer noch Medikamente einnahmen, in diesem Zeitraum im Vergleich zu denjenigen ohne Medikamente eine erhöhte Symptomatik aufwiesen. Die mit Medikamenten behandelten Kinder und Jugendlichen waren außerdem im Durchschnitt etwas kleiner und wiesen höhere Kriminalitätsraten auf als die Vergleichsgruppe.«[27]

Es wird häufig angenommen, dass Menschen, bei denen Schizophrenie diagnostiziert wurde, auf jeden Fall Medikamente benötigen und es ihnen ohne chemische Substanzen defintiv schlechter ginge. Whitaker dagegen führt eine wegweisende, über 20 Jahre durchgeführte Studie von Martin Harrow an, die ergab, dass nach 15 Jahren 40 Prozent der Schizophreniepatienten, die die Einnahme von Antipsychotika eingestellt hatten, wieder gesund waren, gegenüber nur fünf Prozent derer, die die Medikamente durchgehend eingenommen hatten.[28] Darauf folgte eine siebenjährige randomisierte Studie, die von Wunderink in den Niederlanden veröffentlicht wurde und dieses Ergebnis in etwa bestätigte.[29]

Der allgemein vorherrschende Eindruck, dass es eine einzige psychiatrische Diagnose gibt, die langfristig am besten mit Medikamenten behandelt wird, kommt von einer gut geölten

Marketingmaschine, mit der die Industrie Einfluss auf die verschreibenden Ärzte nimmt. Whitaker hat im Alleingang aufgedeckt, dass in der einschlägigen Literatur der Einsatz solcher Medikamente schon lange als gefährlich für Patienten gebrandmarkt wird, die eine andere Art von Unterstützung benötigen würden.

SCHÄDLICHE NEBENWIRKUNGEN

»Es fühlt sich an, als sei ich an eine Steckdose angeschlossen und jede Bewegung, die ich mache, schieße Strom durch meinen ganzen Körper«, berichtete mir kürzlich ein Patient, der Interesse daran bekundete, seine Medikamente allmählich zu reduzieren und ganz abzusetzen. »Mir ist oft übel, und mein Magen fühlt sich an, als würde er brennen. Natürlich kann ich nicht schlafen und verbringe den ganzen Tag mit dem Gedanken, dass etwas Schreckliches passiert. So will ich nicht mehr weiterleben.«

Die Erfahrung dieses Patienten ist nicht ungewöhnlich. Zu den unerwünschten körperlichen Nebenwirkungen von Psychopharmaka gehören häufig:

- Aufregung, Unsicherheit, Angstgefühle,
- grippeähnliche Symptome,
- Verdauungsstörungen und Bauchschmerzen,
- Durchfall oder Verstopfung,
- Appetitlosigkeit,
- Schwindel, Orientierungslosigkeit, Verwirrung,
- Schlaflosigkeit oder Schläfrigkeit,
- Kopfschmerzen,
- geringer Sexualtrieb, erektile Dysfunktion, Schwierigkeiten beim Erreichen des Orgasmus,
- Gewichtszunahme,
- übermäßiges Schwitzen,
- Herzrhythmusstörungen,
- Muskelzuckungen oder -schmerzen,
- Schüttelfrost.

Wenn Patienten über solche nachteiligen Auswirkungen berichten, wird ihnen oft gesagt, dass sie »durchhalten« sollen, dass sich diese Art von Problemen im Allgemeinen mit der Zeit verbessert. Ist das dann aber nicht der Fall, doktern die Ärzte einfach noch ein wenig herum. Sie passen die Dosis an oder fügen ein zweites und ein drittes Medikament hinzu. Was den Patienten in aller Regel nicht gesagt wird, ist, dass die Behandlung dramatisch vom Kurs abkommen kann und gefährlichere Nebenwirkungen möglich sind.

Pharmazeutische Unternehmen listen natürlich auf den Beipackzetteln die möglichen Nebenwirkungen ihrer Medikamente auf, aber was Patienten tatsächlich erlebt haben, wird dabei oft bagatellisiert. In einer aktuellen internationalen Studie über die gesundheitsschädigenden Wirkungen von Antidepressiva wurden Konsumenten direkt befragt, ob und in welchem Ausmaß sie durch die Einnahme ihres Antidepressivums spezifische nachteilige Wirkungen erfahren haben.

Die Antworten kamen von 1431 Personen aus 38 Ländern. Die Ergebnisse zeigten, dass 61 Prozent der Befragten über mindestens die Hälfte der im Fragebogen aufgeführten unerwünschten Wirkungen berichteten, am häufigsten: das Gefühl der emotionalen Taubheit (71 Prozent), Gehirnnebel/Brain Fog (70 Prozent), das Gefühl, nicht man selbst zu sein (66 Prozent), sexuelle Schwierigkeiten (66 Prozent), Schläfrigkeit (63 Prozent) und eine Verringerung der positiven Gefühle (60 Prozent). Selbstmordgedanken wurden mit 50 Prozent, Entzugserscheinungen mit 59 Prozent und Sucht mit 40 Prozent angegeben. Ein Drittel erinnerte sich nicht daran, vom verschreibenden Arzt über irgendwelche Nebenwirkungen informiert worden zu sein. Weniger als fünf Prozent wurden über mögliche Selbstmordneigung, emotionale Erstarrung, Entzugserscheinungen oder Sucht informiert.

Was diese Studie zeigt, ist, dass, wenn wir Menschen direkt befragen, anstatt uns auf Berichte von Pharmaunternehmen zu verlassen, sich weit höhere Raten von unerwünschten Reaktionen auf Antidepressiva zeigen, als bisher bekannt war, insbesondere im emotionalen, psychologischen und zwischenmenschlichen Bereich. Der Bericht kommt zu dem Schluss: »Angesichts der jüngsten Erkenntnisse, dass Antidepressiva nur geringfügig wirksamer sind als Placebos, laufen die Ergebnisse dieser Studie auf eine Kosten-Nutzen-Analyse hinaus, die die extrem hohen Verschreibungsraten für diese Medikamente nicht rechtfertigen kann.«[30]

ERHÖHTE GEWALTNEIGUNG

Möglicherweise wissen Sie nicht, dass Antidepressiva erwiesenermaßen das Risiko für Suizid und Gewalt erhöhen. Es sind einige Fälle dokumentiert, in denen es einen klaren Zusammenhang zwischen der Einnahme von Arzneimitteln und gewalttätigen Handlungen, bis hin zu Selbstmord und Mord, gab. Auf der Liste der zehn häufigsten Medikamente, die Gewaltverbrecher vor oder während ihrer Tat eingenommen hatten, nehmen Antidepressiva fünf Plätze ein.[31]

Es ist durchaus möglich, dass Antidepressiva eine vorher völlig vernünftige und zurechnungsfähige Person dazu bringen können, sich wie ein absolut kaltblütiger Krimineller zu verhalten.

An einem für die Jahreszeit ungewöhnlich kühlen Tag kam ich am King's College in London an, um einen zweitägigen Workshop für Ärzte und Laien zu leiten, die sich für das Thema psychische Gesundheit interessierten. Bei diesem Workshop wollte ich mit anderen teilen, was ich inzwischen über die Medikamente erfahren hatte, die ich zu Beginn meiner beruflichen Laufbahn noch so pflichtbewusst verschrieben hatte. Darüber hinaus wollte ich darüber informieren, wie Depressionen nach dem neuesten Stand der Wissenschaft auch anders geheilt werden können, auf einfache und sichere Weise.

Am Tag vor meinem Flug hatte ich eine E-Mail von einem Mann erhalten, den ich dann gleich am ersten Workshoptag zu mir aufs Podium holte und seine Geschichte erzählen ließ. In seiner E-Mail schrieb er: »Am 31. Juli 2004 brachte ich meinen elfjährigen Sohn Ian um, in einem durch Paroxetin verursachten Zustand der Psychose. Ich wurde dann wegen vorsätzlichen

Mordes angeklagt und im September 2005 vom Gericht als
›strafrechtlich nicht verantwortlich aufgrund einer psychischen
Störung‹ in die forensische Psychiatrie [in Ontario, Kanada] ein-
gewiesen. Im Dezember 2009 wurde ich wieder entlassen. Seit
September 2010 habe ich keine verschreibungspflichtigen Medikamente mehr genommen. Vor unserer Familientragödie war
ich ein körperlich aktiver Sportberater ohne Vorgeschichte von
Gewalt oder psychischen Erkrankungen.«

An jenem Tag in London erzählte er einem Publikum von
Ärzten und Patienten, wie es ist, wenn ein gewöhnlicher Bürger, der ein scheinbar sicheres Medikament gegen arbeitsbeding-
ten Stress verschrieben bekommt, am Ende einen abscheulichen
Gewaltakt gegen sein geliebtes Kind begeht. Viele der im Raum
Versammelten, ob Akademiker oder nicht, konnten während seines Vortrages die Tränen kaum zurückhalten.

Menschen, die unsägliche Akte impulsiver Gewalt gegen sich
selbst und andere begehen, sind kein neues Phänomen. Neu sind
die durch Antidepressiva und andere Psychopharmaka hervor-
gerufenen veränderten Bewusstseinszustände, die bei anfälligen
Personen nachweislich mörderisches und selbstmörderisches
Verhalten fördern. Sie tragen neben anderen Faktoren wie dem
Verlust der sozialen Verbindung dazu bei, dass die Waffe geladen
und der Abzug betätigt wird.

Es gibt eine unerzählte Geschichte über die enormen und irreversiblen Risiken von psychotropen Medikamenten, die Millionen von Menschen ohne strenge diagnostische Verfahren, ohne
jegliche Untersuchung auf Risikoanfälligkeit und ohne wirkliche
Aufklärung über den Nutzen und die Risiken solcher Behandlungen verabreicht werden.

Bei einer Studie aus dem Jahr 2011 wurden zehn Patienten
mit verschiedenen Varianten eines arzneistoffmetabolisierenden
Leberenzyms untersucht, die nach Beginn der Behandlung mit
Psychopharmaka einen Mord (in den meisten Fällen an Kindern
und Familienmitgliedern) begangen hatten. Nach dem Absetzen der Medikamente kehrte die ursprüngliche Persönlichkeit
der Patienten zurück, was die Vergiftungswirkung dieser Substanzen unterstreicht.[32] *Schon bereits einer* dieser Fälle hätte zum

Verbot der gesamten Klasse von Medikamenten führen müssen. Leider hat sich trotz dieser Informationen nicht viel getan, und Sie haben wahrscheinlich noch nie irgendwo etwas von dieser Studie gelesen. Unter www.ssrstories.org und www.murdermeds.com können Sie auf frei zugängliche Falldatenbanken zugreifen, die von dem unerschrockenen Aktivisten Andrew Thibault zusammengestellt wurden (einem Vater, der die FDA wegen Verschweigens von Beweisen für das gewalthervorrufende Potenzial von Psychostimulanzien verklagt hat und vor Gericht recht bekam). Er hat all diese Fälle von gewalttätigem und bizarrem Verhalten unter dem Einfluss von Psychopharmaka dokumentiert, darunter Schießereien in Schulen, Kamikaze-Flugzeugabstürze und Kindermorde.

Vor noch nicht allzu langer Zeit wurden von dem 19-jährigen Nikolas Cruz 17 Schüler und Erwachsene bei der Schießerei an der Marjory Stoneman Douglas High School in Parkland, Florida, getötet. Bei einer Untersuchung einer staatlichen Behörde stellte sich heraus, dass Cruz Medikamente gegen eine Aufmerksamkeitsdefizit-Hyperaktivitätsstörung (ADHS) einnahm. Die am häufigsten verschriebenen Arzneistoffe für ADHS sind Methylphenidat und Amphetamine, die zusammen *Methamphetamin* ergeben, das im allgemeinen Sprachgebrauch Speed genannt wird. Solche bei ADHS verabreichten, starken Psychostimulanzien gelten als Betäubungsmittel, ähnlich wie Methamphetamin und Kokain.

Vielleicht wenden Sie ein, dass dies sehr seltene Extremfälle sind und dass solche Menschen »psychisch krank« sind und deshalb eben Medikamente nehmen müssen.

Die Wahrheit ist, dass die Pharmaunternehmen Überstunden gemacht haben, um die Verbindung zwischen Gewaltverbrechen und antidepressiven Medikamenten zu vertuschen. Negative Ergebnisse in Kurzzeitstudien wurden als »emotionale Labilität« verharmlost oder fälschlicherweise der Placebogruppe zugeordnet. Alle Formen von impulsiver Gewalt in den Behandlungsgruppen von Medikamentenstudien wurden unter den Teppich gekehrt.

Es ist an der Zeit, diese Medikamente ernst zu nehmen und sie als die gehirn- und körperverändernden Chemikalien zu sehen, die sie sind. Solange wir nicht mehr darüber wissen, bei welchen Patienten sich das Leben möglicherweise schon durch eine einzige Dosis eines psychiatrischen Medikamentes irreversibel verändern könnte, müssen wir uns an den Hippokratischen Eid halten, *Kranke vor Schaden zu bewahren*. Das bedeutet, sich zu fragen, *warum* sich ein Patient quält, ihm seelische Unterstützung zu geben und ihm Änderungen der Lebensweise nahezulegen, die innerhalb von Tagen bis Wochen Erleichterung bringen können – und zwar ohne eine einzige Nebenwirkung.

ERHÖHTE SUIZIDGEFAHR

Vielleicht haben Sie es auch gelesen, dass die Suizidrate in den USA auf einem Rekordniveau ist. Und vielleicht ziehen Sie daraus den Schluss, dass in unserer heutigen Welt so einiges *falsch* läuft. Laut dem entsprechenden Bericht des nationalen Zentrums für Gesundheitsstatistik (National Center for Health Statistics) ist eine große Zunahme der Selbstmordraten in praktisch jeder Altersgruppe zu sehen, außer bei den über 75-Jährigen.[33] Besonders stark war der Anstieg bei den Frauen im Alter von 45 bis 64 Jahren mit einem Sprung von 63 Prozent im 30-jährigen Beobachtungszeitraum. Bei den Männern betrug der Anstieg 43 Prozent in dieser mittleren Altersgruppe, der stärkste Anstieg aller Altersgruppen. Auf 100 000 Menschen der USA kommen 13 Selbstmorde, das ist die höchste Rate seit 1986.

Aus Gründen, die noch immer rätselhaft sind, entscheiden sich Menschen, die unter dem Einfluss von Psychopharmaka stehen, in einem Moment extremer Impulsivität oft dafür, sich zu erhängen. Nehmen wir zum Beispiel Woody, der in seinem Leben nie depressiv war, aber von seinem Internisten den Wirkstoff Sertralin verschrieben bekam. Er erzählte seiner Frau Kim von einem Gefühl, als ob sich sein Kopf vom Körper lösen würde. Ein paar Tage später wurde er erhängt in der Garage gefunden.[34]

65

Und dann war da noch die 14-jährige Naika aus Florida, die ihren Selbstmord durch Erhängen per Facebook-Livestream in die Welt übertrug. Sie war mit 50 Milligramm Lisdexamfetamin behandelt worden, einem Wirkstoff, der bei ADHS verabreicht wird. Lisdexamfetamin ist bekannt dafür, zu einem Dominoeffekt von Diagnosen und psychiatrischen Medikamenten führen zu können. Zum Beispiel erhöht sich nach der Einnahme dieses Mittels die Wahrscheinlichkeit, ein antipsychotisches Medikament verschrieben zu bekommen, um das 13-Fache.[35]

Sind all diese Geschichten nur große Ausnahmen? Sind es »Kollateralschäden«, die in Kauf zu nehmen sind, weil so viele andere von der Behandlung profitieren? Machen wir die Medikamente möglicherweise für eine schwere psychische Erkrankung bei den Betroffenen verantwortlich, die schon vorher da war und einfach unbehandelt blieb und/oder nicht diagnostiziert wurde?

Es lässt sich nicht leugnen: Auf persönlicher, nationaler und globaler Ebene leiden die Menschen, um zu überleben, und die Not kommt von allen Seiten – es sind medizinische, wirtschaftliche und existenzielle Notlagen. Vielleicht stimmen Sie scheinbar logischen Appellen zu, diesen Menschen mehr Hilfe und einen besseren Zugang zu Behandlungen zu bieten. Aber das ist möglicherweise das Letzte, das die Hoffnungs- und Hilflosen brauchen. Die unvermeidlichen Herausforderungen des Lebens sind nicht das Problem. Es sind die Medikamente, die die steigende Selbstmordrate anheizen.

In den letzten zehn Jahren habe ich durch meine Recherchen in der einschlägigen wissenschaftlichen Literatur gelernt, dass die Daten und Fakten eine andere Geschichte über die Sicherheit von psychiatrischen Medikamenten erzählen. Nach den verfügbaren Daten – aus drei großen Metaanalysen – bedeutet mehr Psychiatrie mehr Selbstmorde.[36, 37, 38] Gemäß länderübergreifenden, groß angelegten Längsschnittstudien sind die Suizidraten gestiegen, während gleichzeitig der Zugang zu psychiatrischer Versorgung gefördert wurde und sich die Fallzahlen entsprechend erhöht haben.

Wie kann das sein? Wie viele prominente Wissenschaftler, darunter Robert Whitaker, Dr. David Healy, Dr. Peter Gøtzsche, Dr. Peter Breggin, Dr. Irving Kirsch und Dr. Joanna Moncrieff, herausgefunden haben, beinhaltet die ungeschriebene Geschichte der psychiatrischen Medikamente die Neigung von vorher völlig gewaltfrei lebenden Individuen, Gewalt gegen sich selbst und andere auszuüben. Dies ist eine schockierende Behauptung: Die Medikamente, die wir anbieten, um Menschen in Not zu helfen, führen die Patienten möglicherweise genau zu den Ergebnissen, die wir am meisten zu vermeiden hoffen.

Antidepressiva, die speziell zur »Prävention« von Selbstmord verschrieben wurden, sind seit 2004 mit einem Warnhinweis hinsichtlich des Suizidrisikos versehen. Milliardenschwere Klagen waren notwendig, um die Schrankschubladen einer Industrie aufzuschließen, der der Profit wichtiger ist als Menschenleben. Dr. Peter Gøtzsche, Gründer der Nordic Cochrane Collaboration, der vor Kurzem wegen seiner pharmaziekritischen Forschung aus dem Vorstand der Organisation ausgeschlossen wurde, hat erklärt:»Unsere Bürger wären viel besser dran, wenn wir alle Psychopharmaka vom Markt nehmen würden, da die Ärzte nicht in der Lage sind, mit ihnen umzugehen. Man kann sich der Tatsache nicht entziehen, dass ihre Verfügbarkeit mehr schadet als nützt.«[39]

SUCHT: DAS ERZEUGEN EINES MONSTERS

Darf ich Ihnen ein schmutziges kleines Geheimnis in der Psychiatrie verraten? Mit Medikamenten zu beginnen ist einfach, aber sie wieder abzusetzen, kann sich als sehr schwierig erweisen. Ich für meinen Teil bin zu dem Schluss gekommen, dass Psychopharmaka und ihre Wirkstoffe – von Lamotrigin bis Venlafaxin und alles dazwischen – die am meisten süchtig machenden Substanzen auf dieser Welt sind. Die Entzugserscheinungen bei Crack, Kokain, Oxycontin und Alkohol sind nichts gegen die bei einem auch noch so langsamen Ausschleichen der Medikamente. Bevor ich das einmonatige Reset-Programm entwickelt habe, über das Sie in Kapitel 6 lesen werden, leitete ich ein Rehazentrum für Entzugspatienten. Als Besucher hätte man den Eindruck gewinnen können, Patienten mit Symptomen von akutem Aids vor sich zu sehen: Ganzkörperschmerzen, Hautausschläge, Haarausfall, Menstruationsstörungen, Herzrasen, Magenblutungen und vieles mehr. Ganz zu schweigen von hartnäckigen Schlafstörungen, Appetitlosigkeit, Stimmungsschwankungen, kognitiver Beeinträchtigung und aggressivem Verhalten.

Die Patienten werden darauf hingewiesen, dass die Reduzierungspläne je nach Medikament, Dosis, Dauer und Vorerkrankungen variieren. Das klingt wissenschaftlich und seriös. Aber die Wahrheit ist, dass das Absetzen von Antidepressiva eine Horrorshow sein kann, und kein einziger Arzt in den USA ist darin ausgebildet, wie man diese Medikamente sicher absetzen kann, weil die Notwendigkeit dazu gerade erst erkannt wird. In der medizinischen Literatur schlägt es sich erst seit 2014 nieder, dass der Psychopharmakaentzug ein eigenständiges medizinisches Gebiet ist. In der ersten systematisierten Übersicht über SSRI-Entzug (Antidepressiva) untersuchten die Forscher 23 Studien und 38 Fallberichte und kamen zu dem Schluss, dass der euphemistische Begriff »SSRI-Absetzsyndrom« durch »SSRI-Entzugssyndrom« ersetzt werden sollte.[40] Die Entzugserscheinungen entsprechen denen bei Alprazolam, Diazepam, Alkohol und Heroin.

Laut einer Veröffentlichung der Harvard Medical School »gibt es keine allgemeingültigen Regeln für das Aussteigen aus Antidepressiva … manche schaffen es in ein paar Wochen, andere brauchen Monate«.[41] Ich würde dieser Aussage sogar noch *Jahre* hinzufügen, basierend auf einem britischen Bericht aus dem Jahr 2018, der 24 Studien analysiert hat, um ein genaueres Bild von Entzugserfahrungen zu bekommen. Er zeigt, dass Antidepressiva weitaus suchterzeugender und schädlicher sind, als man bisher angenommen hat.

Die wichtigsten Punkte des Berichts sind folgende:

- Mehr als die Hälfte (56 Prozent) der Menschen, die versuchen, von Antidepressiva loszukommen, erleben Entzugserscheinungen.

- Fast die Hälfte (46 Prozent) der Menschen, die Entzugserscheinungen haben, beschreiben sie als schwerwiegend.

- 64 Prozent der Patienten geben an, dass ihre Ärzte sie nie
vor den Risiken oder Nebenwirkungen von Antidepressiva
gewarnt haben.

- Es ist nicht ungewöhnlich, dass die Entzugserscheinungen
mehrere Wochen oder Monate andauern.

- Die aktuellen britischen und US-amerikanischen Richtlinien unterschätzen den Schweregrad und die Dauer des
Entzugs von Antidepressiva, was erhebliche klinische Auswirkungen hat.[42]

Der Hauptzweck der Studie bestand darin, die Schwere und
Dauer der Entzugserscheinungen von Antidepressiva zu untersuchen und zu prüfen, ob die offiziellen Hinweise, wie sie in
den USA und Großbritannien an die Patienten gegeben werden,
ausreichend sind. Darin wird ihnen mitgeteilt, dass die Absetz-
symptome »selbstbegrenzend (in der Regel zwischen einer Woche und zwei Wochen)« und »normalerweise mild« sind (siehe
zum Beispiel die Richtlinien der American Psychiatric Association oder die fünfte Auflage des *Diagnostic and Statistical Manual of Mental Disorders [DSM-5]*).

Doch die Forscher zeichnen ein ganz anderes Bild: »Die
aktuellen klinischen Leitlinien bedürfen dringend einer Kor-
rektur«, stellten die Studienforscher John Read, Psychologe,
und James Davies, Kulturanthropologe, fest. »Während bei einigen Menschen solche Reaktionen leicht, von kurzer Dauer
und überschaubar sein können, sind die Entzugserscheinungen bei anderen Menschen schwerwiegend und lang an-
haltend und können ein normales Funktionieren unmöglich
machen. Zu den typischen Entzugsreaktionen bei Antidepressiva gehören Angstzustände, grippeartige Symptome, Schlaflosigkeit, Übelkeit, Gleichgewichtsstörungen, sensorische
Störungen und Übererregbarkeit. Außerdem berichteten Patienten über Schwindel, Empfindungen, die an leichte Stromschläge erinnern, Durchfall, Kopfschmerzen, Muskelkrämpfe
und -zittern, Unrast, Halluzinationen, Verwirrung, Unwohl-

sein, Schwitzen und Reizbarkeit« und außerdem »Manie und Hypomanie«, »emotionale Abstumpfung und die Unfähigkeit zu weinen« und »langfristige oder sogar dauerhafte sexuelle Dysfunktion«.

Was Ihnen das sagen soll, ist: a) die Leute, die die Richtlinien festlegen, wissen nicht wirklich Bescheid; und b) es könnte schwierig werden. Sie müssen sich nur mal auf ein paar Internetseiten wie www.survivingantidepressants.org, www.beyondmeds.com, www.madinamerica.com oder www.ssristories.org umsehen, um zu verstehen, dass wir ein Monster erschaffen haben. Millionen von Männern, Frauen und Kindern auf der ganzen Welt leiden unter Entzugserscheinungen, die von ihren Ärzten in unverantwortlicher Weise als harmlos abgetan werden.

Im Gegensatz zu dem, was die Pharmaindustrie Sie glauben machen will, kann es extrem schwierig sein, sich die Einnahme von psychotropen Medikamenten wieder abzugewöhnen. Zwar gibt es keine offiziellen Zahlen darüber, wie viele Menschen versuchen, sich von ihren Antidepressiva zu entwöhnen, doch eine kürzlich durchgeführte Studie mit 1829 Patienten ergab, dass von den etwa 75 Prozent, die es versucht hatten, nur etwas mehr als 30 Prozent erfolgreich waren. Die anderen fanden die Entzugserscheinungen zu schwer zu ertragen.[43] Die Entscheidung, solche Medikamente zu nehmen, könnte für Sie zur Folge haben, dass Sie sich zu einem späteren Zeitpunkt einem ernsthaften Rehabilitationsprozess unterziehen müssen, wenn Sie sie wieder absetzen wollen.

JAYNES GESCHICHTE: ABHÄNGIGKEIT VON BENZODIAZEPIN

Jayne, eine 63-jährige Bibliothekarin, suchte mich auf, nachdem sie bereits sechs Monate dabei war, Benzodiazepin auszuschleichen, also einen Tranquilizer, der gegen Angstzustände helfen soll. Zu ihrem Hausarzt ging sie schon lange nicht mehr. Er hatte ihr acht Jahre davor Mirtazapin und Clonazepam verschrieben, weil sie wegen der Untreue ihres Mannes so unglücklich gewesen war.

»Mein Arzt hat mir damals nie gesagt, dass es ein Problem mit der langfristigen Einnahme dieser Medikamente geben könnte«, berichtete sie.»Nachdem ich nach einiger Zeit einen ›kalten Entzug‹ versucht hatte und mich so krank fühlte, dass ich dachte, ich würde sterben, sagte er lakonisch, dass die Zeit für mich halt noch nicht gekommen sei, die Medikamente wieder abzusetzen.«

Jayne erzählte mir, dass sie mit einer Juwelierwaage die zerkleinerten Tabletten mikrogrammweise abwog, um die Dosis um etwa ein bis zwei Prozent pro Monat zu verringern. Die Hölle, in der sie sich befand, hätte sie sich vor ihrer Zeit in der Welt der Psychiatrie niemals vorstellen können.

Ich könnte Ihnen aus meiner langjährigen Arbeit mit Patienten, die von psychiatrischen Medikamenten abhängig sind, unzählige Geschichten wie die von Jayne erzählen. Offiziell gibt es jährlich 100 Millionen Verschreibungen von Benzodiazepinen, mit Langzeitverschreibungen für 14,7 Prozent der 18- bis 35-jährigen und 31,4 Prozent der 65- bis 80-jährigen Patienten. Frauen werden sie übrigens mit einer doppelt so hohen Wahrscheinlichkeit verschrieben.[44]

Wie konnte es so weit kommen? Es beginnt bei vielen Patienten mit einem, vielleicht zwei Medikamenten, aus denen im Laufe der Jahre drei, vielleicht fünf werden. Und während all dieser Zeit fühlen sie sich nie richtig wohl und haben teilweise sogar Mühe, einfach nur zu funktionieren. *Nur ein wenig mehr von diesem Medikament … vielleicht hilft dieses neue …* Niemand hat jemals mit ihnen über die Risiken, Vorteile und Alternativen gesprochen, einfach weil wir als Ärzte die ganze Geschichte gar nicht kennen … wenn wir nicht neugierig genug sind, sie herausfinden zu wollen.

Als Assistenzärztin auf der Intensivstation des Bellevue Hospital behandelte ich einen Patienten, der zu uns kam, nachdem er auf dem Parkplatz vor der Apotheke, in der er sein verschriebenes Medikament mit Alprazolam kaufen wollte, einen Epilepsieanfall erlitten hatte. Das Medikament war ihm ausgegangen, und so hatte er zwischenzeitlich eine Dosis verpasst, nur eine. Danach verschrieb ich nie wieder Alprazolam, redete mir aber ein, dass Clonazepam und Lorazepam wegen der längeren Halbwertszeit und des langsameren Einsetzens der Wirkung sicher waren. Als eine Form ausgleichender Gerechtigkeit betreue ich dafür jetzt Dutzende von Patienten, die sich durch den Geburtskanal des Clonazepam-Entzugs bewegen. Und ich bin hier, um die Tore zu bewachen, durch die vielleicht noch weitere Menschen hindurchgehen.

Alprazolam, Clonazepam, Lorazepam und Diazepam versprechen Hilfe und Erleichterung auf ganz einfache Art. Aber leider gibt es, so wenig wie es etwas gratis im Leben gibt, auch keine nebenwirkungsfreie Zauberpille. Ob Antidepressiva, Phasenprophylaktika (Stimmungsstabilisierer), Neuroleptika oder »Benzos« – sie alle führen letztendlich in ein Gefängnis. Ein Gefängnis, aus dem viele Betroffene jahrelang zu entkommen versuchen. Ein Zustand der Abhängigkeit, der Depression, der Vergesslichkeit und der Selbstdistanzierung. All diese Zustände hat Dr. Peter Breggin in seinen Büchern aufgelistet, die sich der Dokumentation des nervensystemschädigenden Potenzials dieser Medikamente widmen. Das Wissen ist da; es ist einfach an der Zeit, dieses Wissen zu akzeptieren und den Menschen besser gerecht zu werden, die Unterstützung und Heilung brauchen.

EIN ANDERER WEG

Zusammenfassend lässt sich sagen, dass die festgestellten kurz- und langfristigen Ergebnisse dieser Medikamente ein düsteres Bild ihrer Fähigkeit vermitteln, Patienten wirklich zur Heilung zu verhelfen. Sie schaffen es nicht einmal, die Symptome effektiv zu behandeln oder zu unterdrücken. Es gibt keine guten Argumente für ihre Wirksamkeit, sie haben gefährliche Nebenwirkungen, die zu Mord und Selbstmord führen können, und es ist extrem schwierig, sie wieder abzusetzen. Dieses Scheitern des Medikationsweges ist es, der die Patienten in meine Praxis führt, und sie fragen: *Gibt es keinen anderen Weg?*

Die Liste der akuten und chronischen Nebenwirkungen ist sehr lang, und das unvorhersehbare Risiko medikamenteninduzierter Gewalt sollte unbedingt dazu führen, dass keine Psychopharmaka mehr verschrieben werden. Wir leben in einem kulturellen Kontext, der keinen Raum für die Relevanz, Bedeutung oder Signifikanz von Symptomen lässt. Die Symptome sind einfach schlimm und beängstigend und müssen behandelt werden, basta. Patienten, die fragen, *warum* es ihnen nicht gut geht, geben wir dabei viel zu wenig Raum.

Sollten Sie an dieser Stelle immer noch nicht überzeugt sein, dass die Einnahme von psychotropen Medikamenten keine gute Idee ist, denken Sie an einen noch überzeugenderen Grund, der das Thema dieses Buches ist: Die Arzneimittel berauben Sie der Möglichkeit zu verstehen, warum Sie überhaupt Symptome haben. Sie sind eine Art oberflächliches Pflaster, mehr nicht. Wenn man noch dazu bedenkt, dass ihre Wirksamkeit nur auf der Ebene von Placebos liegt, und alle Risiken berücksichtigt (schädliche Langzeitwirkungen, Abhängigkeit, gewalttätiges Verhalten), wird es immer lohnender, sich näher mit dem *Warum* zu beschäftigen.

Was bedeutet das für Sie? Es bedeutet Folgendes: Selbst wenn Sie ein Medikament einnehmen, lohnt es sich, der Ursache für seine (scheinbare) Notwendigkeit auf den Grund zu gehen. Und wenn Sie derzeit die Einnahme von Medikamenten in Betracht ziehen, empfehle ich Ihnen, zuerst Kapitel 6 zu lesen und zu überlegen, ob Sie es nicht zunächst einmal mit meinem einmonatigen Selbsthilfeprogramm versuchen sollten.

Wenn Sie wüssten, dass Ihre Symptome reversibel, heilbar und transformierbar sind, könnten Sie erwägen, einen anderen Weg einzuschlagen, anstatt im Austausch gegen die Wirksamkeit von Psychopharmaka auf Placeboebene Risiken einzugehen. Fast alle meine Patienten, die sich mit meiner Hilfe von Psychopharmaka befreien konnten und die sich hinterher wieder vital und verjüngt fühlten, hatten geglaubt, dass die Medikamente sie ein Leben lang begleiten würden. Wenn Sie wüssten, dass in jedem von uns ein radikales Selbstheilungspotenzial steckt, wenn Sie nur wüssten, dass Selbstheilung möglich ist, könnten Sie *diese* Reise heute beginnen. Sie ist nebenwirkungsfrei!

Reisetipps

Um Sie auf Ihrem Weg zu unterstützen, biete ich Ihnen Reisetipps an und fasse wichtige Punkte zusammen. Außerdem gebe ich Ihnen zwei »Quick-win-Tipps« für schnelle Erfolge gleich zu Beginn Ihrer Reise. Sie bewirken mehr als die bloße Unterdrückung von Symptomen mit Medikamenten und zeigen Ihnen, wie schon kleine Maßnahmen Ihren emotionalen Zustand innerhalb von Minuten bis Stunden verändern können. Das Ergebnis ist dann, dass Sie sich in eine ganz andere Geschichte über sich selbst und die Fähigkeit Ihres Körpers, sich auf natürliche Weise neu einzustellen, hineinfühlen können.

Tipp 1: Ändern Sie Ihre Frühstücksgewohnheiten. Essen Sie Cornflakes, Toast, eine gezuckerte Müslimischung oder Brötchen mit Marmelade zum Frühstück? Haben Sie das Gefühl, dass Sie morgens eigentlich eine Direktinfusion mit Kaffee bräuchten? Sind Sie etwa eineinhalb Stunden nach dem Frühstück gereizt und schon wieder hungrig? Gönnen Sie sich etwas »Bodyhacking« und achten Sie darauf, wie Sie sich mit einer anderen Art von Frühstück fühlen. Wenn Sie Blutzuckerschwankungen vermeiden, wirkt sich das positiv auf Ihre Stimmung aus. Das geht zum Beispiel ganz einfach, indem Sie den Anteil natürlicher Fette in Ihrer Ernährung erhöhen.

Ich werde oft gefragt, was ich zum Frühstück esse. Wenn Sie nach einem schnellen und einfachen Rezept suchen, um die Gesundheit und die Funktionsfähigkeit des Gehirns zu verbessern und Ihnen Energie für den ganzen Tag zu geben, probieren Sie mal meinen »KB-Smoothie« aus. Der hat es in sich! Er ist reich an gesunden Fetten, Lezithin, Eiweiß und Antioxidantien und schmeckt noch dazu richtig lecker![45]

Hier ist das Rezept:

- 150 g gefrorene Bio-Kirschen oder -Beeren
- 250 ml Kokoswasser, eventuell fermentiert, oder gefiltertes Leitungswasser
- 3 EL Kollagen-Hydrolysat als Proteingrundlage
- 1 EL Nussbutter
- 3 Eigelbe (von Hühnern aus Freilandhaltung)
- 1 EL Kokosöl
- 1–2 EL Ghee
- 1–2 EL Rohkakaopulver
  Zusammenmixen und trinken!

Tipp 2: Machen Sie beruhigende Atemmeditationen.

Wenn Sie aus einer Angstattacke heraus am liebsten zur schnellen Lösung greifen würden, versuchen Sie es zuerst einmal mit dieser einfachen Atemmeditation, die Sie entspannt und beruhigt. Ich empfehle Ihnen, sie jeden Tag drei Minuten durchzuführen.

- Begeben Sie sich in den Schneidersitz.
- Verschließen Sie das rechte Nasenloch mit dem rechten Daumen, während die anderen Finger als Antennen gerade nach oben gestreckt sind. Ihre linke Hand liegt auf dem linken Knie.
- Schließen Sie die Augen und konzentrieren Sie sich auf einen Punkt zwischen den und etwas höher als die Augen (das yogische »Dritte Auge«).
- Atmen Sie lang und tief nur durch das linke Nasenloch.
- Fahren Sie für drei Minuten fort.
- Wechseln Sie die Seiten und verschließen Sie das linke Nasenloch mit dem linken Daumen.
- Verfahren Sie wie oben.

Tipp 3: Pflegen Sie Ihren Geist.

Während meiner Ausbildung im Bellevue Hospital in New York, in dem es 14 geschlossene stationäre Abteilungen gibt, war das ambulante psychiatrische Zentrum an dem Schild mit der Aufschrift »Mental Hygiene Clinic« erkennbar. Ich denke oft an diesen scheinbar anachronistischen Begriff der Psychohygiene zurück und schmunzle über die verborgene Tiefe dieses etwas aus der Mode gekommenen Begriffs. Heute scheint Psychohygiene der Auftrag auf dem Weg zur Selbstfindung zu sein: den Geist reinigen. Das bedeutet, dass Sie ein Gewahrsein für Ihre Gedanken entwickeln und sich dafür entscheiden, nur denjenigen Aufmerksamkeit zu schenken, die Ihre kreative Kraft, also das, was Sie sein wollen, darstellen. Beobachten Sie Ihre Gedanken den ganzen Tag und behandeln Sie sie wie Gäste, die in Ihrem Lieblingsrestaurant nach einem freien Tisch fragen. Gefällt Ihnen ihre Schwingung? Oder könnten Sie auf sie verzichten? Es steht Ihnen frei, sie Platz nehmen zu lassen oder ihnen zu sagen: *Tut mir leid, wir sind im Moment ausgebucht. Schönen Abend!*

Konzentrieren Sie sich auf Gedanken, die etwas darüber aussagen, *wer Sie wirklich sind.* Ansonsten denken Sie noch einmal nach. Übernehmen Sie die Kontrolle über die Energie Ihrer Gedanken und stellen Sie sich Ihren Emotionen. Versenken Sie sich in diese Erfahrung, ohne das Gefühl sofort mit einer Geschichte zu verknüpfen.

◊

WIE ES WEITERGEHT

Im nächsten Kapitel geht es darum, ob Leiden und Schmerzen einen Zweck haben und wie wir, wenn wir uns mit diesem Zweck auseinandersetzen, wirklich mit der Heilung beginnen können.

Kapitel 3

WAS SCHMERZEN BEDEUTEN

*»Die Grundlage jeder psychischen Krankheit ist die mangelnde
Bereitschaft, legitimes Leiden zu erleben.«*
C. G. JUNG

Können Sie sich an das letzte Mal erinnern, als es einfach nur
wehtat? Das letzte Mal, als ein Brennen in der Brust Ihnen den
Boden unter den Füßen weggezogen hat? Die panische Desorientierung – der gleichzeitige Wunsch zu explodieren, zu im-
plodieren und wegzulaufen? Erinnern Sie sich, wie Sie auf diesen Schmerz, diese Traurigkeit, Wut und Hoffnungslosigkeit
reagiert haben? Haben Sie anders gegessen, anders getrunken?
Haben Sie sich versteckt? Haben Sie mehr gearbeitet? Haben
Sie die Intensität des Schmerzes in Reizbarkeit umgesetzt und
sie an den Menschen in Ihrer Umgebung ausgelassen? Vielleicht sogar an Ihrem Kind? Haben Sie nach irgendeiner Form
von Medikamenten gegriffen, ob verschreibungspflichtig oder
nicht?

Wir mögen keine Schmerzen, egal welcher Art, ob Kopf- oder
Herzschmerzen. Wir mögen sie weder bei uns noch bei anderen.
Wir vermeiden sie um jeden Preis. Der Trend in unserer Kultur
ist es, jede Art von Leiden zu pathologisieren und als ein Problem, eine Krankheit, einen Notfall zu bewerten. Wir versuchen,
es zu betäuben, zu unterdrücken und zum Schweigen zu bringen. In der westlichen Welt wird uns das bescheidene Ziel der
Bewältigung von Symptomen zugestanden, aber fast nie wird gesagt, dass wir *durch* sie unsere Vitalität zurückgewinnen können.
Die Folgen sind, dass wir keine Chance haben, durch Leiden zu
wachsen und auf den Kanarienvogel in der Kohlegrube zu hören, der uns auffordert, einen prüfenden Blick auf unser Leben

und unsere Welt zu werfen und aus diesem größeren Zusammenhang heraus zu handeln.

In diesem Kapitel werden wir untersuchen, wie Schmerz und Leiden einem sehr wichtigen Zweck dienen, einem Zweck, den wir als einen direkten Weg zu Heilung und Transformation verstehen können, und zwar sowohl physisch als auch emotional und spirituell.

DIE PATHOLOGISIERUNG VON SCHMERZEN

Die Kulturen unserer Vorfahren haben die Rolle der Verzweiflung, des Kampfes und des Zusammenbruchs bei der Überwindung der existenziellen Krisen, die unweigerlich jeden Menschen in seinem Leben treffen, geschätzt. Eine Ausdrucksform davon sind *Initiationsrituale*. Ob in Afrika oder bei den australischen oder den amerikanischen Ureinwohnern – überall mussten sich junge Männer bestimmten Mutproben unterziehen, um in die Gemeinschaft aufgenommen zu werden: Sie mussten Handschuhe tragen, die mit schmerzhaft stechenden Ameisen befüllt waren; sich Zähne entfernen lassen; psychedelische Pflanzen verzehren oder sich gar die Vorhaut abtrennen lassen und sie hinunterschlucken. Oder sie wurden eine Zeit lang in der Wildnis ausgesetzt und mussten dort überleben. Auch in den heute noch existierenden Stammesgesellschaften werden solche Initiationsriten weiterhin durchgeführt. Das Hindurchgehen durch die Angst und den Schmerz, die durch diese fest eingeplanten und kulturell unterstützten Rituale hervorgerufen werden, ermöglicht es den jungen Männern, mit ihrem inneren Zufluchtsort der Stärke, des Vertrauens und der Hingabe in Kontakt zu treten.

Die weiblichen Mitglieder von Stammeskulturen haben ihre eigenen Rituale, die den Übergang vom Mädchen zur Frau markieren. Fast alle sind mit Gesang und Tanz verbunden. Und natürlich verfügen alle Frauen über das Potenzial für die größte Initiation überhaupt: das Gebären neuen Lebens.

In unserer heutigen westlichen Kultur lehnen wir solche Initiationsrituale ab. Unsere jungen Menschen wachsen unmerklich, ohne ausdrückliche Einführung, in die Kultur der sie umgebenden Gesellschaft hinein. Das kann dazu führen, dass ein jugendliches Bewusstsein bis weit ins Erwachsenenalter hinein bewahrt wird. Wenn wir dann mit Lebenserfahrungen konfrontiert werden, die uns zu schmerzhaft, zu anspruchsvoll oder zu überwältigend erscheinen, um sie zu ertragen, werden wir darin unterstützt, vor ihnen wegzulaufen, sie zu vermeiden oder auf andere Weise davor zurückzuweichen und in unserer gewohnten Normalität zu bleiben, auch wenn genau solche Erfahrungen eigentlich gute Übergangsrituale wären. Wir schätzen Trost und bilden uns ein, dass es ihn wirklich gibt. Wir unterdrücken die Botschaften, die immer wieder kommen, und lenken uns von ihnen ab: die Einladungen, nun erwachsen zu werden.

Wir vergessen, dass Tränen – emotionale Tränen – heilen. Tränen der Traurigkeit weisen hohe Anteile der Hormone Prolaktin, Adrenocorticotropin und Leu-Enkephalin auf, die in den beim Schneiden einer Zwiebel entstehenden Tränen nicht enthalten sind. Unser Körper ist dafür konstruiert, mit dieser Verbindung zu uns selbst zu tanzen, Schmerz zu fühlen, ihn zu akzeptieren und ihn uns noch weiter öffnen zu lassen, damit wir mehr Freude empfangen können.

Aber in unserem modernen psychiatrischen/medizinischen Paradigma geht der Trend leider dahin, Leiden und andere herausfordernde Emotionen zu pathologisieren. Seelisches Leid gilt als ein Zeichen von Krankheit, das durch bewusstseinsunterdrückende Medikamente beseitigt werden muss, und nicht als ein Tor zur Veränderung, nicht als Einladung, sich damit auseinanderzusetzen, was falsch ausgerichtet oder aus dem Gleichgewicht geraten sein könnte. Stattdessen werden wir von der Angst dazu getrieben, uns auf ein System einzulassen, das uns krank macht und uns dann chemische Heilmittel anbietet, aufgrund deren Einnahme wir noch mehr chemische Heilmittel benötigen. Man sagt uns, wir sollten unseren Instinkten nicht trauen, nicht im Erbe unserer Vorfahren nach Modellen des Wohlbefindens suchen und niemals die innere Weisheit unseres Körpers über den scheinbar präzisen Mechanismus der modernen Wissenschaft stellen.

Aber wenn Schmerz eine Rolle für unser Wohlbefinden spielt, was passiert dann, wenn wir versuchen, ihn zu betäuben, zum Schweigen zu bringen oder uns unempfindlich gegen ihn zu machen? Und wie konnte es dazu kommen, dass wir *Weinen* als Krankheitssymptom bezeichnen? Weinen, Schluchzen, Jammern und Klagen sind die vielleicht menschlichsten Ausdrucksformen von allen; in der Tat sind wir die einzige Spezies auf diesem Planeten, die weint. Es scheint so, als sei dies in der Tat eine sehr wesentliche Ausdrucksform, die wir als solche anerkennen sollten, nicht?

Früher war es so, dass bei jemandem, der einen Trauerfall erlebte, *keine* schwere depressive Störung diagnostiziert werden konnte. Dies gilt seit 2013 nicht mehr. In der fünften Auflage des Handbuchs zur Diagnose psychischer Leiden *(DSM-5)*, gern auch »Bibel der Psychiatrie« genannt, werden längere Trauerphasen nach dem Tod eines nahestehenden Menschen der Krankheit Depression zugeordnet, womit auch die Verschreibung von SSRI-Antidepressiva möglich ist. Es gab bei Erscheinen des *DSM-5* deshalb den Vorwurf, vor allem die Pharmaindustrie habe ein Interesse an den neuen DSM-Kriterien. Wenn nur fünf der folgenden neun Symptome bei Ihnen diagnostiziert werden, müssen Sie gemäß dem Handbuch damit rechnen, als Patient beziehungsweise Patientin mit einer *schweren depressiven Störung* klassifiziert zu werden:

1. Niedergeschlagenheit
2. Antriebslosigkeit
3. Appetitverlust/Gewichtsabnahme
4. Schlafstörungen
5. Sozialer Rückzug
6. Abgeschlagenheit/Erschöpfung
7. Schuld- und Wertlosigkeitsgefühle
8. Mangelnde Konzentrationsfähigkeit
9. Selbstmordgedanken/Hoffnungslosigkeit

Stellen Sie sich vor, Sie erleben einen tief greifenden Verlust wie den Tod eines geliebten Menschen, und anstatt Unterstützung bei der Bewältigung Ihrer Trauer zu erhalten, wird Ihnen gesagt, Sie hätten ein medizinisches Problem in Form einer schweren Depression und sollten mit der Einnahme von bewusstseinsverändernden Medikamenten beginnen. Oder nehmen wir ein anderes Beispiel: Es ist durchaus nicht ungewöhnlich, dass eine Frau nach der Geburt ihres Kindes plötzlich etwas ängstlicher als zuvor ist, an Schlafentzug und unter Müdigkeit leidet. Was nun, wenn diese Symptome einfach eine weise Reaktion auf die Tatsache sind, dass die frischgebackene Mutter heutzutage einen Großteil ihrer Zeit allein verbringt, ohne – so, wie es früher war – die Unterstützung anderer Frauen des Stammes, die ihr beim Eintritt in diese neue Phase ihres Lebens hilfreich zur Seite stehen könnten? Wie kann man das als eine *Angststörung* bezeichnen, die medikamentös behandelt werden muss? Das ist nur möglich, wenn der Kontext dieser Symptome nicht berücksichtigt oder nicht als wichtig erachtet wird.

Was sind die Folgen dieser Tendenz, Traurigkeit und Trauer mit Etiketten zu versehen, und des Versuchs, die genannten Gefühle zu unterdrücken? Wohin gehen die Betrübnis und der Kummer, wenn wir unser Bewusstsein dafür mit Überarbeitung, Medikamenten, Suchtmitteln oder einer allgemeinen Vermeidung unserer realen menschlichen Erfahrung überdecken? Sie werden begraben, und wir spüren unsere eigenen Gefühle nicht mehr, weder die guten noch die schlechten. Wir werden gefühllos, und diese Taubheit fühlt sich schlimmer an als Schmerz, weil unsere Herzen uns immer daran erinnern werden, dass sie verschlossen sind. Entfremdung ist ein chronischer Kampf, der weitaus anstrengender ist, als das Feuer von Schmerz, Trauer, Traurigkeit oder Angst in vollem Ausmaß zu spüren.

TRAUERSCHMERZ: UNWEGSAMES GELÄNDE

Vielleicht haben Sie wie ich einst das Gefühl, Trauer und verzweifelter Schmerz seien zu vermeidende Gefühle, die vielleicht nur im Umfeld von Tod und Verlust ihren rechtmäßigen Platz haben. Wenn Sie in letzter Zeit keinen Verlust erlitten haben, gehören Trauer und Verzweiflung wahrscheinlich nicht zu Ihrer gesunden Lebenserfahrung, oder? Als klassische Typ-A-Persönlichkeit [nach Friedman und Rosenman: ehrgeizig, zielorientiert, kompetitiv – Anm. d. Red.] habe ich mir früher intensive Emotionen wie Traurigkeit, Trauer und Verzweiflung nie zugestanden. Ich musste erst lernen, in meinem Leben Platz für Gefühle zu schaffen und sie fließen zu lassen, anstatt sie zu managen. Dies ging dann damit einher, dass ich meine Prioritäten in Richtung Freude und Selbstfürsorge verlagerte und die aufkommende Angst vor Einkommens- und Produktivitätsverlust eben einfach tolerierte. Davor übersetzte ich Kummer, wenn er auftrat, fast augenblicklich in Reizbarkeit, weil es superanstrengend sein kann, all die zu erledigenden Aufgaben und Gefühle gleichzeitig zu bewältigen. Das Gefühl, der Kummer, war dann zwar immer noch da, ich gab ihm jedoch keinen Platz und ging wieder zur Tagesordnung über. Dabei war aber ein beträchtlicher Teil meiner Aufmerksamkeit darauf gerichtet, das Brodeln im Inneren zu unterdrücken. Erst als eines Tages meine gut kontrollierte und manikürte Lebenswelt zu zerbrechen begann, kam ich mit meiner zugeschütteten Traurigkeit und Trauer in Berührung. Diesen Gefühlen nachzugehen, hat es mir ermöglicht, in einem größeren Rahmen zu leben, mich emotional auszudehnen und dysfunktionale Muster zu heilen, die von uneingestandener Angst und Schmerz getrieben waren und aufgrund derer ich nicht mehr weiterkam.

Während dieser Zeit der Begegnung mit meinen eigenen schmerzhaften Gefühlen war ich bereit, Francis Wellers Buch *The Wild Edge of Sorrow* zu lesen, in dem von der Traurigkeit die Rede ist, mit der man konfrontiert wird, einfach, weil man ein Mensch ist.

Wie bereits in Kapitel 1 erwähnt, haben wir ganz allgemein mit einer evolutionären Fehlanpassung zu kämpfen, und Körper, Geist und Seele rebellieren im Dienst unseres Erwachens. Aber das wissen wir nicht; wir halten diese Rebellion für ärgerlich und lästig, ein Zeichen dafür, dass etwas mit uns nicht stimmt und wir nicht in der Lage sind, die erwarteten Standards für angemessenes Verhalten zu erreichen. Man sagt uns, es sei normal, mit dem allgegenwärtigen Gefühl des »Etwas stimmt nicht« durchs Leben zu gehen, und es gebe eine Pille, die helfen könnte, wenn wir wegen dieses Gefühls im Alltag nicht mehr richtig funktionieren und weder Kaffee noch Zucker noch Shoppen noch Arbeiten das ändern können. In seinem Buch schreibt Weller:

Als wir die alten Sitten und Gewohnheiten, wie sie sich über Hunderte von Generationen entwickelt hatten, aufgaben, verloren wir die Traditionen, die dafür sorgten, dass wir uns gehalten und ausgedrückt fühlten. Die psychologische, emotionale und kulturelle Gestaltung, die uns Sicherheit und Geborgenheit angesichts von Trauer oder Verlust bot, ist durch ein Glaubenssystem ersetzt worden, das Angst und ein Gefühl der Unsicherheit erzeugt. Die Leere durchtränkt nun unsere Kultur. Süchte, Konsum und Materialismus sind Symptome dieses Zustandes. Genauer gesagt sind sie Versuche, mit den unerträglichen Gefühlen der Öde umzugehen.[1]

Weller bittet uns inständig, die Tatsache anzuerkennen, dass die Menschen vor uns die Macht gemeinschaftlicher Rituale kannten, die dabei halfen, diese Ebenen der Trauer – Tod und Verlust, Trauma und Scham, Entfremdung von der Natur und gesellschaftliche Isolierung – zu verarbeiten, sich von ihnen zu befreien und sie zu transformieren. Dazu zählt auch der Schmerz der Vorfahren, den wir durch *morphische Resonanz* übernehmen. »Morphische Resonanz« ist ein Mechanismus, den der Biologe Rupert Sheldrake in seinem Buch *Das Gedächtnis der Natur* beschreibt und der darin besteht, dass Informationen über Generationen weitergegeben werden, ohne genetisch codiert zu sein.

Eine der laut Weller zu durchschreitenden »Pforten des Schmerzes« hat mich beim Lesen besonders angesprochen. Es ist dies die soziale Isolation, die ich in einer Phase meines Lebens auch schon am eigenen Leib zu spüren bekommen habe. Ich empfand dies damals wie einen Phantomschmerz. Früher lebten wir Menschen so, dass wir schon morgens beim Aufwachen in viele Augen blickten. Heute ziehen wir unsere Kinder als Paar oder als Alleinerziehende auf, leben in Einfamilienhäusern und machen unsere Schmerzen und Kämpfe alleine mit uns selbst aus.

Ich erinnere mich, dass ich nach der Hausgeburt meiner zweiten Tochter an einem »Red Tent«-Treffen teilnahm und mit etwa 20 mir unbekannten Frauen im Kreis saß. Ein Red Tent (wörtlich: rotes Zelt) ist eine Versammlung von Mädchen und Frauen an Neumondabenden. Sie kommen zusammen, wenn sie Unterstützung, Ruhe und Besinnung brauchen. Damit soll an eine zeitlose Tradition alter Kulturen angeknüpft werden, um das Selbstwertgefühl der Frauen zu stärken. Wir saßen also in einem Kreis und erzählten uns die Geschichten über unsere Geburtserfahrungen. Die meisten der Frauen hatten nach einer ersten traumatischen Krankenhausgeburt eine erlösende Hausgeburt erlebt. Ich selbst hatte mich bei beiden Kindern selbstbestimmt und bewusst für die außerklinische Geburt entschieden und dementsprechend keinen seelischen Schmerz ertragen müssen, so dachte ich zumindest.

Trotzdem weinte ich von Anfang bis Ende. Ich weinte so heftig, dass ich nicht einmal meine Geschichte erzählen konnte. Ich hatte vorher nicht gewusst, wie sehr ich mir das gewünscht hatte – diese mitfühlenden Ohren und Herzen, die bei mir sitzen, offen und echt. Als ewige Rebellin war meine Haltung zum Leben immer die des *Ich kann es allein schaffen, ich brauche niemanden*. Inzwischen aber verstehe ich, dass eine tiefe, nässende Wunde in mir das Fehlen eines Stammes war. Jedes Mal, wenn ich in einer Gemeinschaft bin, heile ich ein bisschen, öffne mich ein bisschen und verliere etwas Dysfunktionales, das diesen Schmerz kompensiert hat.

DIE QUELLE UNSERES SCHMERZES: KINDHEITSTRAUMATA, VERLETZUNGEN UND PROGRAMMIERUNG

Ich möchte noch eine weitere Art von Leid hinzufügen, das wir ertragen und heilen müssen, um voll und ganz menschlich zu werden: die traumatischen Auswirkungen der emotionalen und psychischen Wunden, die wir in unserer Kindheit erleiden. In meiner Privatpraxis haben fast 100 Prozent der Frauen, mit denen ich arbeite, ein Kindheitstrauma erlebt: Beschimpfungen, körperliche Misshandlungen, sexuellen Missbrauch und/oder häusliche Gewalt. Die erlittenen Verletzungen umfassen die ganze Bandbreite von mäkeligen Reaktion einer Mutter auf ein Mathe-Testergebnis in der Grundschule bis hin zu abscheulichen und anhaltenden sexuellen Übergriffen. Der Traumaexperte Dr. Bessel van der Kolk, Autor des wichtigen Buches *Verkörperter Schrecken*, schreibt darin: »Trauma bewirkt, dass die Menschen die Gegenwart nur auf der Grundlage ihrer unveränderlichen Vergangenheit interpretieren.«[2]

So entstehen wiederholte Muster der wahrgenommenen Schikanen, die uns wie ein beharrliches Klopfen an der Tür unserer Seele zeigen, dass dieser Schmerz *Heilung benötigt*. Unsere reflexartige Reaktion auf diese Muster wird oft als *Reaktivität* bezeichnet, was in diesem Zusammenhang bedeutet, aus einer vergangenen Prägung heraus zu handeln, statt auf den Kontext der gegenwärtigen Lebenserfahrung zu reagieren. Sie definiert die Orte, Menschen und Dinge, die über Macht verfügen, und um zu heilen, müssen wir diese Macht zurückgewinnen. Alles, was Sie in Wut bringt, ist wie eine Stolperdrahtfalle – ein gespannter Draht, der, wenn Sie darüberstolpern, Programme von Verlassenheit, Verrat, Unzulänglichkeit und Scham auslöst. Mit solchen Programmen sind Geschichten verbunden, die uns ein Ersatzgefühl der Kontrolle geben, weil wir zumindest *recht damit haben, dass uns Unrecht geschieht*. Unsere gesamte Persönlichkeit macht es sich mit der Vertrautheit dieser »*Ich Ärmste/r!*«-Gefühlsmuster gemütlich und entscheidet sich dafür, immer wieder hineinzuschlüpfen und sie neu in Szene zu setzen.

Wir bemühen uns, Erfahrungen zu schaffen, die unsere Überzeugungen bestätigen, und zwar insbesondere die Kernüberzeugung, die die meisten von uns in sich tragen: *Ich bin nicht genug*, oder als Variante: *Ich bin zu viel*. In mir zum Beispiel war die Überzeugung programmiert, dass mir niemand den Rücken stärkt, dass, wenn es schwierig wird, niemand für mich da sein kann oder will – niemand kann mit mir und allem, was ich bin, umgehen, und deshalb werde ich alleingelassen. Diesen Glauben hatte ich durch eine Kindheitswunde entwickelt und ich habe viele Jahre meines Lebens Erfahrungen gesammelt, die ihn bestätigten. Dementsprechend passierte es, dass keiner meiner Kollegen mich verteidigte, als ich von den Medien angegriffen wurde, dass Familie und Freunde mich in einem meiner dunklen Momente im Stich ließen oder dass es mir wiederholt nicht gelang, Gruppen von gleichgesinnten Forschern und Ärzten zusammenzustellen. Ich musste die Quelle dieser Erfahrungen aufdecken, die Verantwortung für meine Wunden aus der Kindheit übernehmen und mich dem Leben mit einer gesteigerten Selbstwahrnehmung und offenen Verletzlichkeit stellen – ein fortlaufender Prozess –, um allmählich zu heilen und diese Art von Situationen nicht mehr anzuziehen.

In gewisser Weise operieren wir alle noch immer von unserem inneren »Kindselbst« aus – ein Begriff, den ich verwende, um auf den Schmerz der Kindheit hinzuweisen. Wir konzentrieren uns auf das Streben nach dem Guten (Liebe) und laufen vor dem Bösen (Liebesentzug) weg, weil wir irgendwann in unserer Erziehung die Botschaft erhielten, dass das Gute willkommen und das Böse schlecht ist. Auf der Flucht vor dem Bösen geben wir jedoch einen Teil von uns auf und verbannen ihn in den Schatten. Es ist der Teil von uns, den wir gemäß den Anforderungen der Gesellschaft, unserer Eltern und unserer verinnerlichten inneren Kritiker hassen sollen. Dieser schändliche, faule, schwache, dumme, hässliche Verlierer in jedem von uns. Genau diesen Teil aber müssen wir zurückgewinnen, um Ganzheit erfahren zu können.

Ich sage meinen Patienten, dass es so ist, als hätten wir unser Kindselbst im Schlafzimmer eingeschlossen und dann die Musik laut aufgedreht, damit wir sein Jammern und Klopfen nicht hören müssen. Dann stellen wir im Rest des Hauses die Möbel optisch ansprechend auf, machen einen Großputz und wundern uns, dass wir uns nicht wirklich wohlfühlen. In diesem Schlafzimmer befindet sich Ihr vernachlässigtes Kindselbst, das darum bettelt, bedingungslos geliebt zu werden, endlich gesehen und gehört zu werden und sich sicher zu fühlen. Wenn es verleugnet wird, wird dieses Kind weiterhin Wutanfälle bekommen, um Ihre Aufmerksamkeit zu erhalten. Diese Wutanfälle zeigen sich in Form von Selbstsabotage, Depression, Angst und der Leere eines Lebens, das auf dem Organisieren von Äußerlichkeiten basiert.

Weil wir als Mann-Jungen und Frau-Mädchen herumlaufen, ohne uns unseres inneren Schmerzes und der damit verbundenen Abwehrmechanismen bewusst zu sein, projizieren wir dieses »Schattenmaterial« auf den schlechten Menschen, die schlechten Gene, den Krankheitskeim oder das Pech, die für unser Leiden verantwortlich sind, anstatt unsere gelebte Erfahrung als Spiegel unserer Beziehung zu uns selbst zu sehen. Wir werden nicht mehr feierlich von den Stammesangehörigen initiiert, um uns mit unseren innersten Bereichen auseinanderzusetzen und so zu erwachsenen Männern und Frauen zu werden. Stattdessen werden wir alle immer noch von unseren Kindheitsprogrammen angetrieben, die uns vor dem Schmerz der Ablehnung, des Verlassenwerdens und des Verrats schützen sollen.

Meine Eltern beispielsweise sind sehr gute, freundliche Menschen, und doch habe ich als Reaktion auf Herausforderungen in der Kindheit zwei markante Programme entwickelt: das »Vernunftprogramm« alias »Ich kann auf mich selbst aufpassen« (als Reaktion auf das Gefühl, unzulänglich geliebt, gefördert und unterstützt zu werden) und »Der Scheinwerfer« alias »Ich werde immer Probleme ausleuchten und mich darauf konzentrieren, sie zu lösen. So werde ich nie dabei erwischt, falschzuliegen oder für eine schlechte Sache verantwortlich zu sein« (eine Reaktion darauf, dass ich mich vor allem dann geliebt fühlte, wenn ich brav war). Wenn ich mir dieser reflexiven Aspekte meiner Persönlichkeit bewusst bin, kann ich die starke Emotion, die dahintersteht, zu ergründen versuchen.

Wir alle tragen unverarbeitete und verdrängte Emotionen in unserem Körper, und er versucht, uns zu zeigen, dass wir zwar kurzfristig wegrennen, uns auf Dauer aber nicht verstecken können. Die unterdrückten Emotionen werden, wenn sie ausbrechen, als *Symptome*, *Krankheit* und *Leiden* bezeichnet. Auf diese Weise bestimmt ein inneres Kind unser Leben, bis wir uns ihm zuwenden, es anerkennen, seine Bedürfnisse ehren, seine Gefühle spüren und seine Wahrheit durch unser liebevolles, selbstbestimmtes und klares Erwachsenenbewusstsein übersetzen. Dieses Verwundungsprogramm unter der Oberfläche wird durch alles und jedes aktiviert, das nach den Persönlichkeiten, die unsere Primärverletzung verursacht haben, riecht, sich so anfühlt, aussieht oder verhält. Die Wunde will gesehen werden und so fordert sie immer aktiv unsere Aufmerksamkeit; sich jedoch mit ihr als Krankheit zu identifizieren *(Ich bin ein Krebspatient* oder *Ich habe Depressionen)* ist so, als würde man sagen, dass der Rauchmelder der Grund für das Abbrennen des Hauses ist.

Sich den Wunden aus der Kindheit zu stellen und mit den Beziehungen zu arbeiten, die Ihrem Kindselbst helfen, sich Gehör zu verschaffen, ist die härteste Arbeit, die Sie in Ihrem Leben leisten müssen. Es ist die Arbeit, die den familiären Kreislauf der Entmachtung durchbricht und Sie, sowie den Rest von uns, frei macht. Die Arbeit beginnt mit der Erkenntnis, dass es etwas gibt, das Sie nicht suchen wollten. Es gibt eine gewisse Urangst, vor der Sie Ihr ganzes Leben lang geflohen sind. Es gibt etwas Großes, das man vergeben muss, ein Gespräch, von dem man tief im Inneren weiß, dass man es führen muss, ein schwerwiegendes Geheimnis, das man mit sich herumgeschleppt hat. Das Kartenhaus, das Sie jahrzehntelang gebaut haben, muss vielleicht zusammenbrechen. Die Verwirrung, der Schmerz und die Desorientierung, die damit einhergehen können, werden Sie charakterisieren, wenn Sie Ihren Tiefpunkt erreicht haben. Tiefpunkt ist, wenn man nicht mehr weglaufen kann. Dann ist es an der Zeit, sich umzudrehen, sich dem Schatten zuzuwenden und sich ihm zu ergeben.[3]

Resetter: Shay

Während meiner täglichen Meditationspraxis habe ich begonnen, ein Foto von mir im Alter von sechs Jahren herauszulegen und zu versuchen, dem kleinen Mädchen Liebe zu senden und es sprechen zu lassen. Und – autsch! – es ist so schmerzhaft, mich dort zu sehen, so jung, so rein, so hoffnungsvoll und so ahnungslos, was später noch alles passieren wird. Und ich sehe, dass ich die Kleine nicht hassen, verabscheuen, bestrafen, verstecken, verurteilen, beschämen kann, und ich erkenne, dass sie ich ist. Es ist konfrontierend, es ist unangenehm, es ist verrückt, es ist schmerzhaft, es ist schwierig, nicht wegzusehen. Aber sie schreit, dass ich sie ansehen soll, und das tue ich auch.

KÄMPFEN, FLIEHEN ODER ERSTARREN

Ein Trauma hinterlässt nicht nur bleibende Spuren in unseren Überzeugungen, unserer Psychologie und unseren Emotionen, sondern vor allem im Nervensystem.

Eines Tages ging ich mit meinem Mentor, Dr. Nicholas Gonzalez, von seinem Büro in Manhattan zur nächsten U-Bahn-Haltestelle. Er wandte sich mir zu und sagte: »Wissen Sie, was die fünf wichtigsten gesundheitsfördernden Aspekte sind?« Ich dachte nach, führte das Mikrobiom, die Rolle der Nährstoffe und entzündungshemmende Maßnahmen an, bis ich erkannte, dass dies eine Frage war, auf deren Beantwortung mich meine medizinische Ausbildung wahrscheinlich nicht vorbereitet hatte. Gonzalez sagte: »Das autonome Nervensystem, das autonome Nervensystem, das autonome Nervensystem, das autonome Nervensystem und das autonome Nervensystem.« Er sagte es tatsächlich fünf Mal und zählte es an seinen Fingern ab. Das autonome Nervensystem (bestehend aus dem Sympathikus und dem Parasympathikus) ist der Teil des Nervensystems, der unsere Drüsensekrete, unsere Herzfrequenz und andere Abläufe im Inneren des Körpers steuert, die kein bewusstes Denken erfordern, also »automatisch« ablaufen. Dieser Teil bewertet und koordiniert außerdem die Reaktionen auf eventuelle Alarmzustände im Körper.

An der Schnittstelle von Neurowissenschaft, Evolutionsbiologie und Psychologie hat der Forscher Dr. Stephen Porges die Polyvagal-Theorie[4] entwickelt, die unserem Verständnis des autonomen Nervensystems eine wichtige Nuance hinzufügt. Er beschreibt, wie über die Funktionen dieses Systems für Ruhe/Verdauung (Parasympathikus) und Kampf/Flucht (Sympathikus) hinaus der Vagusnerv, der oft nur als parasympathischer Ruhe- und Verdauungskanal zwischen den Eingeweideorganen und dem Gehirn angesehen wird, viele verschiedene hierarchische Rollen entwickelt hat.

Porges beschreibt die Zweiteilung des Vagusnervs in einen *dorsal-parasympathischen* und einen *ventral-parasympathischen* Zweig. Der nicht mit einer Myelinschicht umgebene dorsale Zweig unterhalb des Zwerchfells ist der primitivere Teil und für Immobilisationsreaktionen (Totstellreflex, Erstarrung) zuständig, wie wir sie zum Beispiel von Reptilien kennen. Der ventrale, myelinisierte Zweig oberhalb des Zwerchfells hat sich beim Menschen erst später entwickelt und wird auch als »soziales Nervensystem« bezeichnet. Er beeinflusst beispielsweise die Herzfrequenz sowie die Gesichtsmuskeln (emotionaler Ausdruck) und die Kehlkopf- und Rachenmuskeln (Klang der Stimme).

In Zeiten der Sicherheit unterstützt dieses Vagussystem Ruhe, Verdauung und Regeneration; in Zeiten wahrgenommener Gefahr bewirkt es jedoch Mechanismen zur Überlebenssicherung wie Immobilität in Form von Dissoziation (Abspaltung), Reglosigkeit und Ohnmachtszuständen. Auch Schwindel, Übelkeit und intensive Müdigkeit zählen dazu. Das soziale Nervensystem ermöglicht es uns, dass wir uns anderen und der Umwelt gegenüber sicher fühlen und dass wir Aktivitäten des sympathischen Nervensystems mit Spiel (Tanzen zum Beispiel) und Bewegungslosigkeit mit Ruhe und Erholung (wie tiefe Meditation) verbinden. Porges prägte außerdem den Begriff der *Neurozeption*. Bei der Neurozeption handelt es sich um ein System unbewusster Wahrnehmung, das uns einschätzen lässt, ob bestimmte Menschen oder Situationen sicher, gefährlich oder gar lebensbedrohlich für uns sind. Traumata und konditionierte Reaktionen und Überzeugungen wirken sich auf die Neurozeption aus.

Wenn Sie beispielsweise einmal von jemandem in einer roten Jacke angegriffen wurden, kann der Anblick einer roten Jacke eine Kampf- beziehungsweise Fluchtreaktion durch den Sympathikus oder eine Erstarrungsreaktion durch den Parasympathikus auslösen, als letzter Ausweg zur Rettung bei drohender Gefahr. Wenn wir jedoch feststellen können, dass die Umgebung sicher ist, und aus Hinweisen wie Gesichtsausdruck und Intonation erkennen, dass ein Individuum es gut mit uns meint, dann unterdrückt die soziale Funktion des Vagusnervs unsere primitiveren Kampf-/Flucht- und Erstarrungsreaktionen. Dieser Zustand erlaubt es uns auch, ruhig und präsent zu bleiben, wenn wir mit dem Leiden eines anderen Menschen konfrontiert werden, und ermöglicht so Erfahrungen des Mitgefühls oder der Fürsorge, die die Aussendung von zwischenmenschlichen Sicherheitssignalen aktivieren.

Ist es Ihnen schon passiert, dass Sie sich während einer Meditation besonders ängstlich gefühlt haben? Bei Menschen mit einer Traumageschichte können eigentlich beruhigende Übungen (wie Atemübungen) ohne ein ausreichendes Sicherheitsgefühl in der Umgebung ein Gefühl von Schutzlosigkeit hervorrufen, da solche Personen Ruhe unter Umständen mit mangelnder Wachsamkeit und nachfolgender Gefahr assoziieren. Wer also beim Versuch zu meditieren eher unruhig und nervös wird, erfährt wahrscheinlich als Reaktion auf die Einleitung von Ruhe durch aktive kontemplative Praktiken eine Aktivierung des Kampf-oder-Flucht-Systems. Denn diese Stressreaktion wird zur Gewohnheit, wenn eine Bedrohung andauert, wie bei chronischer traumatischer Belastung: Das Nervensystem erfährt die Ruhe der Normalität als Bedrohung und fährt die oben genannten Mechanismen hoch.

Bei derartig traumatisierten und auch anderen Menschen können das parasympathische System unterstützt und die Körperwahrnehmung verbessert werden, um eine bewusstere Auseinandersetzung mit der Umwelt und den Lebenserfahrungen zu ermöglichen. Die Stärkung des Parasympathikus durch entspanntes Atmen, Gesang (Chanting) und Beugungskörperhaltungen ermöglicht es dem Vagus, aktiv zu bleiben, um eine wahrgenommene Gefahr durch eine gedämpfte Abwehrreaktion auszugleichen. Ein starker Vagusnerv erleichtert auch das Mitgefühl, sodass wir einen anderen in seinem Moment des Kampfes unterstützen können, ohne in einen Strudel von Schmerzen hineingezogen zu werden. Vieles von dem, was in diesem Buch behandelt wird, dient letztendlich dazu, Ungleichgewichte zu heilen und zu reparieren.

Wie kann ich wesenhaft sein, ohne einen Schatten zu werfen?
Auch das Dunkle gehört zu meiner Ganzheit.
C. G. JUNG

Eine Teilnehmerin meines Reset-Programms erzählt, wie sie sich dem Schmerz stellte, um aus dem Teufelskreis von chronischen Schmerzen, Depressionen und körperlichen Beeinträchtigungen herauszufinden.

LEANNES GESCHICHTE:
VOM SCHMERZ ZUR BEDEUTUNG

Bevor sie mit dem *Vital Mind Reset*-Programm begann, hatte Leanne mit Ganzkörperschmerzen und tiefen Depressionen zu kämpfen gehabt, wegen derer sie fast sieben Jahre lang das Haus kaum verlassen hatte. Ihr körperliches Leiden hatte im Alter von 37 Jahren begonnen. Damals war sie schwanger mit ihrem dritten Kind gewesen und sie hatte sich in einer unglücklichen Ehe und einem unerfüllten Leben als Ehefrau, Mutter und Hausfrau gefangen gefühlt.

Sie erzählte, wie sehr der Versuch, positiv zu bleiben und alles richtig zu machen, sie belastete.»Ich verbrachte sieben Jahre in der quälenden Hölle aus unerträglichen körperlichen Schmerzen, Scham, Schuld, Wut, Angst und Unwürdigkeit. Ich fühlte mich wie in einem schwarzen Loch, das alles auf seinem Weg verschlingt, litt an tagelangen Panikattacken. Ich konnte kaum laufen, meine Hausarbeit nicht verrichten.«

Im Reset-Programm verstand Leanne die Botschaft ihres Schmerzes:»In den vergangenen 18 Monaten ist mir so vieles klar geworden. Ich habe erkannt, dass mein Schmerz die Manifestation jahrelanger Unzufriedenheit und Wut darüber war, meine Karriere aufgegeben zu haben, um eine perfekte Mutter und Ehefrau zu sein. Aber nun habe ich selbst die Waagschale zu meinen Gunsten geneigt. Ich bin mit Freude und Liebe in meinem Herzen und in Frieden erwacht. Ich habe Jahre der Wut und des emotionalen Schmerzes losgelassen, die in meiner Kindheit begonnen haben, und habe gelernt, mich selbst zu lieben und so auch andere lieben zu können. Ich vergebe mir und bestrafe mich nicht mehr.«

Mit ihrer neuen geistigen und spirituellen Einstellung stellte sich Leanne ihrer Angst, keine Arbeit mehr zu finden. Sie rief ihren alten Chef an und bekam ihren Job zurück, brachte ihre Kinder in die Schule (anstatt sie wie vorher zu Hause zu unterrichten) und begann ein neues Leben. »Ich weiß jetzt, dass ich bereit war, meine Reise anzutreten. Ich bin immer noch auf dieser Reise und werde mein ganzes Leben lang unterwegs sein. Es gibt kein Ziel – ich muss nirgendwo anders sein als dort, wo ich jeden Tag bin.«

In der Facebook-Gruppe des Programms postete sie: »Wir stehen das alle gemeinsam durch, auch wenn die Situation für jeden von uns etwas anders ist. Ich hatte schon alle Hoffnung verloren. Ich war für immer in die Dunkelheit abgetaucht, so dachte ich, aber das stimmte gar nicht. Und ihr alle seid es auch nicht – ihr denkt es nur.« (Sie finden Leannes Geschichte auf meiner Website unter »Video Testimonials«.)

Sie können diesen Schritt der Konfrontation mit Ihren Wunden auf dem Weg zur Rückgewinnung Ihres wahren Selbst nicht vermeiden. Es gibt einen Begriff für den Versuch, diese wichtige Phase zu überspringen: spirituelle Umgehung (englisch: *spiritual bypassing*). Sie möchten vielleicht am liebsten direkt in »höhere Zustände« übergehen und die Schreie des inneren Kindes überhören, das hilflos im Kerker Ihrer Psyche liegt. Wenn Sie den Mut finden, dieses verwundete Kind zu umarmen, werden Ihre Eltern und die anderen Autoritäten der Kindheit energetisch schrumpfen, sodass sie in Ihrer psychischen Landschaft nur noch wenig Platz einnehmen. Wie Dorothy im *Der Zauberer von Oz* müssen Sie hinter den Vorhang schauen, um zu sehen, wie der kleine Mann die Hebel betätigt, um die Illusion ablaufen zu lassen. Durch diesen Prozess erziehen Sie sich, Ihr Kindselbst im Inneren, neu, indem Sie Zeugenbewusstsein entwickeln und eine klare Trennung und Individuation von diesem fühlenden, sensiblen Kind im Inneren vornehmen. Nur dann werden Sie das frustrierte Bedürfnis Ihres Kindselbst, gesehen und akzeptiert zu werden, mindern. Im Idealfall werden Sie an diesem Punkt von anderen in Ihrer Gemeinschaft getragen, die Sie authentisch sehen und anerkennen, denn wir sollten diese ganze Arbeit möglichst nicht allein tun.

EINLASSEN AUF DEN SCHMERZ

Der Schmerz ist ein Geiselnehmer. Vielleicht haben Sie in Ihrem Leben schon einmal Herzschmerz und Verlust erlebt, der sich anfühlte, als würden Sie ersticken. In so einem Moment wollen Sie einerseits schreien und explodieren und andererseits nichts so sehr, wie ins Nichts übergehen. Alles dreht sich in Ihnen, und Ihre lebenswichtigen Organe drohen zu zerreißen. Sie halten Ihr Herz fest, während es blutet, und wissen, dass es aufhört zu schlagen, wenn Sie es zu fest zusammendrücken. Lassen Sie es aber los, werden Sie ebenfalls sterben.

Ihre Angst treibt Sie an. Sie fordert Sie auf zu handeln. *Bring das in Ordnung, du Idiot!* Ihre Angst schreit. Sie tischt Ihnen Lügen auf, die Sie dazu bringen sollen, sich zu bewegen. *Du wirst dich jetzt für immer so fühlen. Du hast alles verloren, was du brauchst. Dieser Schmerz, den du jetzt fühlst, ist etwas, das du verdienst. Von nun an wird das Leben ein ewiges Leiden für dich sein. Nichts ist mehr von Bedeutung.*

Sie versuchen zu verhandeln. Ruhig zu sein und hindurchzugehen, nicht außen herum, ist unerträglich qualvoll. Zu akzeptieren, was kommt – zu akzeptieren, was *ist* –, fühlt sich an wie das Schwierigste, mit dem Sie je konfrontiert waren.

Aber warum sollten Sie sich überhaupt die Mühe machen? Was bringt denn so eine schmerzhafte Erfahrung überhaupt? Was ist der Sinn der Sache? Wir lassen uns auf den Schmerz ein, weil wir damit endlich aufgeben und uns in den Schmelztiegel für unsere Transformation hineingeben können. So entwickeln wir uns weiter. So lernen wir. So häuten wir uns, um uns zu erneuern. Sich zu ergeben ist nur möglich, wenn Sie loslassen und die Kontrolle aufgeben. Es geht nicht darum zu kapitulieren, wegzugehen und alles einfach zu *vergessen*. Sich ergeben bedeutet, die Kontrolle loszulassen, damit Sie sich in die Absicht des Ganzen hineinfühlen können, in dem Wissen, dass es nicht Ihr Plan ist. Es kann sogar sein, dass es nie so aussieht, wie Sie es sich vorgestellt haben. Indem Sie sich ergeben, können Sie sich herauszoomen, alles aufnehmen und sich von der Erhabenheit des Universums gehalten fühlen, während Ihre Mikrowelt zerfällt.

Perspektivisch werden Sie Ihre Erfahrung der Hingabe an den Schmerz als eine Glaubensprüfung sehen, einen echten Test, wie sehr Sie bereit sind, die Illusion der Kontrolle über Ihren Weg aufzugeben, wie sehr Sie verstehen, dass die Entfaltung nur miterlebt werden kann, nicht gehandhabt, und dass die Menschen und Dinge, die Sie verlieren, das sind, was Sie loswerden müssen, um nicht mehr in der Lüge zu leben. Aber es ist schwierig, weil der Geist zur Ruhe kommen muss, damit dies alles geschehen kann. Wir müssen immer und immer wieder *Pssst* sagen. Wir müssen das Schweigen finden, um loszulassen.

Wenn ich mich auf den Schmerz einlasse, weiß ich, dass er mich innerlich verwandelt. Er verfeinert, gestaltet um und wertet auf, bei allem, bei dem dies notwendig ist. Was sich dabei herausschält, kommt der Wahrheit näher, ist belastbarer und realer, auch wenn es einem zunächst vielleicht nicht gefällt. Dieser Schmerz muss nicht verstanden oder erzählt werden. Er muss nur seine Arbeit mit meinem Bewusstsein tun. Ich gebe ihm Raum und nehme ihn an.

Das Problem ist, dass wir von alldem nichts mehr wissen. Wir haben den Kontakt verloren, und niemand lehrt uns, ihn aufzunehmen. Wir wissen nicht einmal, dass es eine Option ist, uns bewusst mit unserer Verletzung, Angst, Wut und inneren Wildheit zu konfrontieren. Und deshalb fühlen wir uns festgefahren, losgelöst, verwirrt, überfordert. Wir gehen schlafend durchs Leben, weil wir unsere ganze Existenz so aufgebaut haben, dass wir Schmerzen und Unbehagen vermeiden. Wie Michael A. Singer in seinem Buch *Die Seele will frei sein* beschreibt, bauen wir einen Roboterarm um einen Splitter in unserem echten Arm, damit sich die Wunde nicht verschlimmert. Es gäbe aber auch die Möglichkeit, den Splitter herauszuziehen und die Wunde heilen zu lassen. Wir hegen den Glauben, dass Schmerzvermeidung möglich ist. Auf diese Weise geht der Schmerz aber nicht weg, sondern wird letztendlich zu einem chronischen, dumpfen, existenziellen Schmerz. Wir versuchen, den Schmerz mittels Medikamenten, Drogen, Sex oder Arbeit zu mildern. Wir tun alles, was wir können, um einen kompletten Zusammenbruch unserer vertrauten Welt zu verhindern, so, als sei dies die wichtigste Aufgabe.

Und doch ist es genau das, was wir tun müssen – alles auseinanderfallen lassen, um eine Transformation zu ermöglichen.

SIE SIND DER VERWUNDETE HEILER

Meine Tochter liebt Harry Potter (und ich auch). In seiner frühen Ausbildung zum Zauberer lernt Harry einen fortgeschrittenen Schutzzauber. Damit dieser funktioniert, muss er ein starkes Glücksgefühl wachrufen. Er kann jedoch nur an *einen* Moment in seinem Leben anknüpfen, den er jemals als glücklich bezeichnet hätte. Im Laufe des Romans erfahren wir, dass Harry ein zutiefst traumatisierter Jugendlicher ist, der seine Wunde durch seine zunehmende Vertrautheit mit innerem Schmerz in ein Verständnis des Guten und des Schlechten in jedem Menschen übersetzt. Er versteht, dass seine innere Dunkelheit ein Teil der alchemistischen Mischung ist, die es ihm erlaubt, seine eigenen Gaben zu erfahren.

Die heldenhafte Reise von Harry Potter ist auch die Ihre. Sie lernen, Ihre Dunkelheit, Ihren Schmerz zu handhaben und zu nutzen und Ihre Magie in die Welt und zu anderen zu bringen. Dies ist der Weg des verwundeten Heilers.

Tatsächlich kann es sein, dass Ihre als solche wahrgenommene »Ohnmacht« genau der Ort ist, an dem sich Ihre größte und mächtigste Gabe befindet.

Ihre Emotionen, Ihre Verwirrtheit, die Art und Weise, wie Ihre Seele Ja oder Nein zu verschiedenen Beziehungen und Lebenserfahrungen sagt, sind alles Spiegelungen Ihrer immensen energetischen Kraft – eine Kraft, die es zu beherrschen gilt. Durch diese Linse gesehen ist der entscheidende Punkt in Ihrem Leben Ihr Auftauchen, das Annehmen Ihrer Gaben und der Weg zu Ihrer am stärksten Gestalt gewordenen Kraft. Diese Selbstentdeckung ist die Entdeckung des Geheimnisses und der Vollkommenheit im Inneren und im Außen und sie ist nur möglich, wenn Sie sich Ihrer Wunde zuwenden und Ihr ganzes Selbst aufsammeln.

Es leuchtet ein, dass diese starke Energie in Ihnen erschreckend ist – nicht nur für andere, sondern auch für Sie. Es ist verständlich, dass Sie ausgeklügelte Verteidigungsmechanismen entwickeln, um Ihr Leben zu kontrollieren; dass Sie sich selbst kleinmachen, um den konformistischen Erwartungen gerecht zu werden. Und es ist auch nachvollziehbar, dass Sie Ihre Kraft möglicherweise falsch gebrauchen und sie an ein System abgeben, das sie Krankheit nennt.

In der Rückgewinnung der Kraft entwickeln Sie jedoch Vertrautheit mit ihr und Wissen um ihre Natur und Sie können sie in den Dienst der Heilung und Unterstützung anderer stellen, die sich mit höheren Energiekanälen und mit sich selbst besser verbinden wollen. Sie lernen, Ihre Wünsche und Gedanken, Ihr Reden und Handeln zu einer kreativen Kraft auszurichten: einer Kraft, die Sie befähigt, das scheinbar Unmögliche für sich selbst und für das Kollektiv möglich zu machen. Wenn Sie heilen, versetzen Sie auch andere dazu in die Lage, direkt und indirekt, durch Ihren energischen Beitrag zum Bereich des Möglichen.

DEN SCHMERZ UMWANDELN

An einem Donnerstagmorgen absolvierte ich eine Kundalini-Yogastunde mit meiner Lehrerin und lieben Freundin Swaranpal. Nach einigen kurzen Aufwärmübungen begannen wir mit einer Reihe von Übungen, sogenannten *Rebirthing-Kriyas*, die besonders wirkungsvoll sind. Bei der ersten Übung werden die Arme nach vorn gestreckt und die Hände verschränkt, wobei die Zeigefinger ausgestreckt bleiben. Von dieser Stellung aus führt man mit den Armen eine Kreisbewegung durch. Swaranpal kommentierte diese Übung lachend wie folgt: »Wir fräsen ein Loch in unser Unterbewusstsein. Und unser Unterbewusstsein ist acht Minuten dick.«

Da ich selbst als Kundalini-Yogalehrerin ausgebildet bin, weiß ich, wie ich mit den Schmerzen in der Schulter umgehen muss, wie sie mich an jenem Morgen während der Übung überkamen. Ich weiß, dass der Schmerz eine Grenze erreicht und dann etwas verweilt. Dass er sich irgendwann in ein Kribbeln verwandelt und dass etwas Interessantes passieren könnte, wenn ich mich zu ihm bekenne und mich dafür entscheide, einfach weiterzumachen.

An jenem Morgen was das Interessante ein Gefühlsausbruch, eine emotionale Ausleitung sozusagen. Während mein Körper zitterte und mein Geist schrie, blieb ich hartnäckig. Bald verwandelte sich der Schmerz in eine Empfindung, und während dies geschah, flossen mir Tränen über das Gesicht. Nicht aus Freude, nicht aus Trauer, nur aus der Lebendigkeit. Wegen der Freigabe dessen, was nicht mehr benötigt wird. Und dann kam die Integration, die Glückseligkeit, die Arme zu senken und alles in sich wirbeln zu lassen. Ich nenne diese Erfahrung die *Welle des Lebens*, eine Metapher dafür, wie sich unsere Begegnung mit dem Schmerz im Laufe der Zeit verschiebt und verändert und sich durch unsere Erfahrung wie Wasser bewegt.

Auf diese Art und auf viele andere Arten ist das Leiden – sich selbst seinen Schmerz spüren zu lassen – sinnvoll. Diese Bedeutung in jeder einzelnen Erfahrung zu finden, die Ihnen beschert wird, neugierig zu sein und sich auf die Neugierde einzulassen, ist Ihre Fahrkarte in die Freiheit. Dies ist der grundlegende Unterschied zwischen dem medikamentösen und dem medikamentenlosen Bewusstsein. Lassen Sie den Auftrag los, sich allem zu widersetzen und es zu bekämpfen, was sich außerhalb Ihrer Kontrolle befindet, und spielen Sie mit dem Gedanken zu sagen:

»Eigentlich bin ich ziemlich sicher, dass hier etwas für mich drin ist.« Dies ist der Ausweg aus Ihrer Opfergeschichte.

Die Psychiatrie möchte, dass Sie in einer bedeutungslosen Welt leben, und bezeichnet diesen Prozess der Bedeutungsgebung herablassend als »referenzielles Denken«. Aber das Aufkommen der neuen Wissenschaft und der Quantenphysik zusammen mit der Bewusstseinsbewegung zeigt Ihnen, dass Sie aus dem Käfig, in dem Sie sich befinden, ausbrechen können. Sie können es wirklich, und alles, was Sie dafür brauchen, ist der neugierige Blick auf Ihre Notlage und den Glauben, dass Ihre Reise im Dienste Ihres höchsten Ausdrucks steht.

Ihr Schmerz ist Ihr bester Lehrer, und das Leiden ist eine Gelegenheit, sich mehr zu sich selbst zu entwickeln. Es gibt keine Ausnahmen. Fehlgeburten, Todesfälle, Verluste und ähnliche Erfahrungen können Sie zu einem unglücklichen Opfer machen, das nach einer schnellen Lösung zur Schmerzlinderung greift, oder aber Sie auf eine höhere Ebene führen.

Wenn Sie sich wirklich Ihren Schmerz spüren lassen und neugierig auf seine Bedeutung werden, verwandeln Sie sich und Sie werden:

- **authentisch.** Authentizität – man kann sie riechen, fühlen und erkennen. Wer in die Tiefe seines eigenen Schattens eingetaucht ist, präsentiert sich anderen als jemand, der real ist, und nicht als jemand, der sich bemüht, verborgene Wunden zu bewahren. Man kann Ihnen vertrauen und sich auf Sie verlassen.
- **befähigt.** Wer sein Leiden untersucht und den Prozess der Eingliederung und Ausrichtung durchläuft, sieht unter allen Steinen nach, entfernt die Spinnweben und findet die blinden Flecken. Wenn Sie dies tun, entwickeln Sie einen unbesiegbaren Kern, denn Verwundbarkeit ist ein Teil Ihrer Stärke. Sie haben alles, was Sie brauchen, um jede Herausforderung zu meistern.
- **lebendig.** Sie können alles fühlen: das ganze Spektrum der Emotionen, von Glückseligkeit und Ekstase bis hin zur elektrisierten Lebendigkeit eines vom Blitzschlag des

Schmerzes versengten Herzens. Akzeptieren Sie keine mumienartige Existenz.

- **präsent.** Wenn Sie Ihrem Kummer keinen Platz geben wollen, sind Sie ständig mit seiner Verdrängung beschäftigt und ein Teil Ihrer Aufmerksamkeit ist immer darauf gerichtet, ihn zu verstecken. Sie werden anfällig für die Illusion, dass Sie sich durch äußeres Drumherum ein sicheres Leben schaffen können. Sie leben in der Zukunft, während Sie vor der Vergangenheit fliehen. Wenn Sie den Kummer aber zulassen, wird enorm viel Energie freigesetzt, die Sie bis dahin für seine Handhabung benötigt haben. Diese Energie ist dann frei, um Sie in den gegenwärtigen Moment und Ihre Echtzeiterfahrung zu transportieren.

- **vereint.** Wenn Sie Traurigkeit, Trauer und Schmerz zulassen, machen Sie es anderen viel leichter, Ihnen beizustehen. Indem Sie die Zuneigung und Unterstützung Ihrer Mitmenschen annehmen, bieten Sie ihnen das Geschenk des Mitgefühls an, durch das alle Beteiligten Heilung erfahren. Man kann das Leben nicht allein führen, vor allem nicht, wenn man sich in einem Bunker der eigenen zerrissenen Geschichte von unerforschten Leiden, verkleidet als psychische, mit Medikamenten zu behandelnde Erkrankung, versteckt.

Resetter: Misty

Mir ist jetzt klar geworden, dass Depressionen ein aussagekräftiges Symptom einer biologischen Fehlanpassung an den Lebensstil sind … Das Selbsthilfeprogramm hat mir geholfen, mich für eine neue Geschichte zu entscheiden, *meine* Geschichte, mich auf *meine* radikale Transformation einzulassen und Ja zu einer anderen Lebenserfahrung zu sagen. Ich konnte all die Jahre mein Herz nicht hören und wusste nicht, dass es ein Lied für mein Leben in einer anderen Tonart gibt. Dafür möchte ich mich aus tiefstem, jetzt singendem Herzen bedanken.

Sie hatten bisher vielleicht nicht das Glück, wie ich von spirituellen Hebammen profitieren zu können. Und anders als Misty kennen Sie das von mir entwickelte Programm noch nicht. Also müssen Sie lernen, wie Sie eine solche Hebamme für sich selbst sein können. Sagen Sie sich deshalb immer wieder diese sehr einfache Botschaft vor, wie ein Mantra: *Lass es wehtun, und dann lass es los.*

WIEDERGEBURT: DIE INNERE KRAFT AKTIVIEREN

Einer meiner Lehrer, der intuitive ganzheitliche Heiler und spirituelle Mentor Joseph Aldo,[5] erzählte uns in einem Workshop die folgende Geschichte, um uns zu helfen, die Kraft eines natürlichen Prozesses zu erkennen, der miterlebt und nicht gestört wird:

Ein Mann fand einen Schmetterlingskokon und beobachtete mehrere Stunden lang, wie sich der zukünftige Schmetterling bei dem Versuch abmühte, durch die bereits vorhandene schmale Öffnung zu schlüpfen. Lange kämpfte der Schmetterling, dann plötzlich schien es nicht mehr weiterzugehen, als wäre er so weit gekommen, wie es ging, aber jetzt keine Kraft mehr hätte. Schließlich bekam der Mann Mitleid, holte eine kleine Schere und öffnete damit ganz vorsichtig etwas den Kokon, sodass sich der Schmetterling befreien konnte.

Der Schmetterling kam dadurch auch wirklich fast mühelos heraus. Aber er war winzig, hatte einen angeschwollenen Körper und welke Flügel.

Der Mann beobachtete das Geschehen weiter, weil er erwartete, dass sich die Flügel jeden Moment öffnen und ausdehnen würden, um den Körper des Schmetterlings zu stützen und ihm Spannkraft zu verleihen. Aber nichts dergleichen geschah. Stattdessen verbrachte der Schmetterling den Rest seines Lebens krabbelnd mit einem deformierten Körper und verschrumpelten Flügeln. Er war niemals fähig zu fliegen.

Was der Mann in seiner Güte, aber auch Eile nicht ver-
standen hatte, war, dass der begrenzende Kokon und das
Ringen, das erforderlich ist, damit der Schmetterling durch
die kleine Öffnung kommt, der Weg der Natur ist, um die
Flüssigkeit aus dem Körper des Schmetterlings in seine Flü-
gel zu pressen. Dadurch ist er flugbereit, sobald er seine
Freiheit aus dem Kokon erreicht hat.

Die implizite Botschaft, die den Patienten durch die Behandlung
mit psychiatrischen Medikamenten so oft vermittelt wird, lautet: *Beeilen Sie sich und kehren Sie möglichst schnell wieder zu*
Ihrer gewohnten Routine zurück. Aber geht es im Leben wirklich nur darum, sich zu beeilen? Geht es denn beim Tanzen nur
darum, sich von Punkt A nach Punkt B zu bewegen? Wenn Sie
Marker der Produktivität und Leistung über die Erfülltheit Ihrer
Lebensreise stellen, opfern Sie Ihr Wesen. Es gibt keine Abkürzung, um sein wahres Selbst zu erlangen: Sie lernen etwas über
die Gefühle, vor denen Sie weggelaufen sind, und über die Geschichte, die sie erzählen wollen, und verwandeln Ihre Angst in
die Liebe, von der Sie dachten, dass sie nicht da ist oder jemals
gefühlt werden könnte. Dies alles spielt sich in Ihrem Inneren ab;
Sie legen dabei Ihr falsches Selbst ab, von dem Sie dachten, dass
die Welt es will, und ersetzen es durch das einzigartige Sie, durch
das Sie die Welt wirklich bereichern.

IHRE INITIATION

Wenn Sie sich in der Hölle des Schmerzes befinden, möchte ich
Ihnen Folgendes sagen: Dies ist Ihre Initiation in Ihr größeres
Selbst, Ihr transformiertes und erwachtes Selbst. Sind Sie bereit
für Ihre Initiation? Wollen Sie sich in eine freiere, verwirklich-
tere Version von sich selbst verwandeln, um der bedingungs-
losen Liebe näherzukommen, die Sie bisher noch nicht erlebt
haben, und um besser zu wissen, wozu Sie hier sind, nicht aus
Ihrem Ego, sondern aus Ihrer Seele heraus?
Dazu müssen Sie sich durch den Geburtskanal Ihres Prozesses und ins Licht bewegen. Seien Sie bescheiden. Suchen Sie

nach einem Weg, um eine andere Perspektive und einen neuen Ansatz für Ihren Kampf zu finden, einen, der ihn akzeptiert, statt ihn abzulehnen und zu beklagen. Er ist nun einmal da, ob es Ihnen passt oder nicht, also arbeiten Sie mit dem, was Sie daraus ableiten können. Könnten Sie sanfter sein? Können Sie sich stärker engagieren? Wie steht es mit dem Rechthaben? Können Sie das loslassen? Müssen Sie sich stärker mit Ihrem Stamm, mit sich selbst verbinden, um die nächste Herausforderung zu meistern?

Wenn ich kämpfe, gehe ich innerlich zu den Geburten meiner Töchter zurück. Ich kehre dorthin zurück mit dem Wissen, dass es vor der Dämmerung immer am dunkelsten ist. Ich erinnere mich an schreckliche Angst und das Gefühl der Unzulänglichkeit, ausgelöst durch ein so intensives körperliches Empfinden, dass ich dachte, es könnte mich umbringen. *Wie soll ich das schaffen? Was, wenn ich es nicht schaffe?* Ich erinnere mich, dass ich mich bei der Hausgeburt immer wieder bei meiner Hebamme rückversicherte. Ich zweifelte die ganze Zeit an, dass alles normal lief, und zwar am meisten in der Minute kurz bevor meine Tochter geboren wurde. Ich wurde in mir selbst wiedergeboren und erfuhr mehr darüber, wer ich als Frau wirklich bin. Ich traf auf meine innere Unendlichkeit und meine Verbundenheit mit dem Ganzen. Für den Rest meines Lebens werde ich aus diesem Wissen schöpfen.

Wir müssen alle zusammenkommen, um Raum für diese Veränderungen zu schaffen. Wir müssen die Prozesse des anderen akzeptieren und bezeugen und zulassen, anstatt uns einzumischen und zu korrigieren. Jedes Mal, wenn Sie sich durch Ihr eigenes persönliches Feuer bewegen, erleichtern Sie es anderen Menschen, das Gleiche zu tun. Dies ist vielleicht der tiefgehendste Weg, um uns wieder zu dem Stoff zusammenzuweben, der uns durch alle und jede Eventualität leiten wird.

> *»Ihr seid hierhergekommen, um einen individuellen Plan für*
> *eure eigene Rettung auszuarbeiten ... Ihr rettet euch selbst*
> *vor der Leere der Nicht-Verwirklichung. Diesen Kampf könnt*
> *ihr nicht verlieren. Ihr könnt nicht versagen. Es ist auch kein*
> *Kampf, sondern lediglich ein Prozess. Doch wenn ihr das nicht*
> *wisst, werdet ihr es als ständigen Kampf ansehen.«*
> NEALE DONALD WALSCH
> *[Zitiert aus Walsch: Gespräche mit Gott.*
> *Vollständige Ausgabe; Arkana]*

ALIS GESCHICHTE: VOM EINGESCHRÄNKTSEIN ZUR WIEDERGEBURT

Meine Praxis war Alis letzte Station. Sie und ihre Familie such-
ten eigentlich bereits nach einer stationären Einrichtung, weil
ihre Symptome so beeinträchtigend und chronisch waren und
auf die konventionelle Behandlung nicht ansprachen. Sie hatte
im Laufe ihres Lebens schon unzählige Diagnosen bekommen,
darunter Essstörung, prämenstruelle Dysphorie, Depression, generalisierte Angstzustände und bipolare Störung. Sie hatte fünf
Selbstmordversuche unternommen, war mehrfach hospitalisiert
worden und jeden Monat während ihrer Periode mehrere Tage
lang wahnhaft aufgewühlt.

Nun aber entfaltete sich Ali innerhalb von zwei Monaten auf
eine Weise, die allem widerspricht, was ich in meiner schulmedizinischen Ausbildung gelernt habe. Wir setzten die Schritte,
die ich in meinem Buch *Die Wahrheit über weibliche Depression*
und dem Onlineprogramm *Vital Mind Reset* skizziere, um, und
Ali wurde letztendlich nicht nur symptomfrei, sondern fühlte
sich wie neugeboren.

»Niemals hätte ich mir träumen lassen, dass ich schon vor
zehn Jahren den Frieden hätte finden können, wie ich ihn jetzt
spüre«, sagte sie mir. »Ich bin nicht nur am Leben, ich *fühle mich*
lebendig. Ich möchte leben. Ich halte mich hundertprozentig an
den Ernährungsplan, mache einmal am Tag Kaffeeeinläufe (wäh-

rend meiner Periode sogar zweimal) und frühmorgens, um halb fünf, meine Kundalini-Yogaübungen. Zweimal pro Woche spreche ich mit [EFT-Therapeut]. Ich nehme an der Welt teil und lasse mich nicht mehr von Auslösern und negativer Energie beeinflussen. Der Heilungsprozess ist immer noch im Gange, aber mir ist jetzt klar, wie mächtig und stark ich bin, dass ich das alles überlebt habe!«

Die Beschreibung von Alis Fall wurde in einer fachrezensierten, indexierten Zeitschrift veröffentlicht.[6] Sie können das Video meines Gesprächs mit ihr auf meiner Website unter der Registerkarte »Video Testimonials« sehen.

Reisetipps

Wenn Sie den Weg der Hingabe statt des Widerstandes gehen und Ihren Schmerz und Ihr Leiden nicht mehr abtun oder kaschieren, werden Sie feststellen, dass Ihre Neugier Sie immer tiefer in die Ursachen führt. Diese Reise ist nichts für schwache Herzen. Sie werden jede Hilfe benötigen, die Sie bekommen können.

Tipp 1: Entwickeln Sie Gewahrsein.

Wenn Sie zu kämpfen haben, wenn Sie Schmerzen verspüren oder wenn Sie übermäßig unruhig oder nervös sind, notieren Sie es einfach. Schreiben Sie es auf. »Ich bin wütend.« – »Ich habe Angst.« – »Ich bin frustriert.« – »Ich bin traurig.« Heilung beginnt mit diesem Gewahrsein, also üben Sie es so oft wie möglich am Tag aus, aber setzen Sie es nicht unbedingt gleich in ein hochgestecktes Ziel um.

1. Sie empfinden irgendein Unbehagen.
2. Halten Sie kurz inne und schreiben Sie auf, worin Ihr Unbehagen, Ihr Unwohlsein, Ihre Unzufriedenheit besteht.

3. Benennen Sie das Ganze mit einer Emotion: Wut, Traurigkeit, Eifersucht, Scham, Schmerz ...

Das war's schon. Klingt einfach, nicht wahr? Und doch ist es der schwierigste und wichtigste erste Schritt zu Eigenverantwortung und Problembewältigung.

Tipp 2: Haben Sie Mitgefühl mit sich.
Das ist nicht dasselbe, wie sich selbst wie ein kleines Kind zu behandeln, Ausflüchte zu finden oder die Messlatte zu senken. Hier geht es darum, die Zartheit und Empfindlichkeit zu verstehen, die Ihr festgefahrenes Verhalten, Ihre Starrheit und Ihre Negativität motivieren. Es geht darum, hinter den Vorhang Ihrer Selbstkritik und -bestrafung zu blicken und mehr über die Verletzungen zu erfahren, wegen derer oder vor denen Sie sich mit diesen Verhaltensweisen schützen möchten.

Senden Sie sich Liebe und Seelenakzeptanz in all diese Bereiche, denn sie bitten um Ihre Aufmerksamkeit, und das schon seit langer Zeit. Lassen Sie das kleine Mädchen (oder den Jungen) aus dem abgeschlossenen Zimmer heraus und umarmen Sie es (oder ihn). Es (oder er) wusste es bisher nicht besser, als zu schreien, zu schmollen und zu treten, um Ihre Liebe zu bekommen.

1. Achten Sie auf die selbstkritische Stimme, die Ihnen etwas sagt wie: »*Mach es besser*«, »*Tu das nicht*«, »*Warum musst du immer?*« oder »*Willst du wirklich ...?*«.
2. Lächeln Sie sich innerlich selbst zu.
3. Sagen Sie sich: »*Du bist schon ganz okay und du wirst immer noch besser.*«
4. Seien Sie weich zu sich selbst, weil Sie einfach nur lernen und immer mehr entdecken; es geht nicht darum, Ihre Fehler zu korrigieren oder zu reparieren.

> **Tipp 3: Kommen Sie zurück in Ihren Körper.**
> Eine der Möglichkeiten, die Sie im Laufe des Lebens gelernt haben, um sich vor intensiven Emotionen zu schützen, ist die *Dissoziation*, was wörtlich übersetzt bedeutet, dass Sie aus sich heraustreten. Ihr Körper ist das Instrument der emotionalen Übertragung, und die Abspaltung Ihres Gewahrseins ist hinsichtlich des Ganzheitsgefühls kontraproduktiv. Wenn Sie sich überwältigt fühlen oder wissen, dass Sie bei dem, was vor Ihren Augen passiert, nicht wirklich anwesend sind, weil es sich anfühlt, als würde im Inneren Alarm ausgelöst, legen Sie die Hände auf einen Bereich Ihres Körpers. Berühren Sie das Gesicht, legen Sie eine Hand auf die Brust, fahren Sie mit den Fingern an der Vorderseite Ihres Körpers hinunter und sagen Sie:»*Öffnen, öffnen, öffnen, öffnen*«, um sich bewusst zu entspannen und Spannungen, die Sie in diesem Bereich möglicherweise angesammelt haben, zu lösen.

DER WEG NACH HAUSE

Das Mantra meiner Praxis, meines Onlineprogramms und meiner persönlichen Reise lautet: *Ich fühle mich endlich wie ich selbst.* Völlig verändert vielleicht, aber näher am Wesen meines Seins.

Immer und immer wieder höre ich von meinen Patienten Sätze wie:»*Ich werde immer mehr ich selbst. Ich werde in meine eigene Wahrheit und mein eigenes Sein befreit.*« Sie blicken auf den Weg zurück, den sie beschritten haben, und sagen:»Ja, es musste genau so sein. Nichts war schlecht. Nichts war falsch. Schwer, vielleicht. Schmerzhaft, sicher. Aber ich bin nicht gebrochen. Ich bin nicht krank. Und nichts ist eine ausgemachte Sache oder eine absolute Gewissheit.«

Nur Sie können wissen, dass Sie sich auf dem Weg der Selbstverwirklichung befinden – um zu erwachen, frei und gesund zu werden. Sie werden wissen, wann es so weit ist, denn Sie werden

den schrecklichen Schmerz und die herrliche Schönheit dieses Lebens auf einmal spüren und Sie werden – endlich – *sich selbst* spüren.

Resetter: Beatrice

Persönlich war die Teilnahme am *Vital Mind Reset*-Programm für mich eine wunderbare und spannende Entdeckungsreise zu Geist, Körper und Seele. Ich habe Ehrfurcht vor meinem Leben – das betrifft meine Beziehungen zu meinem Mann, meiner Familie, meinen Freunden, meinen Umgang mit meiner Unfruchtbarkeit, mein Selbstwertgefühl und meine Selbstakzeptanz und ein Zelebrieren von Neugierde und des Wohlfühlens in meiner Haut.

Jetzt habe ich das Tor zu einem neuen Leben aufgestoßen. Rückblickend lebte ich in einem ständigen Zustand der Angst und Furcht, fühlte mich unwürdig, co-abhängig und in einem Kreislauf von Trauer und beunruhigender Unsicherheit gefangen. Es war anstrengend. Alles ist jetzt anders, der Schleier eines wolkigen, dunklen Nebels hat sich gelichtet, und ich weiß, dass dies erst der Anfang ist.

◊

WIE ES WEITERGEHT

Um einen tieferen Einblick in die von mir beschriebene radikal neue Perspektive auf die psychische Gesundheit zu erhalten, werden wir im folgenden Kapitel 4 auf eine allgegenwärtige und hartnäckige Wurzel des Überhandnehmens psychiatrischer Symptome bei vielen Menschen eingehen: ein auf Angst basierendes Glaubenssystem.

Kapitel 4

DIE KRANKHEIT HEISST ANGST

»Alles, was du jemals wolltest,
befindet sich auf der anderen Seite der Angst.«
GEORGE ADDAIR

Wenn wir uns über die Angst vor unseren Symptomen hinaus in die Neugierde bewegen können, stellen wir fest, dass alle Krankheiten – *ohne Ausnahme* – ein Ausdruck der Weisheit des Körpers sind, die sich auf ihre eigene, hoch entwickelte und unglaublich persönliche Art und Weise manifestiert. Aber ein solcher Mentalitätswandel erfordert ein tieferes Verständnis dafür, wie wir unsere verkörperte Macht an Ärzte ausgelagert haben. In diesem Kapitel werden wir untersuchen, wie die Angst unsere Denkweise über Gesundheit dominiert und durch den *Noceboeffekt* Verwüstungen anrichtet; außerdem werden wir uns damit beschäftigen, wie Sie sich eine neue Erzählung über die Bedeutung Ihrer Gesundheitsreise zu eigen machen können und dadurch den Weg zu wahrer Heilung ebnen.

WIE WIR AUFGEHÖRT HABEN, DEM KÖRPER ZU TRAUEN

Die gute Nachricht ist, dass Sie Ihr gesundheitliches Schicksal in der Hand haben. Die schlechte Nachricht ist … Sie haben Ihr gesundheitliches Schicksal in der Hand.

Ihr Körper reagiert intelligent auf das, was Sie wahrnehmen, glauben und beabsichtigen, mehr als auf das, was »wirklich« geschieht. Wenn Sie also ängstlich und auf eine Opferhaltung konditioniert sind und ein ständig negatives Erwartungsmuster haben, dann ist die Wahrscheinlichkeit höher, dass Ihre gesundheitlichen Ergebnisse weiterhin negativ sein werden. Ohne

Angst kann Ihr Körper sich so verhalten, wie es seiner Natur entspricht: sich neu einstellen und wieder ganz, gesund werden.

Somit ist die Angst die Krankheit, und Ihre Symptome – ihre Dauer und Schwere – sind der Ausdruck Ihrer Angst.

Man lässt uns glauben, dass wir unserem Körper nicht trauen können und ihn nicht verstehen und dass wir einen Experten brauchen, der uns dabei hilft. Wir suchen nach unseren *Diagnosen*. Die Begriffe, die wir in einer Arztpraxis zu hören bekommen – Depression, generalisierte Angst, bipolare Störung, chronische Müdigkeit –, sind mehr als nur Worte. Es sind moderne Flüche mit der Macht, negative Ergebnisse herbeizuführen.

Bezeichnungen wie »Depression«, »Angst« und »Krebs« bekommen noch mehr Macht über uns, weil unsere Kultur einen Glauben unterstützt, der Ihrer Wahrnehmung dieser beobachteten Zeichen und Symptome eine *Bedeutung* gibt: nämlich dass sie schlecht sind und Sie in die Hölle der Verdammnis bringen und dass Sie nichts dagegen tun können.

Wir schaffen diese Bedeutung als Kollektiv, und dann geben wir sie weiter. Sie durchdringt unsere Kultur als ein Mem, eine Gedankeneinheit, die sich durch Schrift, Sprache, Gesten, weltliche Rituale oder andere nachahmbare Phänomene verbreitet. Diese Meme sind wie energetische Schwärme, die Sie in sich aufsaugen können, wenn Sie nicht wissen, wie Sie sich an Ihrer eigenen Wahrheit orientieren sollen. Dies erklärt, wie wir gemeinsam entscheiden, *wem* wir vertrauen oder *wovor* wir Angst haben.

Die Liste der Ängste, denen wir zustimmen, wird von den Medien gepflegt, unterstützt durch die Direktwerbung der Mediensponsoren (man denke nur an die von Pharmaunternehmen in Auftrag gegebenen dramatischen Darstellungen der Leiden, die angeblich durch ihre Medikamente geheilt werden), alles, damit wir ständig lernen und wieder lernen, wann – und in Bezug worauf – wir unsere Angstreaktion aktivieren sollen. Diese Botschaften werden uns von der Pharmaindustrie über die Medien eingetrichtert. Dazu gehören sogenannte Astroturfing-Kampagnen (vorgetäuschte »Graswurzelbewegungen«), die sich auf alternativen und ganzheitlichen Plattformen in sozialen Medien breitmachen und ihre Botschaften über scheinbar unabhängige journalistische Kanäle verbreiten.

Wenn wir in einem Meer negativer Emotionen wie Sorge, Reue, Enttäuschung und Trauer baden – alles aus der Angst heraus, dass unser Körper eine tickende Zeitbombe ist –, haben wir keine Kraft, natürlich zu heilen, und sind machtlos. Die Botschaft an Sie ist klar: *Sie sind ein Opfer.*

DIE MACHT NEGATIVER GEDANKEN

Haben Sie schon einmal vom *Noceboeffekt* gehört, dem bösen Bruder des Placeboeffekts? Er bezeichnet die Macht negativer Überzeugungen, wenn man allein durch den Glauben an eine Krankheit krank wird. Wenn Sie den Noceboeffekt verstehen, werden Sie klar erkennen, dass Glaube und Erwartungen die größten Triebkräfte des Leidens sind.

Wie ich in Kapitel 3 erläutert habe, zeigt der Placeboeffekt, dass auch mit Scheinmedikamenten eine heilende gesundheitliche Wirkung erzielt werden kann. Ein *Nocebo* ist im Grunde ein Placebo, das eine negative Wirkung hat. Mit dem Unterschied, dass Nocebos nicht als Zuckerpillen verabreicht werden, sondern eigene Überzeugungen sind.

In der einschlägigen Literatur wird dieser psychologische Mechanismus als *Erwartung* bezeichnet. Eine gute Veranschaulichung des Placeboeffekts bei der Behandlung von psychischen und affektiven Störungen wie Depressionen bietet eine Studie der Columbia University.[1] Patienten, die sich nach der Einnahme von Fluoxetin besser fühlten, wurde gesagt, dass sie gemäß einer zufälligen Auswahl (Randomisierung) entweder weiterhin die Dosis, die ihnen bis dahin geholfen hatte, bekommen würden, oder aber eine Zuckerpille. Im Endeffekt berichteten die Patienten beider Gruppen von Symptomen einer Depression.

Die Studienteilnehmerin Mary zum Beispiel erhielt am Dienstag und dann noch einmal am Mittwoch ihre üblichen 40 Milligramm. Ein paar Tage später wurde sie depressiv, einfach wegen der Möglichkeit, dass sie *vielleicht* das Zuckerpillenplacebo bekommen hatte. Der Verlust der Wirksamkeit des Arzneimittels aufgrund des Wissens des Patienten, *möglicherweise* auf Placebo umgestellt worden zu sein, ist der Noceboeffekt, das Gegenteil des Placeboeffekts.

Hier noch ein weiteres Beispiel dafür, wie stark die Erwartungshaltung und der Noceboeffekt sind. Eine bahnbrechende Studie, über die im *New England Journal of Medicine* berichtet wurde, zeigt, dass in der Woche nach einer Krebsdiagnose ein erhöhtes Risiko besteht, an Herz-Kreislauf-Erkrankungen zu sterben – unabhängig davon, ob die Diagnose richtig war oder nicht.[2] Bei der Analyse über einen Zeitraum von 15 Jahren von mehr als 500 000 Menschen im Alter von 30 Jahren und älter, bei denen Krebs diagnostiziert wurde, fanden die Forscher heraus, dass in der ersten Woche nach der Diagnose das Suizidrisiko bis zu 16-mal und das Risiko eines herzbedingten Todes 26,9-mal höher war als bei krebsfreien Menschen. So stark ist die Kraft der Erwartung.

Es könnte sein, dass zu diesem Phänomen auch die negativen Prognosen der Ärzte beitragen, die ihre Patienten dadurch weiter mit Hilflosigkeit und Hoffnungslosigkeit infizieren, zwei psychospirituelle Zustände, die der Krankheit sowieso schon zugrunde liegen. Auf der Forscherwebsite www.greenmedinfo.com schreibt mein Partner, Sayer Ji, über das sogenannte *bone pointing* (Zeigeknochen, auch Totsingen genannt). Bei diesem sehr alten Ritual richtete ein Schamane einen Knochen auf eine Person, deren Tod angeblich unmittelbar bevorstand und auf übernatürliche Ursachen zurückzuführen sein würde. Dies führte dann letztendlich dazu, dass die entsprechende Person tatsächlich bald darauf starb, an einem emotional bedingten Trauma nämlich. Unsere modernen Schamanen belegen ihre Patienten ebenfalls mit einem Fluch, wenn sie eine Krebsdiagnose stellen und diese als Todesurteil kommunizieren, worauf so mancher Patient sein Leben weit früher beschließt, als es allein aufgrund der Krebserkrankung der Fall gewesen wäre.

Die Übersetzung von Emotionen in die Physiologie gilt schon lange nicht mehr als grenzwissenschaftlich, sondern wird immer mehr durch wissenschaftliche Beweise bestätigt. Eine bahnbrechende Studie an Frauen mit Brustkrebs zeigte den

Mechanismus für die Beeinflussung der gesundheitlichen Auswirkungen durch Emotionen auf.[3] Die Forscher maßen Entzündungsmarker, die sogenannten *Zytokine*, und setzten sie mit dem Grad der emotionalen Akzeptanz in Beziehung. Frühere Studien hatten gezeigt, dass die Zytokine bei Krebspatienten erhöht sind und zu Symptomen wie Müdigkeit, chronischen Schmerzen und Übelkeit beitragen können. Diese Symptome beeinträchtigen nicht nur die Lebensqualität einer Person, sie schwächen auch die für die Heilung erforderlichen körperlichen Ressourcen.[4] Leider führte allein schon die Erfahrung mit der Diagnose Krebs zu einem Anstieg der entzündungsfördernden Zytokine, sogar in Fällen, in denen es sich letztendlich um eine Fehldiagnose handelte.[5]

Emotionale Akzeptanz wurde für die erwähnte Studie definiert als das Zulassen von – positiven und negativen – Emotionen, ohne zu versuchen, diese Emotionen zu kontrollieren, zu verändern oder zurückzuweisen. Bei der Studie zeigt sich, dass bei einer hohen emotionalen Akzeptanz die Anzahl der Entzündungszytokine geringer war.

Bemerkenswert ist, dass die Reaktionen von Männern anscheinend stark von den Informationen abhängen, die über ein Placebo gegeben werden (intellektuell gesteuerte Reaktionen). Frauen wiederum neigen im Zusammenhang mit Nocebo stärker zu konditionierten (gefühlten) Reaktionen. Studienteilnehmerinnen, die Kenntnis von einer anderen Frau hatten, die über Nebenwirkungen eines Medikaments berichtet hatte, litten mit einer doppelt so hohen Wahrscheinlichkeit an genau diesen Nebenwirkungen, auch wenn es sich bei dem eingenommenen Medikament um eine Zuckerpille (Scheinmedikation) gehandelt hatte. Dies wird soziale Modellierung genannt.

Wenn also selbst unsere kulturell bedingten Überzeugungen die Verwundbarkeit unserer Physiologie beeinflussen können, wie sollen wir die körperliche Reaktion dann verstehen? Wird der Körper wirklich »ausgetrickst« oder reagiert er intelligent auf das, was jemand als Konflikt, Notlage oder Gefahr wahrnimmt? Meines Erachtens verfügt der Körper über eine hohe Intelligenz, und ich würde sogar noch weiter gehen und behaupten, dass es möglich ist, dass eine frühe, eingeprägte Erfahrung von Angst, sofern unverarbeitet und unerkannt, tatsächlich die Symptome auslöst, die dann schließlich als Krankheit diagnostiziert werden. Ja, die Krankheit heißt Angst, und die Symptome sind ihr Bote.

UNAUSGESPROCHENE WUT KANN KRANKHEITEN BEGÜNSTIGEN

In seinem Buch *Wenn der Körper Nein sagt* schreibt Dr. Gabor Maté darüber, wie Stress Krankheiten wie Autoimmunität und Krebs verursacht. Maté behauptet, dass Menschen, die sich viel gefallen lassen und die ihre eigenen emotionalen Bedürfnisse im Dienste anderer unterdrücken, ein besonderes Risiko für die Entwicklung von Immunkrankheiten haben.

Es gibt eine Art von chronischem Stress, der mit dieser Art von Selbstverleugnung verbunden ist. Daran leidende Menschen werden emotional von anderen kontrolliert und auf eine untergeordnete Position verbannt. Sie fühlen sich machtlos und hilflos und sind Opfer für das, was meine liebe Freundin und Pionierin auf dem Gebiet der Frauengesundheit Dr. Christiane Northrup *Energieräuber* nennen würde.[6]

Es scheint, dass einer der Risikofaktoren für einige Formen von Krebs und Autoimmunerkrankungen eine Erfahrung mit einem akuten oder chronischen Kindheitstrauma ist, bei der das Überleben an die Anpassung an Erwartungen geknüpft ist, die selbstverletzend sind. Maté schreibt, dass jeder seiner Patienten mit emotionaler Repression als Bewältigungsstil gekämpft hat und dass nicht einer von ihnen die folgende Frage mit Ja beantworten konnte: »*Wenn Sie sich als Kind traurig, verärgert oder wütend gefühlt haben, gab es da jemanden, mit dem Sie reden konnten – selbst wenn er oder sie der-/diejenige war, der/die Ihre negativen Emotionen ausgelöst hat?*«

Ich würde bei den Patienten, mit denen ich gearbeitet habe, zu demselben Schluss kommen.

Maté definiert Repression als »die Trennung der Emotionen vom Bewusstsein und ihre Abschiebung in den unbewussten

Bereich«, was »unsere physiologischen Abwehrkräfte desorganisiert und verwirrt, sodass bei manchen Menschen diese Abwehrkräfte aus den Fugen geraten und zu Zerstörern statt Beschützern der Gesundheit werden«.

Erstaunliche Ergebnisse aus Längsschnittforschungen legen nahe, dass es möglich ist, basierend auf Feststellungen von unterdrückter Wut und lang anhaltender Hoffnungslosigkeit mit 75 bis 78 Prozent Genauigkeit vorherzusagen, welche Menschen Krebs entwickeln werden. Sich nichts anmerken zu lassen, dient ganz sicher nicht der Gesundheitsprävention!

Um die Sache zu komplizieren, zitiert Maté Daten, die darauf hindeuten, dass Brustkrebspatientinnen, die scheinbar nicht unter Stress stehen, mit *größerer* Wahrscheinlichkeit früher sterben. Positives Denken und positive Emotionen sind nicht dasselbe wie echte Freude, stellt er klar. Sie sind eher eine Ablenkungstechnik und missachten die Bedeutung und Wichtigkeit einer Reihe »negativer« Emotionen, die unser authentisches Selbst informieren: ein Selbst, das für seine Vitalität grundsätzlich Gefühlsausdruck zu benötigen scheint.

Maté schreibt: »Negatives Denken erlaubt uns, unbeirrt in unserem eigenen Interesse zu beobachten, was nicht funktioniert. Wir haben in zahlreichen Studien feststellen können, dass zwanghafte positive Denker mit größerer Wahrscheinlichkeit Krankheiten entwickeln und weniger wahrscheinlich überleben. Echtes positives Denken – oder, tiefergehender, positives Sein – befähigt uns zu wissen, dass wir von der Wahrheit nichts zu befürchten haben.«[7]

Der Dichter John Keats prägte 1817 den Begriff der »negativen Fähigkeit«. Er verstand darunter die Fähigkeit, »... das Ungewisse, die Zweifel, die Mysterien zu ertragen, ohne alles aufgeregte Greifen nach Fakten und Verstandesgründen«.[8] Damit erkannte er vor 200 Jahren, dass eine wahre Vision die Annahme des Paradoxons und der Ungewissheit des Lebens erfordert.

ANGST UND IHR SCHATTEN

Was bestimmt, ob etwas in unseren Herzen Angst auslöst oder nicht? Ich glaube, es ist das Glas, durch das wir hindurchsehen: unsere Wahrnehmung.

Wenn eines der fatalen Reaktionsmuster bei uns ausgelöst wird, die wir zum Teil von frühester Kindheit an gelernt haben, bedeutet das, dass wir einen unserer existenziellen Stolperdrähte auslösen: entweder unseren Glauben, dass die Welt absolut unsicher ist, dass niemand für uns da sein wird, wenn es hart auf hart kommt, oder ganz grundsätzlich, dass unser Körper scham- und fehlerbehaftet ist. Scham ist oft die treibende Kraft dahinter, wenn ein allopathischer Arzt aufgesucht wird. Es ist fast so, als wären wir eine Schar verletzter Kinder, die mit erhobenen Armen zum Arzt und ins Krankenhaus rennen und sagen: »*Lieben Sie mich einfach! Und bringen Sie bitte diesen kaputten Körper in Ordnung!*«

Da wir uns der starken Kindheitsemotionen, die unser Verhalten als Erwachsene bestimmen, normalerweise nicht bewusst sind, leben wir in einem Zustand der Unterdrückung und Projektion und stellen uns vor, dass das Schlechte von außerhalb von uns kommt und nicht von unseren zurückgewiesenen, missbrauchten, vernachlässigten und unterdrückten Bereichen. Wie Robert Augustus Masters, der Autor von *Bringing Your Shadow Out of the Dark*, sagen würde, sind wir wenig mit unserem emotionalen Selbst vertraut.

Laut Masters ist unser »Schatten« unser innerer Speicher für die Aspekte von uns, die wir verleugnen oder ablehnen oder die wir anderweitig im Dunkeln halten. Jeder hat einen Schatten, aber nicht jeder kennt ihn. Und in dem Maße, in dem wir unseren Schatten nicht kennen, beeinflusst, kontrolliert und leitet er uns.

In Kapitel 8: »Die Lebensbrille verändert Ihre Wahrnehmung«, werde ich Ihnen zeigen, wie Sie mit Ihrem Schatten arbeiten können. Vorerst will ich Sie nur auf folgende Anzeichen eines nicht wahrgenommenen Schattens hinweisen, der Sie in Zustände von Angst, Stress und Krankheit bringen kann:

- reflexartige Abwehrreaktionen,
- sich wie erstarrt fühlen, wenn man reagieren müsste,
- in alten Beziehungsmustern stecken geblieben sein,
- sagen, dass es einem gut geht, obwohl es nicht stimmt,
- sich hinter »positiven« Reaktionen auf etwas, das einen ehrlich beunruhigt, verstecken,
- übertriebene Selbstkritik,
- sich nicht für etwas entschuldigen können, das man eindeutig falsch gemacht hat.

ANGSTFREIHEIT

Wie kann man ein notlagenfreies Leben führen, in dem man furchtlos mit Symptomen und sogar Krisen umgeht? Insbesondere um einer Erfahrung von Depression, Angst, Schlaflosigkeit und selbst den erschreckendsten Diagnosen wie Krebs und Vireninfektionen mit Vertrauen, Mut und Neugier zu begegnen?

In meiner Praxis und mit meinem Onlineprogramm heilen Personen, bei denen eine chronische Krankheit diagnostiziert wurde (von bipolarer Störung über Lupus bis hin zu Morbus Crohn und Zwangsstörung), ihren Körper, befreien ihren Geist und lassen ihre Leiden und Medikamente für immer hinter sich. Ich glaube, dass diese Ergebnisse zu einem großen Teil auf den Rahmen der Furchtlosigkeit und die dadurch geförderte Neugier zurückzuführen sind. Ich behandle meine Patienten wie die fähigen Erwachsenen, die sie sein können, wenn ihr Kindselbst nicht verlangt, dass sie als unglückliche Opfer verhätschelt werden. In diesem Rahmen werden die Begriffe »Angst« und »Sorge« aus unserem gemeinsamen Vokabular gestrichen, und jeder Aspekt der Erfahrung von Symptomen wird zu einer aussagekräftigen Botschaft, die im Kontext der Lebenswelt des Patienten zu interpretieren ist. Ohne Furcht sind wir in der Lage, alles, was kommt, widerstandslos und mit offenen Armen zu empfangen, wodurch sich dramatische Umschwünge und Entwicklungen ergeben können.

Meiner Meinung nach – und die Wissenschaft der PNI unterstützt dies – sagen unsere Emotionen dem Körper, wann und wie sich Symptome manifestieren sollen. Sobald Symptome zum Ausdruck kommen, werden wir aufgefordert, darauf zu reagieren. Flippen wir aus und rennen zur Notaufnahme? Oder machen wir sie uns zu eigen und stellen uns Fragen, um sie mit Interesse und Entschlossenheit zu bewältigen? Eine meiner Teilnehmerinnen an meinem Onlineprogramm sagte Folgendes zum Thema negative Emotionen und dem Potenzial, nicht davor wegzulaufen:

Resetter: Beth

Am Montagabend war ich von meinem Arbeitstag und dem anschließenden Kümmern um die Kinder erschöpft. Ich suchte einen ruhigen Ort auf, um mich auszuruhen und still zu sein, und spürte bald etwas sehr Erhebendes in meiner Erschöpfung. Es war außergewöhnlich! Das war schon das zweite Mal in den letzten Tagen, dass ich zuerst negative Emotionen empfunden habe und diese sich dann zu etwas ganz anderem entwickelten.

Heute stand ein unangenehmer Termin auf dem Plan, bei dem es um finanzielle Angelegenheiten ging. Ich hatte vorher große Angst davor, aber als ich die Angst dann einfach losließ, befand ich mich plötzlich in einem glückseligen Zustand voller Dankbarkeit und Frieden. Ich habe fast Freudentränen geweint. Jeder Teil von mir war von einem guten Gefühl durchdrungen. Ich glaube, dass ich inzwischen einen Schritt näher dran bin, nicht mehr so viel Angst vor verschiedenen emotionalen Zuständen zu haben.

In meiner Praxis und meinem Programm ist das wichtigste Kriterium für den klinischen Erfolg ein gemeinsames Glaubenssystem, das die Heilungskraft des Körpers fördert, wenn es richtig unterstützt wird. Diese Unterstützung erfolgt in Form eines hohen Maßes an Selbstfürsorge, aber auch in Form einer

Einstellung, die auf das volle Potenzial des Körpers und die Akzeptanz dessen, was *ist*, ausgerichtet ist. Sie basiert auf Vertrauen und führt zu einer kraftvollen Furchtlosigkeit.

In vielerlei Hinsicht können Ängste, die im Zusammenhang mit der Gesundheit entstehen, als Glaubenstests angesehen werden. Es ist leicht, einen gegebenen Umstand als Ausnahme, als Extrem oder als einmaliges Zugeständnis zu sehen, aber jede einzelne Gesundheitserfahrung, die uns zuteilwird, ist ein Tanz mit unserem eigenen Glaubenssystem und ein Spiegelbild des Vertrauens, das wir in unseren eigenen Körper gesetzt haben.

Wenn Sie wirklich aus vollem Herzen an die Fähigkeit und die Weisheit Ihres Körpers glauben, dann werden Sie diese Prüfungen mit Bravour bestehen. Sollten Sie sich gerade im Prozess der Transformation befinden, kann es jedoch eine Schwelle der Angst geben, die Sie dazu bringt, Ihre selbst formulierten Philosophien oder persönlichen Wünsche nach Gesundheit und Wohlbefinden zu missachten. Einer der wichtigsten Grundsätze des Wachstums ist die Integration: das, was man sagt, glaubt und tut, in Übereinstimmung miteinander zu bringen. Dazu gehört auch, dass wir die Art und Weise identifizieren, wie wir das eine behaupten und das andere tun – wenn wir zum Beispiel angeblich an die Heiligkeit des Lebens glauben, aber versuchen, den Körper mit Medikamenten zu beherrschen und zu manipulieren, weil wir Angst haben.

Krankheiten und von der Gesellschaft kultivierte Ängste (Zika! Schweinegrippe! Ebola!) können uns unsere blinden Flecken und nicht integrierten Bereiche erkennen lassen. Aber um das Leben fließen zu lassen, so, wie wir es uns alle wünschen, müssen wir uns über die Komfortzonen unseres Geistes hinausbewegen und die Schichten unserer Geschichte und des Egos abstreifen, um wirklich wir selbst zu werden.

Deshalb schaffe ich mir Raum für ein medikamentenfreies Leben. Meine Freunde, Familie und Patienten wissen, dass ich diesen Weg gehe. Keine Medikamente. Dazu gehört alles, von Schmerzmitteln über Antibiotika bis hin zu Verhütung und Chemotherapie. Ich habe zu viele Patienten gesehen, denen durch Medikamente Schaden zugefügt wurde oder die Jahre ihres Lebens in einem gestoppten Entwicklungsprozess verloren haben, in dem die Arzneien sie stagnieren ließen.

Wenn Sie sich das nächste Mal einer pharmazeutischen Behandlung unterziehen wollen, betrachten Sie die Medikamente als das, was sie wirklich sind: eine unternehmerische Chance, von Ihrer Entmachtung zu profitieren, und eine freiwillige Mitgliedschaft in einer Art Religionsgemeinschaft, die den Körper als defekt, zerbrechlich und rein dinglich betrachtet.

Antibiotika. Von allen vergifteten Äpfeln sind Antibiotika bei Weitem die verlockendsten, da sie eine Mentalität der Angst hervorrufen und gleichzeitig die Illusion der schnellen Lösung fördern. *Und wenn meine Ohrinfektion ins Gehirn vordringt? Die Lungenentzündung könnte mich umbringen. Was ist, wenn die Harnwegsinfektion meine Nieren angreift?* Sprechen Sie mal mit jemandem, der mit einer *Fluorchinolon-Toxizität* zu kämpfen hatte, einer unerwünschten Wirkung des Antibiotikums Ciprofloxacin, die Nervensystem und Muskel-Skelett-Schäden verursacht und sich als multisymptomatische, oft chronische Krankheit manifestiert. Dann verstehen Sie, wie Antibiotika Ihr Leben für immer verändern können.[9]

Wir müssen einen tieferen Respekt dafür entwickeln, was es bedeutet, den Körper durch einen Prozess der Neueinstellung durch Infektion zu unterstützen. Jeder traditionelle Kinderarzt, darunter mein Freund Dr. Larry Palevsky, wird Ihnen sagen, dass uns Infektionskrankheiten langfristig stärken und dass »böse« Viren und Bakterien nicht einfach nur schlecht für uns sind. Niesen, Erbrechen, Durchfall und Schwitzen sind körpereigene Mechanismen, die eingelagerte Giftstoffe mobilisieren, also wieder in Umlauf bringen, um sie dann ausscheiden zu können. Bedenken Sie, dass eine Erkrankung der Ausdruck der Bemühungen eines weisen Körpers sein kann, Ihre Aufmerksamkeit und Unterstützung zu erhalten, nicht Ihre Angst und Einmischung.

Die Realität ist, dass die Muster der Symptome, die wir Infektionen nennen, einen natürlichen Verlauf mit einer eingebauten Fähigkeit zu einer nachhaltigen Genesung haben, sodass wir den Antibiotika möglicherweise unangemessene Anerkennung zollen. Dies scheint auf der Grundlage der veröffentlichten Literatur möglich zu sein. So kam beispielsweise eine Studie über Rhinosinusitis (Entzündung der Nasenschleimhaut mit gleichzeitiger Entzündung der Nasennebenhöhlenschleimhaut) zu dem Schluss: »Die Risiken möglicher Nebenwirkungen müssen gegen den potenziellen Nutzen von Antibiotika für den Patienten abgewogen werden. Dies ist besonders relevant, weil sich die Verabreichung von Placebos als fast genauso wirksam wie die Anwendung der Antibiotikatherapie erwiesen hat und noch dazu viel sicherer ist.«[10]

Ein Bericht aus dem Jahr 2017 verweist auf das erhöhte Risiko einer nachträglichen Infektion, auch mit antibiotikaresistenten Stämmen, bei Personen, die während einer Reise Antibiotika eingenommen haben, mit unvorhersehbaren Heilungsraten, die sich bei wiederholten Antibiotikaverabreichungen offenbar deutlich verschlechtern: »Selbst kurze Antibiotikabehandlungen stören das Darmmikrobiom bis zu einem Jahr oder länger, und wiederholte Behandlungen scheinen den Genesungsprozess bei später auftretenden Krankheitsfällen negativ zu beeinflussen.«[11]

Es wurde außerdem festgestellt, dass sich selbst nach einer kurzen Einnahme des populären Antibiotikums Ciprofloxacin die Mikrobiomvielfalt längerfristig um bis zu ein Drittel verringert.[12] Diese Abnahme der Vielfalt kann selbst eine Vorstufe einer neuen Krankheit sein. Zum Beispiel ist die chronisch-entzündliche Darmerkrankung (CED) eine von mehreren chronischen Erkrankungen, die mit einer zu geringen Anzahl nützlicher Darmbakterien verbunden sind.[13] Dysbiose (Ungleichgewicht der Darmflora) ist überdies ein Wegbereiter von Autoimmunität[14] sowie von Gewichtszunahme bis hin zu Fettleibigkeit.[15]

Antibiotika können aber nicht nur eine Dysbiose auslösen, sondern auf zellulärer Ebene Folgen haben, die von einer verlangsamten Knochenbruchheilung[16] bis hin zu einem akuten Leberschaden reichen.[17] Ebenso kann es zu Veränderungen von bis zu 87 Prozent der Darmmetaboliten, zu Verletzung und Zerstörung von Mitochondrien (den Energiezentren der Zellen) und zur Schädigung des Darmgewebes kommen.[18]

Antibabypille. Ein Leben mit einem Hormonungleichgewicht ist kein gutes Leben. Es ist deshalb wichtig, an die Wurzel einer hormonellen Unausgewogenheit zu gehen – Zuckersucht, Schilddrüsenunterfunktion, Verstopfung oder eine überlastete Leber. Ich nahm zwölf Jahre lang die Antibabypille, weil ich glaubte, dass sie ein Geschenk der westlichen Medizin an die Frauen waren. Es hat sich aber inzwischen herausgestellt, dass diese Gabe so etwas wie ein trojanisches Pferd war, da die Verhütungspille uns wesentliche Nährstoffe entzieht, Entzündungen vorantreibt und die Funktion der Geschlechts- und Schilddrüsenhormone stört. Damit werden genau die Systeme beeinträchtigt, die für unsere Lebenskraft verantwortlich sind. Man kann bei einer Frau nicht die Hormone ausschalten, ohne die *Frau* in der Frau außer Gefecht zu setzen.

Impfstoffe. Impfstoffe, die ja in keiner Weise an die individuellen Bedürfnisse (Geschlecht, Alter, Gewicht, Immunologie, Stressniveau, Gefahrenaussetzung, Familiengeschichte) eines Menschen angepasst werden, sind die heilige Kuh einer Industrie, die keinen Raum für eine informierte Zustimmung oder eine individualisierte Herangehensweise an das Wohlergehen der Menschen lässt. In Kapitel 5 werde ich näher darauf eingehen, dass Impfstoffe potenziell die Entstehung psychiatrischer Erkrankungen wie Depressionen fördern. Vorerst sei nur gesagt, dass die theoretische Grundlage von Impfprogrammen auf einer antiquierten Perspektive beruht: Krieg gegen schlechte Keime und der Versuch, sie auszurotten. Mit den neuen Erkenntnissen über das Mikrobiom, die Psychoneuroimmunologie und die Epigenetik hat die Wissenschaft diese kindliche Vorstellung eigentlich ad acta gelegt, und das sollten wir auch tun.

Paracetamol und Ibuprofen. Scheinbar harmlose, rezeptfreie Schmerzmittel lindern die Schmerzen. Warum unnötig leiden? Leider haben diese Mittel gegen Fieber, Schmerzen und andere Beschwerden ihren Preis: Paracetamol ist ein Lebergift epischen Ausmaßes, und Ibuprofen ist eine Darmbombe, deren wahre Toxizität sich gerade erst herausstellt.

>*Angst ist eine Infektionskrankheit. Angst kann ansteckend sein, Glaube nicht. Der muss von innen kommen.*«
DR. NICHOLAS GONZALEZ

Mein Mentor, der verstorbene Dr. Nicholas Gonzalez, ein großartiger Mensch, war ein ganz besonderer Einfluss in meinem Leben. Er bestärkte mich in dem furchtlosen Umgang mit Krankheiten und half mir, meine wenigen noch verbliebenen Zweifel auszuräumen – wenn ich zwischendurch dachte: *In diesem Fall braucht es jetzt aber die Schulmedizin doch.* Als ich mich mit seinen naturheilkundlichen Verfahren befasste, nach deren Anwendung Krebspatienten, die sich angeblich im Endstadium befunden hatten, noch viele, viele Jahre oder gar Jahrzehnte weiterlebten, wusste ich, dass es in der Tat nichts zu befürchten gab. Niemals. Patienten, die vom medizinischen Establishment schon abgeschrieben worden waren, fassten in seiner Praxis schnell wieder Mut, denn sie wurden in ihrem Glauben an die Fähigkeit des Körpers bestärkt, sich selbst zu regulieren und zu heilen, auch wenn ein Teil der Heilung wie Krankheit aussah. Hunderte solcher Patienten profitierten vom Ansatz von Dr. Gonzalez und waren am Ende wieder gesund.

Nick gab seinen Patienten einen Plan, der auf personalisierter Ernährung, Entgiftung und Nahrungsergänzungsmitteln basierte (und der eine große Inspiration für das später von mir entwickelte Selbsthilfeprogramm war). Es ist durchaus möglich, dass seine Methode jeweils »nur« die Selbstheilungsreaktion des Körpers stärkte und nicht die Heilung an sich bewirkte.

AUF ANGST BASIERENDE THEORIEN ÜBER INFEKTIONEN

Bei mir haben Darstellungen auf Vorschulniveau vom Immunsystem als eine Truppe von Soldaten, die gegen den feindlichen Keimeindringling kämpfen, immer ein inneres Augenrollen ausgelöst. Aber erst seit ich tiefer in die Komplexität der

Immunologie eingetaucht bin, weiß ich, wie wenig Wissen bisher eigentlich tatsächlich über das Immunsystem vorhanden ist. Im Grunde genommen widmet sich die Immunologie hauptsächlich der Impfstoffforschung. Impfstoffe müssen doch positive Auswirkungen haben, wenn sie Antikörper produzieren, oder nicht? Antikörper werden als Synonym für den Schutz vor Krankheiten angesehen, und in klinischen Studien werden sogar Surrogatmarker zur Wirksamkeit von Impfstoffen verwendet. Aber gibt es tatsächlich einen wissenschaftlichen Nachweis für ihre Wirksamkeit? Binden sich die bei der Impfung produzierten Antikörper tatsächlich an Krankheitserreger und machen sie sie inaktiv? Was ist, wenn Antikörper einfach Reaktionselemente sind, die die Reaktion des Körpers auf die vielen toxischen Chemikalien in Impfstoffen unterstützen, Chemikalien, die von Emulgatoren wie Polysorbat 80 bis hin zu Formaldehyd reichen?

Und was ist mit der Ansteckung? Keime als Krankheitserreger, das ist eine komplexe Frage, zu der die Wissenschaft in den vergangenen zwei Jahrzehnten mit zahlreichen Veröffentlichungen ihre Beiträge geleistet hat. Aber mit dem Aufkommen der Mikrobiologie – unserer inneren Ökologie, die nicht nur unsere harmonische Beziehung zu, sondern auch unsere Abhängigkeit von genau den Mikroben, die wir verteufelt haben, offenbart – *hätte* sich in der Schulmedizin alles ändern müssen. Dazu gehört auch die Entdeckung sogenannter Viren, die in unser eigenes genomisches Material eingebettet sind, was Fragen aufwirft.

Wurde ein einzelnes Virus, das als unfähig erachtet wird, unabhängig zu existieren, jemals unter dem Elektronenmikroskop sichtbar gemacht, oder schließen wir das einfach aus irgendetwas? Die Forschung über unsere innere Ökologie spekuliert derzeit, dass bis zu acht Prozent dessen, was wir als menschliche DNA bezeichnen, möglicherweise viralen Ursprungs ist; dies wird als *Virom* bezeichnet. *Viral* heißt: Nukleinsäuren in einer Proteinhülle, die Zellen zur Replikation benötigen, im Wesentlichen nicht lebende Erscheinungsformen der genetischen Informationsübertragung. Wenn wir besser verstehen, wie genetische Informationen zwischen Lebewesen weitergegeben werden,

werden wir vielleicht die Überträger infrage stellen, denen wir kausale Rollen zugewiesen haben.[19] Die Übertragung von Wirkungen kann viele Formen annehmen, die wir verstehen können, wenn wir über den Tellerrand der konventionellen Medizin blicken. Verbreitet sich ein Gähnen so, wie es Keime angeblich tun? Was ist mit den Frauen, deren Menstruationszyklen sich synchronisieren, wenn sie zusammenleben? Oder die Ausbreitung von angstbedingten Krankheiten, die mit einer Studie eindrucksvoll demonstriert wurde, in der es Frauen, die davon überzeugt waren, dass sie »kontaminierte Luft« einatmen, schlecht wurde, als sie sahen, wie es anderen schlecht wurde – obwohl mit der Luft absolut alles in Ordnung war?[200] Dann gibt es Menschen, die nur dann Symptome einer Erkältung bekommen, wenn sie vorher glauben, dass es ihnen nicht gut geht. All diese Situationen stellen die vereinfachte Theorie der Keimverbreitung allein durch physikalische Krankheitserreger infrage.

Ich bin zu der Überzeugung gelangt, dass die Symptome einer Infektion ein Beweis dafür sind, dass der Körper weiß, wie er sie *ausmerzen* kann und muss. Erbrechen, Durchfall, Schwitzen, Husten, Niesen und laufende Nasen haben alle gemeinsam, dass es dabei zu einer Exsudation, einer Flüssigkeitsabsonderung, kommt, sich der Körper also von etwas befreit. Dies erklärt wahrscheinlich auch, warum so viele meiner Patienten und Onlineteilnehmer während und nach dem Ausschleichen ihrer Medikamente eine Erkältung oder Bronchitis nach der anderen entwickeln: Ihr Immunsystem ist endlich in der Lage, die gespeicherten Giftstoffe zu mobilisieren.

Es gibt viele wissenschaftliche Annahmen, die bis heute weder widerlegt noch bewiesen werden konnten. Die Wissenschaft kann ein schönes Werkzeug für Entdeckungen sein, aber nur, wenn sie gegebenenfalls das Entstehen eines vollständigeren Bildes unvoreingenommen anerkennen kann. Ein anderer weiser Freund, Charles Eisenstein, schrieb in seinem aufrüttelnden 800-Seiten-Werk *Die Renaissance der Menschheit:* »Wenn wir Keime als Raubtiere sehen, die aus eigenem biologischen Interesse (Überleben und Vermehrung) versuchen, uns ›Ressourcen‹ zu stehlen, dann besteht eine rationale Reaktion darin, ihnen diese Ressourcen zu verweigern, sich vor den Raubtieren zu verstecken oder sie zu bekämpfen – die Kampf-oder-Flucht-Reaktion. Wenn ich aber im Gegenteil glaube, dass es einen für meinen Körper spezifischen Grund gibt, warum die Grippe mich und nicht Sie erwischt hat, dann ergibt das Programm der Kontrolle keinen Sinn mehr.«[211]

Manchmal genügt eine freundliche Erinnerung daran, dass man, wenn man im Einklang mit seinem Körper ist – und wirklich einen Waffenstillstand mit ihm schließt –, Zugang zu unbegrenzten Reservoiren von Heilenergie hat. Darauf möchte ich hinweisen, und es betrifft uns alle. Sobald wir verstehen, dass unsere Symptome und Krankheiten einen Sinn haben, dass sie uns eine Botschaft senden, und wir darauf vertrauen, dass unser Körper sie gut überstehen kann, wenn er unterstützt wird, werden wir zu unaufhaltsamen Trägern der Revolution in der heutigen Biokontrollgesellschaft.

WAS GENAU IST »ANGSTFREI HEILEN«?

Wenn Angst die Krankheit ist, worin besteht dann die Heilung? Möglicherweise in etwas so Einfachem wie einer Änderung der Denkweise und einer Neuausrichtung der gefühlten Erfahrung des Körpers, einer neuen Reiseroute sozusagen. Das betrifft unsere Überzeugungen, unsere gelebte Erfahrung und unsere Erfolge. Wir lassen uns auf eine neue Geschichte ein, in der niemand ein Opfer von schlechten Genen, Pech und einer ungewollten lebenslangen Beziehung zur Pharmaindustrie ist.

Sie haben die Wahl, sich dieser Herausforderung mit Neugier zu stellen, Ihren Körper dabei zu unterstützen, anstatt ihn zu behindern, und ein Gefühl für Ihr wahres Selbst zu wecken, das sich unter der Erfahrung der körperlichen Heilung verbirgt. Auf diese Weise bringen Sie eine neue Tonspur in Ihr Leben, die sagt: *Das ist aber interessant,* oder: *Es gibt nichts, worüber man sich Sorgen machen muss,* anstatt: *Aber was, wenn ich nicht …?,* oder: *Oh mein Gott, ich könnte es nicht ertragen, wenn …,* oder: *Was würden alle denken, wenn …,* oder: *Warum passiert das gerade mir? Das ist so unfair!*

Es passiert Ihnen, weil es ein Teil von Ihnen ist. Die Erfahrung von Krankheit ist so tief bedeutsam und zielführend, dass sie Ihnen zeigt, wer Sie sind. Fürchten Sie sich nicht davor, sondern nehmen Sie sie an.

Mein ultimatives Ziel ist es, Sie um Ihre Geschichte herum zu orientieren, die Ihre Wahrheit spricht. Ihnen Zugang zu neuen Überzeugungen zu verschaffen, die nicht ängstlich, sondern vertrauensvoll sind. Wenn Sie zum Beispiel glauben, dass Probleme – und sogar Unglücksfälle – aus einem bestimmten Grund auftreten, dass der Körper eine angeborene Weisheit hat und dass der Kosmos nach den Prinzipien eines eleganten Musters funktioniert, werden Sie dem, was kommt, nachgeben und sich in den Fluss des Lebens hineinbegeben. Sie sind neugierig und führen ein Leben, das auf Vertrauen basiert und Ihnen die Möglichkeit gibt, notfallfrei zu sein.

Um an diesen Punkt zu gelangen, müssen Sie aufhören, Krieg zu führen. Sie müssen Ihre Rolle als Opfer aufgeben, das von einem System abhängig ist, das Ihnen die Antworten gibt, die Sie nicht in sich selbst tragen. Überall um uns herum nehmen wir Kriegsgeschichten wahr: Es geht um »Bekämpfung« von Depressionen, Krebs und Keimen. Aber dieser Krieg wird nie gewonnen, sondern nur immer fortgesetzt – durch den ständigen, aus Angst geborenen Widerstand und durch die Aufforderung zu immer mehr Kontrolle, wenn Kontrollmaßnahmen bereits versagt und das scheinbare Problem verschlimmert haben. Sie können den Krieg nicht beenden, indem Sie immer weiterkämpfen. Es geht darum, den Kampf aufzugeben.

Sorgen bringen nichts, sondern erhalten nur die Stressreaktion aufrecht, die möglicherweise den gesamten Gesundheitskampf anfeuert. Fragen Sie, was aufgedeckt, akzeptiert und ausgeglichen werden muss. Dann finden Sie die Vorgehensweise, die Medizin oder die Heilung, die das anspricht, was Sie über Ihre tiefsten Bedürfnisse in diesem Leben erfahren. Nehmen Sie die Einladung an, mit sich selbst ins Reine zu kommen, gesund zu werden und sich zu befreien, damit Sie von vorn anfangen und endlich das Wunder erleben können, vollständig zum Ausdruck zu kommen. Zu erfahren, wer Sie wirklich sind.

Resetter: Robin

Heute hatte ich eine interessante Erfahrung, die zeigt, dass der Körper weiß, was zu tun ist, wenn man ihm Zeit zum Zurücksetzen gibt. Ich bin seit zwei Tagen mit einer schlimmen Erkältung zu Hause und habe überlegt, was ich heute essen soll. Ich hatte Lust auf Sojajoghurt (ohne Zucker) und dachte außerdem, ich könnte mir doch mal ein Pilzomelett zubereiten, was ich noch nie vorher gemacht habe. Und dann las ich, dass Joghurt, Pilze, Eier und außerdem Süßkartoffeln gute Nahrungsmittel sind, um eine Erkältung zu verkürzen. So cool, dass mein Körper das alles verlangt hat!

Reisetipp: Wenn Sie Angst haben, meditieren Sie

Versuchen Sie diese Meditation, wenn Sie Angst haben:

Meditation für ein ruhiges Herz

Körperhaltung: Setzen Sie sich in den Schneidersitz und richten Sie die Wirbelsäule auf. Legen Sie die linke Hand in der Mitte der Brust auf das Herz. Die Handfläche liegt flach auf der Brust, die Finger zeigen nach rechts. An der rechten Hand führen Sie die Spitze des Zeigefingers mit dem Daumen zusammen (diese Finger- und Handhaltung nennt man Gyan-Mudra). Heben Sie die rechte Hand dann nach oben, als wollten Sie einen Eid leisten (Unterarm senkrecht zum Boden). Die Handfläche zeigt nach vorn, Mittel- bis kleine Finger sind nach oben gestreckt. Der Ellbogen ist entspannt.

Augen: Entweder schließen Sie die Augen oder Sie blicken nach vorn und haben die Augen dabei zu ungefähr einem Zehntel geöffnet.

Atem: Atmen Sie langsam und tief durch beide Nasenlöcher ein. Halten Sie dann den Atem an und heben Sie den Brustkorb. Bleiben Sie so lange wie möglich in dieser Haltung und atmen Sie dann gleichmäßig, langsam und vollständig aus. Halten Sie den Atem anschließend wieder so lange wie möglich an. Konzentrieren Sie sich auf den Fluss des Atems. Regulieren Sie jedes Stückchen des Atems bewusst.

Abschluss: Dreimal kräftig ein- und ausatmen und schließlich entspannen.[222]

◊

WIE ES WEITERGEHT

In Teil 2 erhalten Sie die Chance, durch eine gefühlte Erfahrung der angeborenen Kraft und Weisheit Ihres Körpers von der Angst zur Furchtlosigkeit zu wechseln. Aus meiner Sicht wäre es das Beste, wenn Sie als Sofortmaßnahme mit Meditation, Entgiftung und hochwertigen Lebensmitteln beginnen würden, den Elementen meines 30-tägigen Heilungsplans, den Sie ebenfalls in Teil 2 kennenlernen werden.

Aber bevor Sie beginnen und sich vier Wochen lang dieser Herausforderung stellen, sollten Sie in Kapitel 5 nachlesen, wie Sie herausfinden können, ob Ihre Symptome durch das, was ich die »psychiatrischen Täuscher« nenne, verursacht werden oder damit zusammenhängen. Es handelt sich dabei um fünf körperliche Probleme, die sich hinter der Maske psychischer Erkrankungen verbergen. Nur wenn Sie diese Betrüger kennen, können Sie Ihre Symptome ganzheitlich angehen und die möglichen Ursachen behandeln.

TEIL 2

WERDEN SIE GESUND

Kapitel 5

VOM CHAOS ZUR BEDEUTUNG: DIE FÜNF TÄUSCHER

»Die Fähigkeit Ihres Körpers zu heilen ist größer,
als man Ihnen glauben machen will.«

UNBEKANNT

Nachdem Sie bis hierher gelesen haben, wissen Sie nun, dass die sogenannten psychischen Erkrankungen keineswegs nur ein chemisches Ungleichgewicht im Gehirn repräsentieren. Hinter einer zugeschriebenen Diagnose verbirgt sich die eigentliche Ursache, auf die Ihr Körper Ihre Aufmerksamkeit lenkt, und wenn Sie neugierig werden und sich mit dieser Ursache befassen, sich Ihrem Körper zuwenden, anstatt ihn zu bekämpfen, können Sie Ihre Heilungsreise beginnen. Meiner Erfahrung nach kann die überwiegende Mehrheit der Symptome – Erschöpfung, Denk- und Konzentrationsstörungen, Apathie, Niedergeschlagenheit, Launenhaftigkeit und Unberechenbarkeit bis hin zu Panikattacken, zwanghaftem Verhalten und Angstzuständen – angegangen werden, indem man den Schwerpunkt zunächst auf die Heilung des Körpers legt. Mit den eventuell vorhandenen Problemen im emotionalen und psychospirituellen Bereich kann man sich besser befassen, wenn die körperliche Grundlage gestärkt wurde.

Lassen Sie uns zunächst einen Blick auf einige der üblichen Verkleidungen psychischer Erkrankungen werfen: die Ungleichgewichte im Körper, die sich als Probleme der Psyche tarnen können. Wir werden eingehend untersuchen, wie Ihr Körper durch seine Symptome mit Ihnen kommuniziert, indem er Ihnen auf die Schulter klopft und sagt: *Hey, ich brauche etwas mehr Aufmerksamkeit von dir!* Sie werden Näheres zu den vielen Möglichkeiten erfahren, wie »psychische Erkrankung«

eigentlich eine Bezeichnung ist, die auf eine Aufforderung des Körpers hinweist, sich ihm zuzuwenden und die persönliche Lebensweise zu verändern.

DIE TÄUSCHER

Die gute Nachricht ist, dass psychiatrische Störungen wie aus dem Lehrbuch möglicherweise lediglich auf gewöhnliche körperliche Ungleichgewichte hinweisen, die vom Arzt einfach nicht diagnostiziert wurden. Ich nenne sie *Täuscher in der Psychiatrie:* fünf körperliche Probleme, deren Symptome möglicherweise nicht von Depressionen und anderen sogenannten psychischen Störungen zu unterscheiden sind.

Zum Beispiel ist eine aus dem Gleichgewicht geratene Schilddrüse heutzutage einer der häufigsten psychiatrischen Täuscher bei Frauen. Die Schilddrüsenunterfunktion *(Hypothyreose)* gehört in den USA zu den Erkrankungen, die am häufigsten unerkannt bleiben. Sie wird leicht mit einem Fehlverhalten chemischer Substanzen im Gehirn verwechselt.

Vier weitere Täuscher vervollständigen das Bild, warum Sie die Diagnose einer Gemütsstörung oder psychischen Störung nicht akzeptieren sollten, ohne erst andere mögliche Ursachen Ihrer Symptome abklären zu lassen. Dabei handelt es sich um 1. Glutensensitivität (oder Milchproteinunverträglichkeit), 2. Blutzuckerschwankungen, 3. Vitamin-B$_{12}$-Mangel und 4. Nebenwirkungen von Medikamenten. Sonst kann es nämlich passieren, dass Sie gegen eine Schilddrüsenerkrankung Sertralin einnehmen oder wegen eines Vitamin-B$_{12}$-Mangels Lamotrigin – keine intelligente medikamentöse Therapie.

DER ERSTE TÄUSCHER: SCHILDDRÜSENSTÖRUNG

Die überwiegende Mehrheit der Symptome, die bei einer Schilddrüsenstörung auftreten, könnten auch Symptome einer diagnostizierten Depression sein. Wir verschwenden in aller Regel kaum einen Gedanken an unsere Schilddrüse, obwohl diese schmetterlingsförmige Drüse, im Hals unterhalb des Kehlkopfs gelegen, wichtige Funktionen hat. Unter anderem spielt sie eine Schlüsselrolle bei Stoffwechsel, Verdauung, Entgiftungsfunktionen, Appetit, Energie, Körpertemperatur, Schlaf und kognitiven Prozessen. Zu einer Schilddrüsenunterfunktion kommt es, wenn die Schilddrüse aufgrund von Nährstoffmangel oder Entzündung unteraktiv ist und nicht genügend Schilddrüsenhormon produziert.

Insbesondere ist die Schilddrüse für die Produktion der Hormone T0, T1, T2, T3 und T4 zuständig. Die beiden aktivsten Schilddrüsenhormone sind T3 und T4. Der größte Teil des T4, der gespeicherten Form der Schilddrüsenhormone, wird im Gewebe aller Körperregionen, einschließlich des Gehirns, in seine aktive Form, T3, umgewandelt. Diese Umwandlung in ein aktives Schilddrüsenhormon erfolgt abhängig von spezialisierten Enzymen, einem optimalen Cortisolspiegel (das Stresshormon) und bestimmten Nährstoffen wie Eisen, Jod, Zink, Magnesium und Selen sowie den B-Vitaminen, Vitamin C und Vitamin D.

In unserer schnelllebigen, nährstoffarmen Welt voller toxischer Substanzen kann schon allein dieser eine hormonelle Umwandlungsschritt leicht beeinträchtigt werden. Und auch wenn Sie die Angriffe in Ihrer Schilddrüse vielleicht nicht per se spüren, werden Sie sie früher oder später in Ihrer Stimmung, Ihrer Energie und Ihrer Wahrnehmung bemerken. Aufgrund der Reaktion der Schilddrüse auf Stressoren treten zahlreiche depressionsähnliche Symptome in Erscheinung, darunter Erschöpfung, Verstopfung, Haarausfall, niedergeschlagene Stimmung, Denk- und Konzentrationsschwäche, ständiges Kältegefühl, niedriger Grundumsatz, Gewichtszunahme, trockene Haut, Muskelschmerzen und Bewegungsintoleranz. Sie tragen Socken im Bett, haben nur einmal in der Woche Stuhlgang oder zeichnen die Augenbrauen nach, weil Ihnen die Härchen ausgefallen sind.

Und dann gibt es da noch die Postpartum-Thyreoiditis, die zehn Prozent der gebärenden Frauen im Wochenbett entwickeln. Diese Krankheit wurde bei mir neun Monate nach der Geburt meines ersten Kindes diagnostiziert und brachte mich dazu, meinen Lebensstil und später mein ganzes Leben auf den

Prüfstand zu stellen. Das ist Medizin, die den ganzen Menschen miteinbezieht.

Interessanterweise hat eine kürzlich durchgeführte Studie gezeigt, dass die Behandlung mit einem synthetischen, verschreibungspflichtigen Hormon (Levothyroxin oder Synthroid) eine mit der Thyreoiditis verbundene Depression nicht wirklich auflöst. Diese Studie hat wieder einmal bestätigt, dass es besser ist, die tiefer liegenden Ursachen einer Erkrankung und nicht ihre Symptome zu behandeln.[1]

Resetter: Sam

Mein Endokrinologe hat mir mitgeteilt, meine Schilddrüsenerkrankung (Morbus Basedow) sei offensichtlich am Abklingen. Ich habe das Reset-Programm abgeschlossen, und jetzt hat er meine Medikation ein zweites Mal verringert. Es ist ein wunderbares Gefühl, dass meine Laborwerte widerspiegeln, wie viel besser es mir jetzt geht – sie waren eine große Überraschung für meinen Arzt, der mir bei unserem ersten Termin sagte, dass es sich bei Basedow um eine reine Autoimmunkrankheit handle und eine veränderte Ernährungsweise keinen Einfluss auf sie hätte. Und meine Schilddrüse hätte bei meiner früheren psychischen Erkrankung keine Rolle gespielt. Haha!

NATASCHAS GESCHICHTE: BASEDOW

Wie Hashimoto ist die Basedow-Krankheit eine Autoimmunerkrankung, bei der das Immunsystem auf eine wahrgenommene Gefahr mit einer Überreizung der Schilddrüse reagiert.

Natascha kam zu mir, weil sie an folgenden Symptomen litt: Nachtschweiß, Haarausfall, Vergesslichkeit, Herzklopfen, Gewichtsverlust, Unruhe, geringe Libido und vaginale Trockenheit. Sie berichtete auch von der Neigung, in Tränen auszubrechen, starker Niedergeschlagenheit und Gefühlen von Hoffnungslosigkeit, die sie seit ein bis zwei Monaten plagten. Meine Verschreibung? Eine entzündungshemmende Ernährung, Minimierung der Schadstoff- und anderer Belastungen aus der Umwelt und Verzehr von natürlichen Fetten zur Unterstützung der Gehirnfunktion. Nachdem Natascha bereits nahegelegt worden war, sich die kostbare Drüse chirurgisch entfernen zu lassen, sagte sie mir nach Abschluss ihres Programms Folgendes:»Ich fühle mich viel besser als früher, womit ich auch die Jahre bereits vor der Diagnose der Basedow-Krankheit meine. Ich bin so dankbar, dass ich meine Schilddrüse retten und meine Gesundheit wiederherstellen konnte. Die Feststellung, dass mein Körper mich nie wirklich im Stich gelassen hat, gab mir ein wunderbares und starkes Gefühl. Ich musste ihm nur ein wenig mehr von dem geben, was er brauchte, damit er sich wieder richtig erholen konnte.«

Die durchschlagende Heilung von Nataschas Krankheit durch Ernährungsumstellung, Meditation und Entgiftung wird in Kürze als richtungsweisende Fallstudie in einer fachrezensierten Zeitschrift veröffentlicht.

Eine Darmheilung beinhaltet die Eliminierung bestimmter Nahrungsmittelantigene und praktisch immer von Gluten. Mein Ernährungsplan mit einer starken glutenfreien Betonung (siehe Kapitel 6) kann helfen, die Schilddrüsenfunktion wieder zu normalisieren und das Immunsystem zu beruhigen. Dies kann mit oder ohne Verifizierung durch Labortests erfolgen, da der Reset ein umfassender Ausgangspunkt für die Behebung all der Ungleichgewichte ist.

Wenden wir uns nun dem zweiten Täuscher zu, der ebenfalls oft fälschlicherweise als psychiatrische Störung diagnostiziert wird – Glutenunverträglichkeit.

DER ZWEITE TÄUSCHER: GLUTENSENSITIVITÄT UND MILCHPROTEIN-UNVERTRÄGLICHKEIT

Es wird geschätzt, dass bis zu 80 Prozent der Bevölkerung an Darmdurchlässigkeit und einer mangelnden Bakterienvielfalt im Darm leiden, was die Verdauung der im Weizen enthaltenen

Proteine besonders problematisch machen kann. Mit einer wachsenden Zahl von Forschungsarbeiten, die Gluten mit verschiedenen Entzündungskrankheiten in Verbindung bringen, gibt es auch eine eindeutig steigende Fallzahl von »nicht zöliakischer Glutensensitivität«.

Über die Darm-Hirn-Achse können Symptome wie Denk- und Konzentrationsschwäche, Erschöpfung, Depressionen, Migräne und eine Vielzahl anderer psychiatrischer Symptome auftreten. Weitere mögliche Beschwerden sind Hautausschläge, Knochen- oder Gelenkschmerzen, Blähungen und/oder Gewichtsverlust. Mit der Zeit kann dies sogar zur Bildung von Antikörpern führen, die sich gegen das Gehirn und andere Gewebe richten.

Gluten, vom lateinischen Wort für Leim abgeleitet, ist ein Stoffgemisch aus den Proteinen *Gliadin* und *Glutenin*, die beide im Weizen vorkommen. Wenn ich Patienten vorschlage, das Gluten aus ihrem Körper zu verbannen, sagen sie mir manchmal, dass sie bereits getestet wurden und »keine Zöliakie« haben. Die Grenzen konventioneller Untersuchungsmethoden sind sehr real, denn die meisten Ärzte führen bei Verdacht auf Zöliakie eine Testreihe durch, bei der nur eine kleine Anzahl potenzieller Immunreaktionen auf diesen Nahrungsbestandteil untersucht wird. In einer Vorstudie wurden entzündliche Reaktionen in den Darmzellen gesunder Probanden entdeckt, was darauf schließen lässt, dass Gluten bei *jedem Menschen* Reaktionen hervorrufen kann.[2]

Wenn Sie skeptisch sind, was den Nutzen eines glutenfreien Lebens angeht, möchte ich Sie auf einen im *New England Journal of Medicine* erschienenen Beitrag hinweisen, der aufzeigt, dass Gluten ein wirklich wichtiges Thema und nicht einfach ein Wellnesstrend ist.[3] Laut dieser Veröffentlichung könnte der Verzicht auf Gluten der Schlüssel zur Heilung von ansonsten chronischen und stark beeinträchtigenden psychiatrischen Erkrankungen sein. Diese Erkenntnis stützt sich dabei auf den nachfolgend beschriebenen Fallbericht.

Fallstudie. Eine 37-jährige Doktorandin, die sich auf ihre Promotion vorbereitete und dementsprechend unter großem Stress stand, begann die Überzeugung zu hegen, dass die Leute über sie reden. Allmählich entwickelte sie regelrechte Wahnvorstellungen von einer gegen sie gerichteten Verschwörung. Als sie nach einem Einbruch in ihre Wohnung ihre eigenen Eltern verdächtigte, wurde sie in die Psychiatrie eingeliefert. Dort erhielt sie Risperidon und Sertralin gegen ihre Psychose und wurde nach einem Monat wieder entlassen. Bei der Nachsorge sechs Wochen später wurde bei ihr sowohl eine Hashimoto-Thyreoiditis als auch Zöliakie diagnostiziert, womit sich ihre Nährstoffdefizite, der Gewichtsverlust und ein sehr schlechtes Ansprechen der Schilddrüsenhormonmedikamente erklären ließen.

Die immer noch psychotische Patientin war jedoch von einer Fehldiagnose ihrer Ärzte überzeugt und verweigerte die glutenfreie Ernährung. Ihre Paranoia hielt an, und sie sah weiterhin »Hinweise« auf eine Verschwörung gegen sie. Sie verlor im Zuge dessen ihre Arbeit, wurde sogar obdachlos und unternahm am Ende einen Selbstmordversuch. Ihre Familie erwirkte eine einstweilige Verfügung gegen sie, und so wurde sie schließlich erneut in eine Psychiatrie eingeliefert und dort auf eine strikt glutenfreie Diät gesetzt.

Nach drei Monaten gingen die Wahnvorstellungen zurück. Zum Zeitpunkt der Niederschrift des Falls hatte sie nach einer unbeabsichtigten Glutenaufnahme einen psychiatrischen Rückfall erlitten.

Aus diesem Bericht, der den Zusammenhang zwischen Gluten und Gehirn aufzeigt, geht hervor, dass es für alle, die Symptome psychiatrischer und neurologischer Erkrankungen aufweisen, eine gute Idee wäre, es einmal mit einer strikt glutenfreien Ernährung zu probieren. Zumal sich immer mehr die Erkenntnis durchsetzt, dass sich nicht nur Zöliakie, sondern auch die nicht zöliakische Glutensensitivität in sehr realen psychiatrischen Symptomen, einschließlich Depressionen und Psychosen, manifestieren kann.

Warum und wie können Lebensmittel solche Probleme verursachen? Eine faszinierende Studie hilft bei der Erklärung, wie weizen-/glutenhaltige Produkte Darmdurchlässigkeit oder einen »undichten Darm« (Leaky Gut) begünstigen und in der Folge

Peptide diese wertvolle Barriere durchdringen und das Gehirn und das Immunsystem reizen können.[4] In einem Prozess der Verwechslung, der molekulare Mimikry genannt wird, kann es schließlich passieren, dass versehentlich eigenes Körpergewerbe angegriffen wird, das exakt die gleichen Aminosäuresequenzen aufweist wie der angreifende Eindringling (zum Beispiel eine Toastbrotscheibe).

Darüber hinaus binden sich verdaute Proteine aus Kuhmilch und Gluten, sogenannte *Exorphine*, an Opiatrezeptoren im Gehirn, was die potenziell süchtig machende Eigenschaft dieser Nahrungsmittel erklärt und die Entzugserscheinungen, wenn sie vom Speiseplan gestrichen werden. Sayer Ji von GreenMedInfo beschreibt, wie bereits 1951 Gluten als Faktor bei psychiatrischen und speziell psychotischen Erkrankungen erkannt wurde.[5] Neuere Daten haben gezeigt, dass Patienten mit der Diagnose Schizophrenie im Vergleich mit Gesunden zwei- bis dreimal häufiger eine Immunreaktivität auf Weizen aufweisen.[6]

Sich von Gluten zu befreien heißt vor allem auch, keine verarbeiteten Lebensmittel mehr zu essen. Deshalb empfehle ich die Vermeidung von co-reaktiven Lebensmitteln wie Mais, Soja und in einigen Fällen Hülsenfrüchten (einschließlich Erdnüssen) sowie selbst von glutenfreien Körnern wie Reis und Hirse. Ich empfehle außerdem, Milchprodukte wegzulassen, einschließlich Joghurt, Käse und Eiscreme, und zwar wegen des darin enthaltenen *Kaseins*.

Kasein (oder Casein) ist der Name für eine Familie von Proteinen, die in Säugetiermilch vorkommen. Es ist möglich, dass unsere modernen, postindustriellen Lebensmittel – Gluten und verarbeitete Milchprodukte sowie Zucker und gentechnisch verändertes Soja und Mais –in einem explosiven Zusammenwirken mit Nährstoffmängeln »konspirieren«, um eine Darm-/Hirnpathologie entstehen zu lassen.

Die molekulare Ähnlichkeit zwischen Gluten und Kasein macht sie zu Komplizen. Die Immunherausforderung bei Milchprodukten scheint sich jedoch von Person zu Person zu unterscheiden. Kuhmilch enthält sechs Arten von Proteinen: vier Arten von Kaseinen (insgesamt 80 Prozent) und zwei Arten von

Molkenproteinen. Das A1-Beta-Kasein kommt am häufigsten bei Holstein-Rindern vor, und man nimmt an, dass es eine nur 5000 Jahre alte mutierte Form des Proteins darstellt. Aus dem A1-Beta-Kasein entstehen während der Verdauung *Casomorphine*, Peptide, deren Wirkung sich mit der leicht rauschhaften Wirkung von Endorphinen vergleichen lässt. A2-Beta-Kasein kommt in der Milch von Schafen, Ziegen und Jersey-Rindern vor.

Im Rahmen einer Studie stellten Forscher bei Schizophreniepatienten eine erhöhte Anzahl von Antikörpern gegen Kaseine fest.[7] Umgekehrt war bei Patienten mit Kaseinantikörpern die Wahrscheinlichkeit einer Schizophreniediagnose sieben- bis achtmal höher als bei anderen. Außerdem haben Menschen mit Kaseinantikörpern ein drei- bis fünfmal höheres Risiko für bipolare Störungen.

Kuhmilch ist nachgewiesenermaßen eine Ursache von Entzündungsprozessen und schlechter Verdauung. Sie kann außerdem Folat-Antikörper enthalten, die sich an die Folsäurerezeptoren binden und so die Aufnahme dieses wichtigen Vitamins in die Zellen blockieren.

Ich bin fest davon überzeugt, dass die Ernährung – sowohl hinsichtlich möglicher Mangelzustände als auch potenzieller Toxizität – sogenannte psychische Erkrankungen verursachen kann. In meiner Eigenschaft als Psychiaterin sehe ich es als wichtigen Auftrag an, meinen Patienten nahezulegen, es eine Weile mit einer gluten- und kaseinfreien Ernährung zu versuchen. Durch die Erprobung dieser anerkannten Behandlungsform wird sich möglicherweise schnell ein deutlicher Rückgang der Krankheitssymptome einstellen und die Behandlung einer angeblich psychischen Erkrankung wird gar nicht mehr nötig sein.

In Kapitel 6 zeige ich Ihnen, wie Sie es schaffen, ohne Lebensmittel auszukommen, die Gluten und Kasein enthalten. Ich empfehle diese Behandlungsmethode sehr, und sie ist ein Bestandteil meines (auch online verfügbaren) Reset-Programms.

DER DRITTE TÄUSCHER:
BLUTZUCKERSCHWANKUNGEN

Eine der effektivsten Möglichkeiten, Fehlfunktionen des Immunsystems und der Schilddrüse – die beide einen Einfluss auf Ihre psychische Gesundheit haben – zu beseitigen, besteht darin, auf Industriezucker zu verzichten und damit den Blutzucker besser zu steuern.

Ganz richtig: Der Weg, um Ihre Stimmungs-, Verhaltens- und kognitiven Symptome zu beheben, könnte durchaus in der Beseitigung des Achterbahneffekts liegen, der mit den Zuckerhoch- und -tiefphasen einhergeht und sowohl im Blutkreislauf als auch, in natürlicher Folge, im Gehirn seinen Niederschlag findet.

Die *reaktive Hypoglykämie* (auch *postprandiale Hypoglykämie* genannt) beschreibt das starke Absinken des Blutzuckerspiegels nach dem Essen. Nach dem Konsum hoher Mengen an Zucker (entweder in offensichtlicher Form wie in Süßgetränken oder in weniger offenkundiger Form wie in Nudeln) steigt der Blutzucker schnell an. Dieser rasche Anstieg löst dann die Ausschüttung von Insulin aus, das die Körperzellen anregt, den Zucker aufzunehmen. Das führt wiederum zu einem drastischen Absinken des Blutzuckerspiegels und als Ausgleich zur Ausschüttung von Cortisol. Das Stresshormon Cortisol ist sozusagen der Gegenspieler des Insulins und reguliert den Blutzuckerspiegel, indem es dafür sorgt, dass der Zucker aus den Zellen wieder in den Blutkreislauf gelangt.

Dieser Prozess ist für das heftige Verlangen nach Kohlenhydraten und Zucker verantwortlich, das uns häufig überfällt (unser Gehirn ist zum Funktionieren auf eine ständige Zufuhr von Zucker angewiesen). Wenn wir dann mal eine Mahlzeit überspringen, haben wir schlechte Hungerlaune, und dies kann langfristig auch zu Angstzuständen, Reizbarkeit, Kopfschmerzen, Schwindelgefühl und Schlafstörungen führen. Wenn Sie das Chaos beseitigen und das Blutzuckergleichgewicht wiederherstellen, können Sie sich wahrscheinlich auch Diagnosen wie Panikstörung, generalisiertes Angstsyndrom, mit ADHS verbundene Symptome oder sogar eine bipolare Störung ersparen und verhindern damit, dass Sie sich auf Medikamente verlassen müssen, die Körper und Geist schaden.

Hier ist ein typisches Szenario: Sie wachen auf, trinken ein Glas Orangensaft und essen ein Brötchen mit Marmelade oder eine Schüssel Cornflakes (oder ein »gesundes« Fertigmüsli), wodurch Ihre Bauchspeicheldrüse mit Zucker überschwemmt wird. Darüber ist sie nicht erfreut und wehrt sich durch die Ausschüttung von Insulin, das den Auftrag hat, den ganzen Zucker zur Energiegewinnung in die Zellen zu transportieren. Der daraus resultierende schnelle Abfall des Blutzuckerspiegels versetzt den Körper und die Nebennieren in Alarmzustand, sodass sie Überstunden machen. Die Nebennierendrüsen produzieren Cortisol, und da Cortisol die Wirksamkeit des Insulins blockiert, wird durch erhöhte Cortisolspiegel eine *Insulinresistenz* gefördert, also eine verringerte zelluläre Antwort auf das Insulin (Insulinresistenz ist ein bedeutender Risikofaktor für Diabetes Typ 2). Darüber hinaus produzieren die Nebennierendrüsen bei Abfall des Blutzuckers das Kampf-oder-Flucht-Hormon Adrenalin, wodurch die Herzfrequenz und der Blutdruck ansteigen und ein Zustand innerer Unruhe entsteht. Als »Lösung« für diesen gefühlten Stress greifen wir dann vielfach zu Süßigkeiten oder anderen raffinierten Kohlenhydraten.

Je mehr Tage Ihres Lebens Sie dieses Muster des Zucker- und Kohlenhydratverzehrs praktizieren, desto mehr leidet Ihr Gehirn, was laut meinem geschätzten Kollegen Dr. David Perlmutter potenziell sogar ein Risiko für die Entwicklung von Alzheimer mit sich bringt.[8, 9]

Die Lösung besteht darin, es gar nicht erst zu starken Blutzuckerschwankungen kommen zu lassen: Zucker und raffinierte Mehlarten aus der Kost ausschließen und dafür mehr Protein und natürliche Fette, insbesondere zum Frühstück, aufnehmen. Es ist außerdem eine gute Idee, alle zweieinhalb Stunden zu essen – manchmal über einen Zeitraum von Monaten oder sogar Jahren –, bis sich die Abläufe wieder normalisiert haben.

JESSICAS GESCHICHTE: PMS UND SCHLAFLOSIGKEIT ODER BLUTZUCKER-UNGLEICHGEWICHT?

Jessica war 23 Jahre alt, als sie in meine Praxis kam und über PMS (prämenstruelles Syndrom), Akne und ein allgemeines Gefühl des Unwohlseins klagte, Symptome, die einer Depression wie aus dem Lehrbuch glichen. Sie wachte häufig mitten in der Nacht auf und plünderte ihre Vorräte, hatte aber morgens, nachdem sie sich müde aus dem Bett gequält hatte, keinen Hunger. Allein diese Information sagte mir bereits, dass ihr Blutzuckergleichgewicht nur noch eine ferne Erinnerung war. Sie erwähnte außerdem ein dumpfes Gefühl im Kopf, Antriebsmangel, geringes Lustempfinden und Herzrasen –Einzelheiten, die den Verdacht auf ein Blutzuckerchaos erhärteten.

Innerhalb nur weniger Wochen nach der Ernährungsumstellung hatte Jessica vier Kilo abgenommen, schlief zum ersten Mal seit vier Jahren nachts durch und hatte ab dem dritten Menstruationszyklus keine Beschwerden mehr. Die Angstzustände, die sie wie eine dunkle Wolke begleitet hatten, waren verschwunden.

Wir sind schlichtweg nicht dafür geschaffen, die Mengen und Arten von Zucker zu essen, die wir heutzutage konsumieren und von denen einige in scheinbar harmlosen Lebensmitteln versteckt sind, die als gesund angepriesen werden (wie Vollkornprodukte, Getreide mit komplexen Kohlenhydraten, fettarmer Joghurt und Diätgetränke mit künstlichen Süßstoffen). Die Reaktion, die im Körper infolge dieser geballten Aufnahme unterschiedlicher Zuckerformen stattfindet, kann sich hinter der Maske verschiedener Symptome verstecken, die mit denen einer Depressionen und Angststörung übereinstimmen. Solche Gefühle können einen ganzen Tag, eine ganze Woche oder einen ganzen Monat anhalten und zu einem allgemeinen Gefühl des Unwohlseins und der inneren Unruhe beitragen, mit dem Sie dann in der Praxis Ihres Hausarztes landen und ein Rezept für ein Antidepressivum erhalten.

Glücklicherweise gibt es dazu eine einfache Lösung, auf die ich in Kapitel 6 näher eingehen werde: der Verzicht auf ungesunden Zucker und raffinierte Mehle und der Verzehr von mehr hochwertigen natürlichen Fetten, insbesondere beim Frühstück.

DER VIERTE TÄUSCHER: VITAMIN-B12-MANGEL

Vitamin B12 spielt eine Schlüsselrolle im gesamten Körper und wird mit einem hohen Energieniveau, einer guten Gemütslage und einer gesunden Funktion des Nervensystems in Verbindung gebracht. Ein Mangel dieses Schlüsselnährstoffs ist jedoch extrem häufig, insbesondere bei Menschen mit einer beeinträchtigten Darmgesundheit, einer Dünndarmentzündung und/oder einer Autoimmunerkrankung.

Vitamin B12 gehört zu den wichtigsten Vitaminen, wenn es um Depressionen und psychische Gesundheit geht. Hier sind einige der Gründe, warum Vitamin B12 so wichtig ist: Vitamin B12 unterstützt die Myelinscheide, die unsere Nervenzellen umhüllt und für eine Weiterleitung der Nervenimpulse sorgt. Man nimmt an, dass bei einem Mangel an Vitamin B12 Symptome wie Gangbildstörungen, Gefühlsverlust sowie Anzeichen von Demenz und multipler Sklerose angestoßen werden können. Und welche Rolle spielt Vitamin B12 bei psychiatrischen Symptomen wie Depression, Angststörung, Erschöpfung und sogar Psychosen?

Die Rolle von Vitamin B12 bei neuropsychiatrischen Syndromen lässt sich am besten mithilfe von zwei grundlegenden biologischen Mechanismen erklären:

Methylierung. Unter Methylierung versteht man die Übertragung und Anwendung von einem Kohlenstoffatom und drei Wasserstoffatomen, die man als *Methylgruppe* bezeichnet, im Rahmen zahlreicher wichtiger Körperfunktionen, beispielsweise Denkprozesse, Reparatur der DNA, Ein- und Ausschalten von Genen, Aufbau und Stoffwechsel von Neurotransmittern, Erzeugung von Energie und Zellmembranen und Abbau von Umweltgiften, um nur einige zu nennen. Die DNA-Methylierung dient vor allem dazu, Gene zu markieren, die zum Ausdruck kommen und nicht unterdrückt werden sollen.

Homocystein-Recycling. Vitamin B_{12} ist einer der wichtigsten Mitwirkenden beim Recycling einer möglicherweise entzündlichen Aminosäure namens *Homocystein*. Mit anderen Worten: Vitamin B_{12} ist unerlässlich, um das Homocystein in Schach zu halten. Ein hoher Homocysteinspiegel kommt auffallend häufig bei Patienten vor, die an Depressionen leiden, und erhöht außerdem das Herzinfarkt- und Schlaganfallrisiko.

Eine der bemerkenswertesten Arbeiten, die ich in der psychiatrischen Literatur gelesen habe, handelt von einer 57-jährigen Frau, die monatelang sowohl mit Antipsychotika als auch mit Antidepressiva behandelt wurde und sogar zweimal eine Elektrokrampftherapie über sich ergehen lassen musste. Irgendwann wurde dann auch ihr Vitamin-B_{12}-Spiegel überprüft.[10] Ihre Symptome bestanden seit Jahren, beispielsweise Weinkrämpfe, Angstzustände, Bewegungsanomalien, Verstopfung und Antriebslosigkeit und schließlich Wahrnehmungsstörungen (sie hörte Stimmen, die ihren Namen riefen). Am Ende trat sogar noch eine Katatonie ein, eine schwere psychomotorische Störung. Trotz der stationären Behandlung blieb sie suizidgefährdet, depressiv und antriebslos. Innerhalb von zwei Monaten nach Feststellung des Mangels und der anschließenden Vitamin-B_{12}-Behandlung wurde eine Rückkehr zu den Ausgangswerten 14 Jahre vor Beginn der Therapie erreicht, die auch ohne zusätzliche Behandlung stabil blieben. Da etwa zwei Fünftel der Bevölkerung mit schweren Vitamin-B_{12}-Mängeln zu kämpfen haben, müssen wir uns die Frage nach den Ursachen stellen.[11] Eine davon könnte zu wenig Magensäure sein.

Magensäuremangel gibt es manchmal bei Schilddrüsenunterfunktion, chronischem Stress, bei älteren Menschen und, was sich in einer kürzlich durchgeführten Studie als wichtigster Risikofaktor herausstellte, bei Säureblockern (Wirkstoffe wie Omeprazol, Esomeprazol, Lansoprazol und Pantoprazol), die zur Vermeidung von Magenverstimmungen oder Sodbrennen (im Fachjargon als GERD = gastroösophageale Refluxkrankheit bezeichnet) eingenommen werden.[12] Magensäure hat die wichtige Aufgabe, Verdauungsenzyme freizusetzen, gemeinsam mit einer Eskorte, dem sogenannten *intrinsischen Faktor,* der für die

Aufnahme von Vitamin B12 und die Regulierung der lokalen Mikrobenpopulation zuständig ist. Wenn Sie also einen Mangel an Vitamin B12 haben und Ihr Verdauungsstrakt nicht mehr in Ordnung ist, werden Sie möglicherweise Symptome entwickeln, die zu einer Verschreibung eines Antidepressivums führen können.

DER FÜNFTE TÄUSCHER: REAKTION AUF MEDIKAMENTE

Man kann es gar nicht genug wiederholen: Es gibt keine Medikamente ohne mögliche Nebenwirkungen! Je nach Arzneimittel zählen sogar Blindheit und Tod dazu. Aber wie viele Mittel werden in einen ursächlichen Zusammenhang gebracht mit vollständig reversiblen psychiatrischen Diagnosen und Symptomen? Mehr, als man Ihnen gesagt hat. Es kann sehr gut sein, dass Symptome wie Angstzustände, Depression, Unaufmerksamkeit, Müdigkeit, Schlaflosigkeit und Schlimmeres tatsächlich ein Mittel sind, mit dem der Körper *Nein* zu einer bestimmten Medikamenteneinnahme sagt.

Nachstehend möchte ich zuerst einiges zu »nicht psychiatrischen Medikamenten« sagen, die Depressionssymptome auslösen können, insbesondere in Fällen von Mehrfachverschreibungen (*Multimedikation*), einem beunruhigenden Trend. Dann werde ich mich zwei Medikamenten zuwenden, die Sie wahrscheinlich noch nie mit dem Thema psychische Gesundheit in Verbindung gebracht haben: Antibabypillen und Statine. Außerdem werde ich mich zu einigen weiteren problematischen Medikamenten äußern, die heute allzu häufig in privaten Medikamentenschränken zu finden sind – Paracetamol und Ibuprofen (aus der Gruppe der nicht steroidalen entzündungshemmenden Arzneimittel, NSAR oder NSAID) –, und abschließend noch etwas zum Zusammenhang zwischen Depressionen und Antibiotika beziehungsweise Impfstoffen sagen.

147

MULTIMEDIKATION UND DEPRESSIONEN

Laut einer Studie der Mayo Clinic nehmen fast sieben von zehn Amerikanern mindestens ein verschreibungspflichtiges Medikament ein.[13] Eine 2017 durchgeführte Umfrage von *Consumer Reports* ergab, dass über 55 Prozent der Amerikaner im Durchschnitt regelmäßig vier verschreibungspflichtige Medikamente verabreicht bekommen.[14] Man nennt dies Multimedikation oder *Polypharmazie.* Was ist die schlechte Nachricht daran? Eine häufige Nebenwirkung bei einer Multimedikation sind Depressionen. Eine Studie der Universität von Chicago aus dem Jahr 2018 hat erstmals gezeigt, dass die gleichzeitige Einnahme mehrerer verschreibungspflichtiger Medikamente mit einer höheren Wahrscheinlichkeit einer Depression verbunden ist.[15] Die Forscher stellten fest, dass mehr als ein Drittel der erwachsenen US-Amerikaner mindestens ein Medikament nimmt, das eine Depression auslösen kann.

Und schlimmer noch, die Betroffenen wissen es wahrscheinlich nicht einmal. Viele wären überrascht zu erfahren, dass ihre Medikamente, auch wenn sie eigentlich gar nichts mit Gemütskrankheiten zu tun haben, das Risiko einer Depression erhöhen können.

Ich gehe im Folgenden auf die Antibabypille, Statine und gängige Schmerzmittel wie Paracetamol und Ibuprofen ein.

Antibabypille. Wenn Patientinnen mit Beschwerden über ein geringes Lustempfinden, Stimmungstiefs oder Apathie, Gewichtszunahme, Haarausfall und Denk- oder Konzentrationsstörungen zu mir kommen, lautet eine meiner ersten Fragen: Nehmen Sie die Pille? Wenn sie über Reizbarkeit vor der Menstruation, Schlafstörungen, die Neigung, in Tränen auszubrechen, Völlegefühl und Druckempfindlichkeit der Brust klagen und verlangen, dass ich ihnen orale Verhütungsmittel in Kombination mit einem Antidepressivum verschreibe, sage ich ihnen, dass es einen besseren Weg gibt.

Schon seit den 1960er-Jahren gibt es eine Kontroverse bezüglich der Auswirkungen auf die Stimmung von Frauen, die auf orale Kontrazeptiva vertrauen, aber bis heute ist dieses Thema

Resetter: Rico

Mein letzter Psychiater wurde letztendlich gemaßregelt, weil er mir eine toxische Kombination von Medikamenten verschrieben hatte. Meine Intuition hatte mich also nicht getäuscht, dass ich zu viele Medikamente nehme. Der Psychiater sagte mir bei meinen Nachfragen immer nur, dass meine Reaktionen auf die Verschlechterung meiner psychischen Gesundheit zurückzuführen seien und nicht auf seine falsche Verschreibung.

Nun bin ich von der Angst vor allen intensiven Emotionen zu einer Begeisterung für mein Leben und das, was noch kommen wird, übergegangen. Es ist wunderbar, sich einfach wieder in meine Gefühle hineinzuversetzen, nachdem ich so lange gefühllos war. Ich bin dankbar für jedes Gefühl, das ich habe. Endlich kann ich sagen, dass ich zu meinem wahren Selbst nach Hause gekommen bin, zu dem ich große Liebe empfinde.

nicht abschließend geklärt. Es gibt Pilotstudien, die zeigen, dass Frauen, die die Pille nehmen, signifikant stärker depressiv sind als eine Vergleichsgruppe. Ich selbst habe das bei meinen Patientinnen schon häufig bemerkt, vor allem bei denjenigen, die nach der Entbindung mit der Verhütung beginnen (Hormonspirale, nur Progestin oder kombiniert).[16]

Bekannt ist außerdem, dass Depressionen der häufigste Grund für das Absetzen der Antibabypille sind. Die Daten lassen insgesamt darauf schließen, dass orale Verhütungsmittel das Risiko einer Depression und artverwandter affektiver Störungen für bestimmte Frauen beträchtlich erhöhen. Und wer sind diese Frauen? 13 prospektive Studien scheinen auf eine persönliche oder familiäre psychiatrische Vorgeschichte bei den in der Regel jungen Frauen hinzuweisen, mit einer psychiatrischen Diagnose, insbesondere im Zusammenhang mit Schwangerschaft/Wochenbett.[17]

Resetter: Lynne

Ursprünglich habe ich mich dem Onlineprogramm angeschlossen, weil ich hoffte, dadurch meinen Gehirnnebel loswerden zu können. Und vielleicht auch langsam meine angstlösenden Medikamente reduzieren zu können. Nicht in einer Million Jahre hätte ich mir vorstellen können, dass ich bald auch die Stimmungsstabilisierer nicht mehr brauchen würde. Inzwischen hat sich so vieles zum Guten verändert: Körper und Geist, meine Gefühle, mein Selbstvertrauen. Früher litt ich an PMS und verbrachte Tage voller Angst und Wut und Frustration, während ich heute von meiner Menstruation psychisch kaum mehr etwas merke. Mein Hormonhaushalt hat sich durch das Reset-Programm spürbar verändert.

Die größte epidemiologische Studie dieser Art, bei der eine Million Frauen im Alter von 15 bis 34 Jahren 13 Jahre lang begleitet wurden, wurde 2016 in der medizinischen Fachzeitschrift *JAMA* veröffentlicht.[18] Folgendes kam bei dieser Studie heraus:

- Frauen, die die Kombinationspille (Gestagen und Östrogen) einnahmen, wurden mit einer 23 Prozent höheren Wahrscheinlichkeit mit Antidepressiva behandelt.
- Bei Frauen, denen nur Gestagene verschrieben worden waren (manchmal auch als »Minipille« bezeichnet), war die Wahrscheinlichkeit um 34 Prozent höher.
- Die Wahrscheinlichkeit bei Teenagern war 80 Prozent höher, wenn die Kombinationspille verschrieben wurde, und doppelt so hoch bei der reinen Gestagenpille.

Während Stimmungsschwankungen bei hormonellen Verhütungsmitteln eine bekannte Nebenwirkung sind, wurde der erhöhten Suizidgefährdung bisher wenig Aufmerksamkeit geschenkt. Eine 2017 veröffentlichte dänische Studie über

17 Jahre hat einen erstaunlichen Zusammenhang zwischen hormoneller Empfängnisverhütung und dem Risiko von Selbstmord und Selbstmordversuchen bei Frauen im Alter von 15 bis 33 Jahren aufgezeigt.[19] Die betroffenen Frauen waren vorher, bevor sie mit der Anwendung der Verhütungsmittel begannen, seelisch völlig gesund und hatten keine Vorgeschichte von Selbstmordversuchen, psychiatrischen Diagnosen oder Antidepressiva.

Eines der verblüffendsten Ergebnisse bei der Kopenhagener Studie war, dass sich das relative Risiko eines Selbstmordversuchs bereits einen Monat nach der ersten Anwendung von hormonellen Kontrazeptiva verdoppelte. Wie ist so etwas möglich?

Die an der Studie beteiligten Forscher vermuten, dass eine Erklärung für das erhöhte Risiko suizidaler Verhaltensweisen darin besteht, dass hormonelle Verhütungsmittel wahrscheinlich einen direkten Einfluss auf die Gehirnstrukturen haben, die an der Stressregulation und der Neurobiologie des suizidalen Verhaltens beteiligt sind.[20]

Nachfolgend sind einige weitere der wichtigsten Ergebnisse der Kopenhagener Studie über das Selbstmordrisiko aufgeführt:

- Jugendliche sind am stärksten gefährdet, da die Adoleszenz durch hormonelle Veränderungen gekennzeichnet ist, die den Einfluss zusätzlicher, sich auf die Stimmung auswirkender Faktoren (wie eben zum Beispiel hormonelle Kontrazeptiva) verstärken können.
- Der frühere Gebrauch von hormonellen Verhütungsmitteln war mit einem erhöhten Risiko für Selbstmordversuche und Selbstmord verbunden.

Eine Studie der Mayo Clinic ergab, dass die Selbstmordrate in der Allgemeinbevölkerung bei Personen ohne Vorgeschichte psychischer Erkrankungen unter 0,05 Prozent lag, weit unter dem statistischen Selbstmordrisiko für Frauen, die hormonelle Verhütungsmittel verwenden.[21]

Sollten Sie aufgrund von Hormonschwankungen Verhütungsmittel einnehmen, dann sollten Sie Ihren Körper heilen. Beginnen Sie beim Essen und fügen Sie dann noch Entgiftung und Meditation als Maßnahmen hinzu, wie ich Ihnen in Kapitel 6 zeigen werde. Wenn Sie Ihre Hormone auf natürliche Weise ausbalancieren, lernen Sie, dass ein Frauenleben zyklisch ist. Die Energien unterliegen bestimmten Rhythmen, und Sie können sich selbst beobachten, um genau zu wissen, wann in Ihrem Leben Sie was tun sollen. Das nennt man Eigenkontakt, und darum geht es bei der Übernahme von Verantwortung für sich selbst.

Statine: Cholesterinsenkende Medikamente. Die statistische Wahrscheinlichkeit ist hoch, dass Sie oder Menschen, die Sie kennen, cholesterinsenkende Wirkstoffe wie Rosuvastatin, Atorvastatin oder Simvastatin einnehmen, in der Annahme, damit einem tödlichen Herzinfarkt vorzubeugen. Neuere Richtlinien haben die Anzahl der möglichen Kandidaten für eine Behandlung mit Statinen noch einmal um 13 Millionen erhöht.[22]

Aber vielleicht wissen Sie nicht, wie Statine Ihr Gehirn beeinflussen können: Neuere Forschungen zeigen, dass Statine die Hirnfunktion beeinträchtigen und das Risiko erhöhen, an Diabetes, Herzleiden und Depressionen zu erkranken. Das hat einen ganz einfachen Grund: Der Körper und das Gehirn brauchen Cholesterin für eine gedeihliche Entwicklung. Unmengen von wissenschaftlichen Daten belegen immer wieder, dass eine Verbindung zwischen extrem niedrigen Cholesterinwerten und Depression, Gedächtnisverlust und sogar der Neigung zu Autoaggression und gewalttätigem Verhalten gegenüber anderen Menschen besteht.[23]

Darüber hinaus ist seit fast 30 Jahren bekannt, dass ein niedriger Cholesterinspiegel mit Gewaltbereitschaft von gemeingefährlichen Tätern unter dem Einfluss von Alkohol in Verbindung gebracht wird.[24] Solche Zusammenhänge zwischen Cholesterinwerten und Gewalttätigkeit wurden seitdem in vielen weiteren Studien nachgewiesen.[25]

Ein Übersichtsartikel mit dem Titel »Neuropsychiatrische unerwünschte Ereignisse in Verbindung mit Statinen« erörtert den Stand der Literatur zur Schnittstelle zwischen psychischer Gesundheit und Cholesterin und kommt zu dem Schluss, dass schwere Reizbarkeit, mörderische Impulse, Drohungen, Aggressionen im Straßenverkehr, Depression und Gewalt,

Paranoia, Entfremdung und unsoziales Verhalten in den Patientenunterlagen derer verzeichnet sind, die Statinmedikamente einnehmen.[26] Bei bestimmten Statinen wie Simvastatin und Atorvastatin ist die Anzahl solcher Fälle besonders hoch. Diese Medikamente dringen in das Gehirn ein, und ein Cholesterinmangel im Gehirn ist ein Faktor bei bipolaren Störungen, schweren Depressionen und Schizophrenie.

Fettabbau und Gehirngesundheit. Seit den 1950er-Jahren wurde uns eingeredet, dass fettes Essen dick macht und dass es besser für uns wäre, auf traditionelle Fettquellen (Butter, Fleisch und Eier) zu verzichten. Stattdessen sollten wir lieber den industriell hergestellten Fettersatzstoffen (Margarine) den Vorzug geben. Und was ist die Folge? Heute befinden sich chronische entzündliche Erkrankungen wie Diabetes und Herzkrankheiten, denen man ja eigentlich einen Riegel vorschieben wollte, immer mehr auf dem Vormarsch. Und falls Sie mit Hormonschwankungen und Stimmungssymptomen zu kämpfen haben, sollten Sie unbedingt wissen, dass Cholesterin ein unerlässlicher Vitalstoff für ein gesundes Gehirn ist, eine Tatsache, die beim Feldzug gegen das Fett untergegangen zu sein scheint. Rund 25 Prozent der gesamten Cholesterinmenge im menschlichen Körper sind im Gehirn verortet; das meiste, bis zu 70 Prozent, findet man in der Myelinscheide, einer Schutzschicht, die unsere Nervenzellen umhüllt und nach außen abschirmt. Infolgedessen können sich auch verhaltensbezogene und kognitive Beeinträchtigungen als Manifestation der Einnahme von Cholesterinsenkern zeigen. In einer eindringlichen Expertenbewertung stellten die beiden Wissenschaftler David Diamond und Uffe Ravnskov fest: »Ein niedriger Serum-Cholesterinspiegel hat sich auch als biologischer Marker für schwere Depressionen und suizidales Verhalten erwiesen, während ein hoher Cholesterinspiegel schützend wirkt.« In ihrem Bericht weisen sie darauf hin, dass die Vorteile der Cholesterinsenker übertrieben und die oben erwähnten Nebenwirkungen heruntergespielt werden. Sie drücken sich sehr klar aus:»Insgesamt ist es unser Ziel, mit diesem Bericht zu erläutern, wie der Krieg gegen das Cholesterin von Befürwortern der Statine geführt wird, die statistische Augenwischerei betreiben, um den Anschein zu erwecken, dass Statine Wundermittel sind, während in Wirklichkeit ihr minimaler Nutzen durch ihre nachteiligen Auswirkungen mehr als neutralisiert wird.«[27] Wenn ich die Laborergebnisse meiner Patienten erhalte, stelle ich oft fest, dass diejenigen mit Stimmungssymptomen ausnahmslos einen Nüchtern-Cholesterinwert von unter 160 Milligramm pro Deziliter (mg/dl) haben. Ihr Internist mag vielleicht beeindruckt und zufrieden mit ihrer fettarmen Ernährung sein, aber ich bin es nicht.

Der Körper braucht Cholesterin überdies, um *Pregnenolon* zu produzieren, ein Vorstufenmolekül von Sexualhormonen wie Testosteron und Östrogen – ohne Cholesterin würden unser reproduktives und endokrines System also aus dem Ruder laufen. Denken Sie an die Libido, den Menstruationszyklus, reine Haut, einen ausgewogenen Stoffwechsel und an die kognitiven Fähigkeiten. Dazu kommt, dass Vitamin D, ein steroidähnliches Wunderhormon, aus den Cholesterinvorstufen gebildet wird, und ein Mangel scheint mit so vielen gesundheitlichen Problemen verbunden zu sein, dass es den Rahmen dieses Buches sprengen würde, sie alle aufzuzählen (richtig, die Depression gehört auch dazu).

Verbreitete Schmerzmittel: Paracetamol und NSAID (nicht steroidale Entzündungshemmer). Aus der weiter oben bereits zitierten Studie aus dem Jahr 2018 geht auch hervor, dass verschreibungspflichtige Medikamente nicht die einzigen Schuldigen am Zusammenhang zwischen Polypharmazie und Depression sind.[28] Eine 2017 durchgeführte Umfrage der Verbraucherorganisation *Consumer Reports* ergab, dass 75 Prozent der Personen, die Medikamente verschrieben bekommen, darüber hinaus mindestens ein rezeptfreies Medikament regelmäßig einnehmen, was das Risiko unerwünschter Arzneimittelwirkungen weiter erhöht.[29]

»Nehmen Sie doch Paracetamol.« Diese Empfehlung könnte man als das amerikanische Mantra bezeichnen. Sie zeugt von der Sichtweise, die man uns eingetrichtert hat: In unserem Körper wimmelt es nur so von Störfaktoren, die nur durch Medikamente verringert werden können.

Paracetamol ist eine Substanz, die in den USA unter dem Namen *Acetaminophen* seit mehr als 70 Jahren verwendet wird. Paracetamol ist ein frei verkäufliches Arzneimittel, das bei Beschwerden und Schmerzen aller Art sowie Fieber eingesetzt wird und auch während der Schwangerschaft als unbedenklich gilt. Ungefähr 23 Prozent der erwachsenen Amerikaner (etwa 52 Millionen Menschen) nehmen jede Woche Medikamente, die *Acetaminophen* enthalten. Der Wirkstoff ist weitverbreitet, man findet ihn in mehr als 600 in den USA verkäuflichen Arzneimitteln. Dieses »harmlose Mittel« steht in Verbindung mit über 110 000 Verletzungen und Todesfällen pro Jahr.[30]

Sie denken vielleicht, dass solche Schmerzmittel, die doch in fast jedem Haushalt in irgendeiner Schublade zu finden sind, unmöglich schädlich sein können. Erstaunlicherweise weiß niemand wirklich, wie Paracetamol wirkt.[31] Bekannt ist lediglich, dass der schmerzstillende Effekt im Gehirn zustande kommt. Diese Substanz im Gehirn ist aber besorgniserregend, weil sie beim Abbau Glutathion verbraucht, ein Antioxidans, das für die Gehirngesundheit besonders wichtig ist.[32] Unser Körper ist auf Antioxidantien angewiesen, um oxidative Schäden und Entzündungen auszugleichen.

Die meisten Menschen haben schon gehört, dass Paracetamol die Leber schädigen kann. Aber da alles in Ihrem Körper miteinander verbunden ist, ist es nicht überraschend, dass der Wirkstoff über Ihre Leber hinaus Schaden anrichten kann. Nach dem Schlucken von 1000 Milligramm Paracetamol (entspricht zwei extrastarken Tabletten; der angeblich »sichere« Bereich liegt bei 3000 Milligramm pro Tag) zeigten die Menschen weniger Mitgefühl und Einfühlungsvermögen und nur gedämpfte positive Gefühle.[33] Das bedeutet, dass die Einnahme von zwei Paracetamol-Tabletten neben den körperlichen auch emotionale Nebenwirkungen haben kann, die in neueren Studien immer mehr ans Licht kommen.

Sie werden es sich also hoffentlich in Zukunft zweimal überlegen, Paracetamol zu nehmen, aber wie steht es mit anderen Schmerzmitteln wie Ibuprofen oder Naproxen? Diese nicht steroidalen Entzündungshemmer (NSAIDs) müssen doch harmlos sein, sie werden ja schließlich täglich von rund 30 Millionen Menschen eingenommen! Sind Sie sicher? Vor allem Frauen, denen die Bedeutung des hormonellen Gleichgewichts bewusst ist, sollten vorsichtig sein. Schon nach zehntägiger Anwendung von NSAIDs lässt sich eine deutliche Verringerung von Progesteron im Körper nachweisen, einem Hormon, das für den Eisprung unerlässlich ist.[34] Darüber hinaus wirken sich NSAIDs schädlich auf den Dünndarm aus. Bei einer Studie wurden bei 71 Prozent der Teilnehmer, die NSAIDs nahmen, Schäden am Dünndarm festgestellt, verglichen mit nur zehn Prozent der Kontrollgruppe, die nicht mit NSAIDs behandelt wurde.[35] Eine solche Vorschädigung kann überdies eine Durchlässigkeit des Darms zur Folge haben, was mit Depressionen, ADHS und Allergien einhergehen kann (siehe Kapitel 1). NSAIDs können also zu Darmdurchlässigkeit führen und außerdem Ihr Mikrobiom, die für Ihr Wohlbefinden so wichtige Vielfalt der Darmbakterien, schädigen.[36]

PSYCHIATRISCHE NEBENWIRKUNGEN VON ANTIBIOTIKA UND IMPFSTOFFEN

Antibiotika. Wir fangen gerade erst an, das Wie und Warum der antibiotischen Wirkung auf das Gehirn zu enträtseln. Es gibt schon seit Langem Hinweise, dass Antibiotika, erfunden und erforscht, bevor wir Kenntnis vom Mikrobiom und der Rolle der mitochondrialen Dysfunktion bei chronischen Krankheiten hatten, psychiatrische Nebenwirkungen haben. Trotzdem wurden sie nie ausreichend auf ihre Unbedenklichkeit untersucht.[37] Inzwischen weiß man, dass die Wirkung der Einnahme von Antibiotika auf die Darmbakterien noch Monate andauern und zu einer permanenten Schädigung führen kann.

In einer 2017 erschienenen Publikation schlagen die Wissenschaftler Zareifopoulos und Panayiotakopoulos vor, dass Patienten über Risiken wie Reizbarkeit, Verwirrung, Enzephalopathie, Suizidalität, Psychose und Manie aufgeklärt werden sollten.[38] Der relativ neue Begriff »*Antibiomanie*« zum Beispiel wird verwendet, um das Vermögen der Antibiotika zu beschreiben, manische Symptome zu verursachen. Laut einer kürzlich durchgeführten Untersuchung sind Männer häufiger von dieser Nebenwirkung betroffen als Frauen (zwei Drittel der Maniefälle traten bei männlichen Probanden auf).[39] Die Tatsache, dass sich eine akut einsetzende Manie mit Holzkohle, die Umweltgifte und bakterielle Nebenprodukte im Darm bindet, behandeln lässt, lässt vermuten, dass diese psychiatrischen Risiken sowohl mikrobiomabhängig als auch -unabhängig sein können.[40] In diesem Zusammenhang deuten die Daten darauf hin, dass ein dosisabhängiges Risiko einer neu auftretenden Depression besteht; je höher die Antibiotikagabe, desto höher das Risiko einer Depression.[41] In einer großen Fallkontrollstudie, die von 1995 bis 2013 durchgeführt wurde, stellte sich heraus, dass der Einsatz von Antibiotika der Diagnose und Behandlung von Depressionen vorausging; eine wiederkehrende Verabreichung von Penizillin führte zu einer zwei- bis fünffachen Zunahme der Depressionsdiagnosen.

Impfstoffe. Es wird Sie vielleicht überraschen, dass Impfstoffe ein potenzieller Auslöser für psychiatrische Erkrankungen wie Depressionen sind. Mehrere Studien belegen, dass Depressionen, Stress und Dysbiose (ein Ungleichgewicht der Darmflora) die Munition liefern, mit der die Waffe geladen wird, während Impfstoffe den Abzug betätigen und andauernde Entzündungs- und Abwehrreaktionen auslösen können.[42] Andere Studien zeigen, dass die Nachwirkungen einer Impfung Depressionen und andere psychiatrische Erscheinungsformen hervorrufen können.[43]

Können Sie wissen, ob Sie bei einem häufig eingesetzten Impfstoff wie Gardasil, der bei Tetanusauffrischungen verwendet wird, oder der alljährlichen Grippeimpfung mit psychischen Folgen rechnen müssen? Das können Sie nicht.

Impfstoffe wurden entwickelt, bevor man etwas über DNA, Viren, die ihre Wirtszellen infizieren, das Mikrobiom oder Chemikalien mit bei manchen Menschen toxischer Wirkung wusste. Die Allheilmittelmedizin ist überholt, und wir haben noch nicht herausgefunden, wie wir feststellen können, bei wem das Risiko besteht, Nebenwirkungen zu entwickeln, die zu psychiatrischen Erkrankungen oder sogar zum Tod führen können.[44] Weitere wissenschaftliche Erkenntnisse zum Thema Impfstoffe und Gehirngesundheit finden Sie in einem E-Book, das Sie unter www. kellybroganmd.com kostenlos herunterladen können.

BEVOR SIE MIT DEM EINMONATIGEN RESET-PROGRAMM BEGINNEN

Nachdem Sie nun die häufigsten körperlichen Leiden kennengelernt haben, die sich als verschiedene Formen von psychischen und emotionalen Störungen tarnen können, sind Sie vorbereitet, mit einem Programm zu beginnen, das im nächsten Kapitel skizziert wird und nicht nur die Ursachen beseitigt, sondern auch Körper, Geist und Seele auf ein dauerhaftes Wohlbefinden einstellt. Zuerst sollten Sie jedoch einige wichtige Laboruntersuchungen durchführen lassen, um Ihre Ausgangswerte zu bestimmen und zu beurteilen, ob sich psychiatrische Täuscher als seelische Erkrankungen maskieren.

Nachfolgend finden Sie eine Kurzbeschreibung der medizinischen Laboruntersuchungen, die ich Ihnen empfehle, sowie die meiner Ansicht nach optimalen Zielwerte. Bitten Sie Ihren Arzt, diese Laboruntersuchungen durchführen zu lassen.

Vitamin B12

Der Optimalwert beläuft sich auf mehr als 600 Nanogramm pro Milliliter (ng/ml). Ein erhöhter MCV-Wert (dieser Laborwert gibt die Größe der roten Blutkörperchen an) und ein erhöhter Homocysteinwert können ebenfalls ein Hinweis auf einen zu niedrigen Vitamin-B12-Spiegel sein. Der optimale Homocysteinwert liegt im Bereich von 7 bis 10 Mikromol pro Liter (µmol/l); ich persönlich empfehle bereits bei einem Wert über 8 eine Supplementation mit aktiviertem Vitamin B12 (Methyl-, Hydroxy- oder Adenosylcobalamin).

Schilddrüse
Optimale Werte:
- TSH: weniger als 2 mU/l
- Freies T4: mehr als 1,1 ng/dl
- Freies T3: mehr als 3,0 pg/ml
- Reverses T3 (RT3): weniger als ein RT3:FT3-Verhältnis von 10 : 1
- TPO-AK: weniger als 4 IU/ml (die Normalwerte sind je nach Labor und Nachweismethode allerdings unterschiedlich; der Wert sollte auf jeden Fall negativ sein, also keine erhöhten Antikörper)
- Tg-AK: weniger als 4 IU/ml (die Normalwerte sind je nach Labor und Nachweismethode allerdings unterschiedlich; der Wert sollte auf jeden Fall negativ sein, also keine erhöhten Antikörper)

Blutzucker
Optimale Werte:
- Hämoglobin A1c: 4,8–5,2 Prozent
- Nüchternglukose: 70–85 mg/dl
- Nüchterninsulin: unter 6 mIU/l

Glutensensitivität und Milchproteinunverträglichkeit
Viele Ärzte empfehlen zwar Allergie- und Unverträglichkeitstests, aber meiner Meinung nach ist die Wissenschaft noch nicht ganz so weit, und solche Tests können dann oft dazu führen, dass gesunde Lebensmittel vermieden und ungesunde Lebensmittel bevorzugt werden. Meine Empfehlung lautet deshalb: Lassen Sie die Nahrungsmittel, von denen Sie das Gefühl haben, sie nicht so gut zu vertragen, eine Zeit lang weg und führen Sie sie dann langsam wieder ein, eines nach dem anderen. Beobachten Sie sehr genau, wie Ihr Körper auf die Nahrungsmittel reagiert.

Reisetipps

Tipp 1: Nehmen Sie ausreichend Vitamin B12 zu sich.

Tierische Nahrungsmittel sind die besten Nahrungsquellen für Vitamin B12: Innereien und Fleisch von Tieren aus Weidehaltung, wild gefangener Fisch, Bio-Geflügel und Eier von Hühnern aus Freilandhaltung. Für Vegetarier bieten sich Algen und bestimmte fermentierte Lebensmittel an. Wenn Ihr Vitamin-B12-Spiegel bereits niedrig ist, sollten Sie ein entsprechendes Nahrungsergänzungsmittel nehmen.

Tipp 2: Entscheiden Sie sich für eine hormonfreie Verhütungsmethode.

Befreien Sie sich von dem Zwang, jeden Tag eine Pille einnehmen zu müssen. Bringen Sie Ihr volles, vitales Selbst in Ihre Sexualität ein und arbeiten Sie mit Ihrem Körper, nicht gegen ihn. Ich empfehle eine nicht hormonelle Spirale oder, meine persönliche Wahl, die Methode der Temperaturmessung, kombiniert mit einem Fruchtbarkeitsrechner (mein bevorzugtes Produkt ist Daysy[45]).

Tipp 3: Kopfschmerzen? Greifen Sie zu Kurkuma!

Da Sie die Gefahren von Paracetamol und NSAIDs nun kennen, werden Sie wissen wollen, was Sie gegen Kopfschmerzen und andere Schmerzen einnehmen können. Ich empfehle Kurkuma (Gelbwurz, ein wesentlicher Bestandteil von Currypulver). Kurkuma enthält den Farbstoff *Curcumin*, der entzündungshemmend und schmerzlindernd wirkt. In der ayurvedischen und chinesischen Medizin wird Curcumin seit Jahrhunderten zur Behandlung von Schmerzen und Verdauungsstörungen und zur

Wundheilung eingesetzt. Viele Studien zeigen die positiven Auswirkungen von Curcumin. Zur Linderung von Schmerzen bei Kniearthrose[46] und PMS[47] zum Beispiel wirkt es genauso gut wie Ibuprofen.

Wenn Sie also das nächste Mal Kopfschmerzen haben, greifen Sie zu 1 bis 2 Gramm Curcumin – oder machen Sie sich eine Kurkuma-Latte, die schmeckt richtig gut!

Kurkuma-Latte

Zubereitungszeit für die Paste: 10 Minuten

- 40 Gramm Kurkumapulver in einem Topf mit 240 Milliliter Wasser verrühren und das Ganze auf niedriger Stufe etwa 7 Minuten lang erhitzen (wenn das Wasser zu stark verkocht, gegebenenfalls noch etwas hinzufügen).
- Vom Herd nehmen und 80 Milliliter unraffiniertes Bio-Kokosöl oder natives Olivenöl extra sowie ½ bis 1 Teelöffel schwarzen Pfeffer einrühren.
- Diese Mischung in einen Glasbehälter gießen, abkühlen lassen und im Kühlschrank aufbewahren.

Morgens:

- 1 Teelöffel der Kurkumapaste in einen Kaffeebecher geben.
- 1 Prise wärmende Gewürze wie Zimt, Kardamom, Nelke hinzufügen.
- Nach Geschmack noch etwas Bio-Honig hinzufügen.
- 80 Milliliter ungesüßte Mandel-, Kokos- oder Hanfmilch in den Becher geben.
- Den Rest des Bechers mit kochendem Wasser füllen und umrühren.
- An den Tagen, an denen Sie etwas mehr Widerstandskraft brauchen, fügen Sie noch 1 in kleine Scheiben geschnittene Knoblauchzehe hinzu, wenn Sie sich trauen!

◊

WIE ES WEITERGEHT

Im folgenden Kapitel stelle ich Ihnen die Schritte für ein einmonatiges Selbsthilfeprogramm vor, das sich bei Patienten, Kursteilnehmern und Lesern gleichermaßen bewährt hat, um Körper und Geist zur Erfahrung des wahren Selbst zurückzubringen.

Kapitel 6

WIEDERVEREINIGUNG MIT IHREM KÖRPER IN 30 TAGEN

»Jeder Mensch ist die höchste Autorität über seine körperlichen Bedürfnisse, und ... der Körper wird seine Bedürfnisse offenbaren, wenn ihm genügend Aufmerksamkeit und Vertrauen entgegengebracht wird.«

CHARLES EISENSTEIN, THE YOGA OF EATING

Wenn Sie sich an meine Anleitungen halten, so, wie es schon Tausende meiner Patienten und Teilnehmer an dem Onlineprogramm *Vital Mind Reset* vor Ihnen getan haben, können Sie binnen eines Monats eine Erfahrung der Heilung machen. Sie erlangen das *Erfahrungswissen*, dass Ihr Körper die Kraft hat, sich selbst zu regulieren und neu einzustellen. In diesem Kapitel zeige ich Ihnen, wie Sie dieses Rückgewinnungsritual über einen Zeitraum von vier Wochen durchführen können, damit Sie auf körperlicher Ebene eine Grundlage für eine Transformation haben, die Ihr mentales, emotionales und spirituelles Erleben umfasst.

Meine Empfehlungen zur Änderung der Ernährung und des Lebensstils sollten jedoch nicht lediglich als Mittel zum Zweck gesehen werden, ein perfektes und glückliches Leben zu führen. Es geht vielmehr darum, dass Sie Ihr Leben neu gestalten und sich eine neue Zukunft schaffen, indem Sie die alten Gewohnheiten, die nicht mehr passenden Verkleidungen und das falsche »Du«, das gehen muss, loslassen.

VERPFLICHTUNG ZUR SELBSTFÜRSORGE

Ich glaube, dass Heilung mit einer Wiedervereinigung mit Ihrem Körper beginnt – das heißt, Sie sehen sich nicht mehr als von Ihrem Körper getrennt, sondern als ein ganzes Selbst aus Körper, Geist und Seele. Diese Heilung setzt ein tägliches Engagement für strukturierte Selbsthilfebemühungen voraus, wie sie in diesem Kapitel beschrieben werden. Durch diese einfache, aber kraftvolle Haltung spüren Sie Verschiebungen und Veränderungen, für die Sie verantwortlich sind (und die Sie nicht in Pillen ausgelagert haben), und Sie beginnen, die Erweiterung Ihrer angeborenen Kraft zu erfahren.

Folgendes sage ich all meinen Patienten, wenn sie sich auf meine einmonatige Reset-Anleitung einlassen: *»Sie müssen sich vier Wochen ernsthaft verpflichten, Ihre bisherigen Gewohnheiten zu verändern. EINEN MONAT. Machen Sie sich klar, wie viel ein Monat in einem ganzen Leben ist! Fast nichts. Ich wette, dass die letzten vier Wochen so schnell an Ihnen vorbeigezogen sind, dass Sie mir kaum etwas darüber erzählen können. Hören Sie nicht auf innere Stimmen, die Ihnen einreden wollen, dass Sie es nicht schaffen werden. Erfinden Sie keine Ausreden und blicken Sie Ihrem Widerstand mutig in die Augen. Sehen Sie ihn an, lächeln Sie ihm zu und legen Sie los!«*

Wenn Sie sich auf dieses Niveau der Verpflichtung einlassen, tun Sie es mit dem Herzen. Und ich glaube, dass dieser intensive Fokus – dieses unbequeme Maß an Selbstfürsorge – Teil der Alchemie der Transformation ist. Sie senden Ihrem Körper, Ihrem Geist und Ihrer Seele eine laute und deutliche Botschaft, dass sich etwas ändert. Und dann geschieht der Wandel.

Sobald Sie die Veränderung, die Heilung, spüren, tritt ein Lerneffekt ein. Insbesondere lernen Sie, wie es sich anfühlt, sich gut zu ernähren, anstatt sich immer wieder Dinge einzuverleiben, die einen süchtig machenden Effekt haben. Wenn Sie aufhören, Zucker, Alkohol, Kaffee, Weizen und Milchprodukte zu sich zu nehmen, werden Sie feststellen, dass Sie nicht mehr der reizbare, müde und vergessliche Mensch sind, für den Sie sich immer gehalten haben. Dies sind wertvolle *Informationen*, die es Ihnen später ermöglichen werden, Entscheidungen auf der Grundlage einer echten informierten Zustimmung zu treffen. Diese Art von Informationen ergibt sich aus dem sogenannten *Erfahrungswissen*.

Sie könnten dieses Buch und alle darin erwähnten Studien lesen und der Idee der natürlichen Heilung vollkommen aufgeschlossen gegenüberstehen. Aber erst, wenn Sie sich selbst aufzeigen, dass Ihr Körper durch eine gesunde Beziehung zur natürlichen Welt heilen kann, wird diese Reise wirklich zu *Ihrer eigenen* werden. Die nachfolgende fiktive Geschichte von Tara ist ein Gemisch aus vielen Geschichten, die ich im Laufe der Jahre in meiner Praxis und von Teilnehmern meines Onlineprogramms gehört habe. Sie illustriert die Kraft, die daraus erwachsen kann, die Verpflichtung wie beschrieben einzugehen und Erfahrungen zu sammeln.

TARAS GESCHICHTE: ERFAHRUNGS-WISSEN WEIST DIE RICHTUNG

Tara ist verheiratet, hat zwei Kinder und arbeitet in einer Werbeagentur. Sie steht symbolisch für Millionen von Frauen, die Berufstätigkeit und Mutterschaft verbinden. Jeden Morgen nimmt sie Sertralin (Wirkstoff in Antidepressiva), Levothyroxin (ein häufig verschriebenes Medikament zur Behandlung einer Schilddrüsenunterfunktion) und außerdem die Antibabypille. Wenn sie nicht schlafen kann, nimmt sie ein Beruhigungsmittel mit Alprazolam ein. Sie hat das Gefühl, dass es bei ihr im Hintergrund ein ständiges weißes Rauschen von Sorgen und To-do-Listen gibt: das allgemeine Gefühl, dass jeder Tag ein Rennen zur Ziellinie ist, während man versucht, auf dem Weg größere Kollisionen oder Katastrophen zu vermeiden. Sie fühlt sich müde und gereizt, kann sich nicht gut konzentrieren, ist übergewichtig und hat immer irgendwo Schmerzen. An manchen Tagen stellt sie sich den ganzen Tag vor, wie sie sich abends endlich ein Glas Wein einschenken und sich ausruhen kann. Sie verfolgt die Nachrichten und sieht besorgt die Meldungen über Terroranschläge, Amokläufe und Kriege. Solche Nachrichten sind auch in ihrem Freundes- und Bekanntenkreis ein häufiges Thema, neben den allgemeinen Beschwerden des Alltags.

Schon seit dem frühen Erwachsenenalter hat Tara immer denselben Hausarzt, dem sie vertraut. Außerdem verbringt sie viel Zeit in der Kinderarztpraxis – ihre elfjährige Tochter bekommt ein Medikament mit dem Arzneistoff Lisdexamfetamin zur Behandlung von ADHS, und ihr achtjähriger Sohn inhalierbare Medikamente gegen schweres Asthma; er trägt außerdem für den Fall eines Asthmaanfalls immer einen Autoinjektor bei sich. Tara selbst muss sich etwa drei- bis viermal im Jahr wegen verschiedener Krankheiten von Husten bis Fieber in die Notaufnahme begeben.

Es wäre richtig zu sagen, dass Tara einfach irgendwie überlebt, bis sie eines Tages sterben wird. Sie wird das Gefühl nicht los, dass das Leben doch eigentlich mehr zu bieten haben müsste. Dass ihr etwas fehlt. Sie fühlt sich irgendwie von allem getrennt, entfremdet und orientierungslos und weiß nicht, wie sie das ändern könnte. Aber sie ahnt, dass es noch andere Optionen gäbe. Und vereinbart einen Beratungstermin mit mir.

Von dem Moment an, in dem Tara mich in meiner Praxis aufsucht, begeben wir uns gemeinsam auf eine Heilungsreise. Ich gebe ihr genau die Instrumente an die Hand, die ich auch in diesem Buch beschreibe. Sie glaubt an mein Programm und verpflichtet sich. Ich schaue ihr in die Augen und frage mit jeder Faser meines Seins: »*Sind Sie bereit?*« Sie ist bereit.

Durch den Prozess der körperlichen Heilung, der aus ihrer Verpflichtung zu einem natürlicheren Leben und zu Meditation resultiert, beginnt Tara das *Erfahrungswissen* zu entwickeln, dass ihr Körper die Fähigkeit zur Selbstregulierung hat. Lang anhaltende Symptome wie Müdigkeit, Verstopfung, Haarausfall, Konzentrationsstörungen und ein unregelmäßiger Monatszyklus lösen sich auf. Tara schläft gut und fühlt sich klarer, hoffnungsvoller, verbundener. Ihre Medikamente setzt sie nach und nach ab. Etwa in der Mitte des Prozesses stellt sich bei ihr Unbehagen ein. Sie spürt, dass sie sich eine neue Stelle suchen sollte und mit ihrem Mann wieder in eine bewusstere Verbindung treten will. Ihre bisherige Welt gerät ins Wanken.

Die Furcht vor Veränderungen ist mächtig, aber Tara hat ein tiefes Vertrauen in das entwickelt, was das Universum für sie bereithält. Die aufkommenden Symptome und die Entzugserscheinungen nach dem Weglassen ihres Antidepressivums haben sie gezwungen sehr genau zu überlegen, wofür und *warum* sie sich für etwas engagiert. Ihr heutiges Mantra ist: *Ich komme zu mir nach Hause, und alles ist Teil dieses Prozesses.*

DIE DREI SÄULEN: ERNÄHRUNG, ENTGIFTUNG UND STRESSBEWÄLTIGUNG

Als Tara ihre erste Transformation durch mein *Vital Mind Reset*-Programm erfolgreich abgeschlossen hatte, nahm sie schließlich keine Medikamente mehr, hatte eine neue Lebensperspektive und auch am Beruf wieder Freude. Die drei Elemente des Reset-Programms, das Tara zu solch erstaunlichen Ergebnissen verholfen hat, sind:

- **Die Säule der Ernährung.** Heilen Sie süchtig machende Beziehungen zu Weizen, Milchprodukten, Kaffee, Alkohol und Zucker, indem Sie einen Monat ganz darauf verzichten. Tun Sie Ihrem Mikrobiom etwas Gutes, indem Sie Getreideprodukte, Hülsenfrüchte und Kartoffeln einschränken. Trinken Sie viel Wasser, verwenden Sie reichlich natürliches Salz und genießen Sie wohlschmeckende blutzuckerstabilisierende Fette. Nach Ablauf der vier Wochen führen Sie bewusst einzelne Nahrungsmittel wieder ein.
- **Die Säule der Entgiftung.** Reinigen und entgiften Sie sowohl Ihren Körper (von außen und innen) als auch Ihre Umgebung. Eignen Sie sich Wissen an, das Ihnen hilft, bewusste und gute Kaufentscheidungen zu treffen.
- **Die Säule der Stressbewältigung.** Planen Sie jeden Tag eine dreiminütige Meditation ein. Achten Sie auf regelmäßige Bewegung und Schlafgewohnheiten.

In diesem Kapitel führe ich Sie durch diese drei Säulen, die die Grundlage für ein Selbsthilfeprogramm und eine Reset-Routine bilden. Noch detaillierte Anweisungen dazu finden Sie in meinem Onlineprogramm *Vital Mind Reset*. Sie können sich auch der Online-Mitgliedergemeinschaft *Vital Life Project* anschließen, in der langsamere, schrittweise Heilungsmöglichkeiten thematisiert werden.

DIE ERNÄHRUNGSSÄULE

Meine Ernährungsempfehlungen wurzeln in meiner eigenen Gesundheitsreise mit dem Ziel der Verabschiedung von der Autoimmunerkrankung Hashimoto sowie in der jahrelangen Arbeit mit Patienten. Ich konnte beobachten, wie sie sich mithilfe einer Ernährungsweise selbst heilten, die Dr. Nicholas Gonzalez als »ausgewogene Kost mit Fleisch« bezeichnete.

Natürlich ist nicht jede Ernährungsweise für jeden Menschen passend, aber besonders bei den Parasympathikus-Typen gibt es gute Heilungserfolge mit einer Art der Ernährung, die sich für strikte Vegetarier und Veganer nicht eignet, da ein Bestandteil davon rotes Fleisch ist. Fleisch regt das sympathische Nervensystem an und wirkt somit ausgleichend auf die gestressten Parasympathikus-Typen. Wenn dies der für Sie richtige Ansatz ist, werden Sie es wissen. Etwas tief in Ihrem Inneren wird *Ja* sagen.

Eine meiner Patientinnen, die anfangs nur widerwillig mehr rotes Fleisch in den Speiseplan aufnahm, kommentierte die nicht erwarteten und fast unmittelbar eintretenden Heilungserfolge wie folgt: »Ich habe begonnen, täglich rotes Fleisch zu essen, um die reaktive Hypoglykämie zu bekämpfen, und es geht mir jetzt so viel besser! Ich bin weniger hungrig, kann leichter einschlafen und wache nachts nicht mehr ständig auf. Ich kann es kaum glauben.«

Seit Jahren beobachte ich, dass die bewusste Einbeziehung von rotem Fleisch in die therapeutische Ernährung von Patienten, die wegen Depressionen, chronischer Müdigkeit, Fibromyalgie, ADHS, Autoimmunität und Chemikalienunverträglichkeit zu mir kommen, ein wesentlicher Teil der Alchemie der Heilung ist. Diese Beobachtung hat sich auch bei Hunderten von Menschen bestätigt, die an meinem Onlineprogramm *Vital Mind Reset* teilgenommen haben.

In einer australischen Studie mit dem Titel »Red Meat Consumption and Mood and Anxiety Disorders« (Gemüts- und Angststörungen und Verzehr von rotem Fleisch) untersuchten Forscher eine Stichprobe aus einer Gruppe von 1046 Frauen im Alter von 20 bis 93 Jahren und stellten dabei fest, dass bei denjenigen, die weniger als drei bis vier Portionen Rind- oder Lammfleisch pro Woche verzehrten, doppelt so häufig Depressionen und/oder Angstzustände diagnostiziert worden waren.[1] Fleisch in Australien stammt fast immer von Tieren aus Weidehaltung, was bei der Analyse dieser Studie von großer Relevanz ist. Die Wissenschaftler zogen bei der Analyse auch den »Healthy User Bias« (einen möglichen Prävalenzfehler) mit ein und stellten fest, dass demografische und lebensstilbezogene Unterschiede nicht für das Ergebnis verantwortlich sein konnten.

Nick Gonzalez hat mir beigebracht, wie wir uns über Millionen von Jahren in verschiedenen ökologischen Nischen mit der Umwelt zusammen entwickelt haben. In diesen verschiedenen Nischen haben sich unsere Nervensysteme angepasst, damit wir überleben. Unsere Vorfahren interagierten mit der verfügbaren Nahrung, dem Klima und den Mikroben, und ihre Körper gaben diesen Kräften nach, wie Stein, der von Wellen ausgewaschen wird. Langfristig überlebten die Menschen, die gut an ihre Umgebungsbedingungen angepasst waren. Von den Eskimos bis zu den Amazonasbewohnern stimulierte der Säure- oder Basengehalt der verfügbaren Nahrungsmittel selektiv den Zweig des autonomen Nervensystems, der sonst eher schwächer ausgebildet war. Das Nervensystem wird durch die Nahrung also wieder austariert, wenn es aus dem Gleichgewicht geraten ist.

Es gibt diejenigen, die von einer fleischarmen Ernährung mit viel grünem Gemüse und Zitrusfrüchten profitieren, und diejenigen, für die eine fetthaltige Ernährung mit bis zu dreimal täglichem Fleischanteil besser ist. Und es hat sich herausgestellt, dass Temperament und körperliche Gewohnheiten eines Menschen viel darüber aussagen, wo er in dieses Spektrum passt. Nicks Mentor, Dr. William Kelley, unterschied zwölf verschiedene Ernährungstypen. Er testete persönlich und klinisch Hunderte von Nährstoffen auf ihre Eignung zur Stimulierung des parasympathischen und sympathischen Zweigs des Nervensystems.

Hier sind drei Gründe, warum ich empfehle, sich einmal vier Wochen lang zucker-, kuhmilch- und glutenfrei, ohne Getreideprodukte, Hülsenfrüchte, Mais und Soja, aber mit einem hohen Anteil an natürlichen Fetten zu ernähren.

1. Eine Blutzuckerinstabilität kann Ihren Insulin- und Cortisolspiegel in einem Ausmaß schwanken lassen, das sich auf Ihre Schilddrüse, Ihre Sexualhormone und Ihre Immunität auswirkt.

2. Fettarme Diäten oder Ernährungsweisen, bei denen die falschen Fette (Transfette, gehärtete Fette, erhitzte Pflanzenöle) verzehrt werden, können die Fähigkeit Ihres zentralen Nervensystems, die Funktion der Zellmembranen und die Hormonproduktion zu unterstützen, beeinträchtigen.

3. Entzündliche Lebensmittel wie Gluten und verarbeitete Kuhmilchprodukte können ebenfalls Reaktionen im Gehirn und eine Beeinträchtigung (Dysregulation) des Immunsystems hervorrufen. Aus diesen und weiteren Gründen ist ein einmonatiger Reset eine sehr gute Idee.

Dieser natürliche Ansatz hilft Ihnen nicht nur dabei, die Kontrolle über Ihren Geist zurückzugewinnen, er kann auch Ihre Essgelüste neu ausrichten, damit diese zu einem *grundlegenden Antrieb für* einen Zustand des Gleichgewichts werden können. Sobald der ganze Müll aus Ihrer Ernährung entfernt ist, werden Ihre natürlichen Vorlieben Sie zu den für Sie richtigen Entscheidungen führen.

Gehen Sie die Verpflichtung ein – Ihr ganzes Leben wird sich dadurch verändern. Es ist entscheidend, diese Verpflichtung als einen Schritt in die Selbstbestimmung zu sehen und nicht als Selbstverleugnung oder -beschränkung. Sie wenden sich verschiedenen Entscheidungen zu, die Sie einem klaren Verständnis Ihrer Beziehung zu Ihrem Körper näherbringen. Auf der nächsten Seite finden Sie fünf einfache Regeln, die Ihnen bei der Erstellung Ihres Plans helfen sollen.

LINDSEYS GESCHICHTE

Die 21-jährige Lindsey hatte mit lähmenden Depressionen zu tun, mit Angstattacken, die jeweils eine so starke Hyperventilation zur Folge hatten, dass sie oftmals ohnmächtig wurde, und mit einem bipolaren Geisteszustand, der zwischen egoistischen

Hochs und betäubenden Tiefs schwankte. Sie zog sich von ihrer Familie und ihren Freunden zurück, und ihr soziales Leben litt sehr darunter.

Nachdem sowohl die Medikation als auch die Therapie fehlgeschlagen waren, hegte sie Gedanken wie: »Das war's wohl. Ich werde nie glücklich sein. Ich bin einfach kaputt.« In dieser Zeit stieß sie glücklicherweise auf das einmonatige Reset-Programm, wie es in *Die Wahrheit über weibliche Depression* beschrieben ist, und befolgte es, als hinge »mein Leben davon ab«.

Acht Monate später durfte ich Folgendes von ihr lesen: »Das einmonatige Programm hat mein Leben nicht nur verändert, es hat mir ein neues gegeben. Es war, als wäre ich durch Schlamm gewatet und etwas hätte mich auf festen Boden gezogen. Es ist nicht so, dass man einen Zauberstab schwenkt und alles ist in Sonnenschein und Regenbogen verwandelt. Es war eher eine neu gewonnene Klarheit. Ich konnte mein Leben ohne jeden Filter sehen und erleben.

Ich bin in einer neuen Realität aufgewacht, in der ich jeden Geruch, jede Berührung, jeden Geschmack, jedes Geräusch und jeden Anblick, den ich erlebe, zu schätzen weiß. Meine Ernährung entspricht immer noch zu etwa 80 Prozent den Empfehlungen, und ich habe herausgefunden, welche Nahrungsmittel welche Reaktionen auslösen. Ich bin zuversichtlich, dass ich jederzeit wieder aufstehen kann, wenn ich mal ausrutsche.«

DIE FÜNF REGELN DES SELBSTHILFEPROGRAMMS

Regel Nummer 1: Industriell verarbeitete Lebensmittel meiden

Wenn Sie einen Ernährungs-Reset durchführen, sollten Sie zunächst einmal alle industriell verarbeiteten Lebensmittel aus den Küchenschränken räumen. Befolgen Sie danach die goldene Regel, nichts zu essen, was Ihre Urgroßmutter nicht als Essen erkannt hätte. Essen Sie möglichst vieles, was wild wächst und lebt: Fleisch, Fisch, Eier, Gemüse, Obst, Nüsse und Samen.

»Industriell verarbeitete Lebensmittel« ist ein etwas unklarer Begriff. Für unsere Zwecke bedeutet es alles, was in einer Verpackung angeboten wird, auf der eine lange Liste größtenteils unaussprechlicher Inhaltsstoffe abgedruckt ist. Warum ist das Weglassen solcher Erzeugnisse so entscheidend für Ihren Erfolg in diesem Programm? Weiter unten führe ich detaillierter aus, welche Art von verarbeiteten Lebensmitteln besonders verbreitet sind, und erkläre, warum es wichtig ist, sich von ihnen fernzuhalten, und welche positiven Effekte dies für Sie voraussichtlich haben wird.

Raffinierte Kohlenhydrate meiden

Auf raffinierte Kohlenhydrate zu verzichten ist wichtig, weil sie Blutzuckerschwankungen bewirken, Pestizidrückstände enthalten und aus potenziell immunstimulierenden Getreidekörnern hergestellt werden.

Wirkung: Ist Ihnen schon einmal aufgefallen, dass Sie sich nach dem Verzehr eines Marmeladebrötchens zum Frühstück vormittags zusammenreißen müssen, um am Schreibtisch nicht einzuschlafen? Der Verzehr von raffinierten Kohlenhydraten lässt den Blutzuckerspiegel ansteigen und kann »falsche Energie«, das heißt Nervosität, Reizbarkeit und Konzentrationsstörungen, verursachen. Das Pendel schwingt relativ schnell in die andere Richtung – der Blutzuckerspiegel sinkt, und Sie fühlen sich müde und erschöpft. Wenn man sich auf der Achterbahn dieser Lebensmittel befindet, kann sich das ähnlich wie Angstattacken und Hirnleistungsstörungen anfühlen – zwei der häufigsten psychiatrischen Beschwerden.

Antigene (Kasein, Gluten, Soja und Mais) meiden

Gluten, Soja und Mais sind die am meisten gekreuzten, verarbeiteten und genetisch veränderten Lebensmittel. Kaseinhaltige Milchprodukte stammen von auf engem Raum eingesperrten Tieren, die mit unnatürlicher, mit Medikamenten versetzter Nahrung gefüttert werden. Dann wird das Produkt homogenisiert und pasteurisiert, und am Ende steht eine leblose weiße Substanz, die eine stille Entzündung und ein chronisches Ungleichgewicht des Darms verursachen kann.

Wirkung: Die Verarbeitung dieser Lebensmittel hat zur Folge, dass die Nahrungsmoleküle von unserem Immunsystem nicht mehr erkannt und als Überträger unerwünschter Informationen betrachtet werden. Es entstehen Peptide, die in den Blutkreislauf gelangen und das Gehirn, den Verdauungstrakt und das Immunsystem zur Einleitung von Entzündungs- und sogar bewusstseinsverändernden Prozessen anregen können.

Zucker meiden
Raffinierter Zucker findet sich in konzentrierter Form in fast allen abgepackten Lebensmitteln. Das führt letztendlich dazu, dass sich ungesunde Mengen davon in Ihre Ernährung einschleichen und verheerend auf den Insulinspiegel, den Hormonhaushalt und den Stoffwechsel auswirken.

Wirkung: Abgesehen davon, dass Zucker zu Stimmungsschwankungen, Angstzuständen und einem Achterbahneffekt beim Energieniveau beiträgt, verursacht er Veränderungen in Zellmembranen, Arterien, Immunsystem, Hormonen und Darm. Kurz gesagt: Er schwächt die Zellen unseres Körpers.

Resetter: Kristina

Seitdem ich das Programm abgeschlossen habe, habe ich bemerkt, wie viel ruhiger ich bin. Ich habe eine intensive Persönlichkeit und leide ein wenig an ADHS und Angstzuständen. Das Weglassen von Gluten/Zucker/Milch hat Wunder bewirkt. Weniger PMS (aber immer noch empfindlich), besserer Schlaf, keine starken Stimmungsschwankungen und fünf Kilo weniger Körpergewicht. Vor allem möchte ich die KB-Smoothies [siehe die Reisetipps in Kapitel 2] hervorheben, die eine lebensverändernde Wirkung auf mich hatten. Wenn ich heute zwischendurch mal ein paar Tage keinen trinke, habe ich schnell wieder Denk- und Konzentrationsstörungen. Die Smoothies verhelfen mir zu einem klaren Kopf und beständiger Energie den ganzen Tag über.

Regel Nummer 2: Vollwertige Lebensmittel essen
Der Verzicht auf verarbeitete Lebensmittel hinterlässt in der Kost westlicher Länder eine beträchtliche Lücke. Womit ersetzen wir all die mit Chemikalien und Pestiziden gefüllten, gentechnisch veränderten abgepackten Lebensmittel? Mit:

- Obst und Gemüse aus biologischem Anbau,
- Fleisch von Tieren aus Weidehaltung,
- Eiern von Hühnern aus Freilandhaltung,
- gesunden Fetten aus Nüssen und Samen.

Gewürze und Kräuter können großzügig verwendet werden, insbesondere Knoblauch, Ingwer und Kurkuma, die alle stimmungsaufhellende und entzündungshemmende Eigenschaften besitzen. Einige Gewürzmischungen enthalten Glutamat (MNG) und Gluten. Vermeiden Sie solche fertigen Mischungen, es sei denn, Sie erkennen *jede* der aufgeführten Zutaten.

Salz ist ein weiteres gesundes und lebenswichtiges Nahrungsmittel, das durch die Nahrungsmittelindustrie verdorben wurde. Werfen Sie Ihr jodiertes Salz weg und kaufen Sie stattdessen unbehandeltes Meersalz oder eines der schönen, natürlichen rosa oder schwarzen Salze, die zusätzliche Mineralien aus der Erde und dem Meer enthalten. Solche hochmineralisierten Salze haben viele gesundheitsfördernde Wirkungen. Unter anderem unterstützen sie einen ausgewogenen Elektrolythaushalt und pH-Wert, die Anlagerung von Wassermolekülen (Hydration) und die Entgiftung. Ihren Jodbedarf können Sie mit essbaren Meeresalgen oder Kelp (atlantischer Seetang) decken, entweder direkt oder über den Umweg eines Nahrungsergänzungsmittels.

Regel Nummer 3: Viele natürliche Fette verzehren
Fett ist der am meisten verleumdete Bestandteil der modernen Ernährung. Während bestimmte Arten von Fett zwar sicherlich zu den verbreiteten Gesundheitsproblemen beitragen, ist eine Ernährungsweise mit einem hohen Anteil an gesunden Fetten der Gesundheit von Herz und Gehirn absolut zuträglich.

Lassen Sie sich auch nicht von der schlechten Presse über gesättigte Fettsäuren täuschen. Gesättigte Fette sind wichtig für die

Gesundheit der Zellmembran und des Gehirns. Wir brauchen alle Arten von Fett – solange sie aus hochwertigen Quellen wie diesen stammen:

• Omega-3- und Omega-6- (mehrfach ungesättigte) Fettsäuren: Kaltwasserfische, Leinöl, Fleisch von Tieren aus Weidehaltung, Eier, Nüsse und Samen.
• Omega-9- (einfach ungesättigte) Fettsäuren: Olivenöl, Avocados, Mandeln, Eier, Schweineschmalz (richtig, Schweineschmalz!).
• Gesättigte Fettsäuren: Fleisch, Ghee, dunkle Schokolade, Kokosöl (denken Sie daran: Fett unterstützt die Aufnahme der fettlöslichen Vitamine D, A, K und E).

Ein Hinweis zum Kochen mit Ölen: Verwenden Sie hochwertiges Ghee von Tieren aus Weidehaltung zum Garen bei hohen Temperaturen, vorzugsweise Kokosöl für mittlere Hitze und Olivenöl zum Braten, zum Kochen bei geringer Hitze und für die kalte Küche.

Regel Nummer 4: Fermentierte Nahrungsmittel sind wichtig

Wir leben in einer Zeit des Erwachens um viele etablierte kulturelle Überzeugungen herum. Das Blatt wendet sich: weg von den denaturierten, vitalstoffarmen Fertiggerichten, hin zu natürlichen Nahrungsmitteln, wie sie schon unseren Vorfahren schmeckten.

Fermentierte Nahrung zum Beispiel gibt es schon seit Anbeginn der Menschheit. In allen traditionellen Kulturen wurden Nahrungsmittel fermentiert. In Korea aßen die Menschen Kimchi und anderswo milchsäurefermentierte Gurken, Ingwer, Karotten und Rüben. In Japan wurde Kombucha getrunken und in der Kaukasusregion Kefir.

Der Verzehr fermentierter Lebensmittel schützt die Darmschleimhaut vor der Übervermehrung von Bakterienarten, die sich als eine schädliche Nebenwirkung der westlichen Ernährungsweise im Darm ansiedeln. Ein mikrobielles Ungleichgewicht im Darm steht in dem Verdacht, ein Faktor für chronische

Müdigkeit, Hautprobleme, bestimmte Autoimmunerkrankungen und, ja, Depressionen, Konzentrationsstörungen und andere psychiatrische Erkrankungen zu sein. Die Forschung zeigt eindeutig positive klinische Ergebnisse, wenn Menschen wiederholt und in geringen Mengen probiotische Bakterien zu sich nehmen. Ich habe bei Patienten erlebt, wie starke Symptome allein mithilfe einer Ernährungsumstellung und probiotischen Nahrungsergänzungen völlig verschwanden. Ihre Gemütslage verbesserte sich und ihre Insulinblutwerte und die Entzündungsmarker sanken.

Eine Anmerkung zu Nahrungsergänzungen: Sie sollten während Ihres einmonatigen Resets eine Pause von den Ergänzungsmitteln einlegen, um nur rein die Wirkung der Ernährung auf Ihre Physiologie wahrzunehmen. Ganz besonders gilt das, wenn Sie gar nicht wirklich sicher sind, welche Nahrungsergänzungen die richtigen für Sie sind, sondern sie eher »auf Verdacht« einnehmen. Sollten Sie spezifische Ernährungspräparate nutzen, die genau auf Ihre Bedürfnisse abgestimmt sind, können Sie diese beibehalten, aber nehmen Sie während der Reset-Phase dann einfach keine weiteren mehr. Eine Ausnahme bilden lediglich Verdauungsenzyme und/oder Bauchspeicheldrüsenenzyme, die bei Verdauungsproblemen helfen können.

Regel Nummer 5: Achtsam essen

Abschließend möchte ich Sie bitten, die vielleicht für viele von uns schwierigste Veränderung vorzunehmen: Geben Sie sich Zeit, um zur Ruhe zu kommen, das Essen zu genießen und es zu würdigen. Ich bitte Sie, sich morgens hinzusetzen und in Ruhe zu frühstücken, anstatt sich als Frühstück irgendwo einen Kaffee zum Mitnehmen zu holen. Ich bitte Sie, Ihr Mittagessen an einem Esstisch zu verzehren, anstatt am Schreibtisch, während Sie auf den Computerbildschirm starren. Ich bitte Sie, sich abends ins Esszimmer zu begeben, anstatt vor dem Fernseher zu essen. Mir gefällt sogar auch die Empfehlung von Dr. Shefali Tsabary, die ihren Doktor in klinischer Psychologie machte und in ihren Theorien fernöstliche Philosophie mit westlicher Psychologie verbindet. Sie rät, Essen und die Gemeinschaft mit anderen zu trennen. Das übliche Familienabendessen kann durch eine andere Verabredung ersetzt werden, bei der alle zusammenkommen. Essen soll jeder, wann er oder sie Hunger hat, nicht von anderen am Tisch abgelenkt.

Als Ärztin, die manchmal 20 Stunden am Tag arbeitet, ist es mir sicher unzählige Male passiert, dass ich zwischendurch schnell etwas gegessen habe, ohne hinterher sagen zu können, wie es geschmeckt hat oder wie es sich angefühlt hat, vom Zustand des Hungers in den Zustand der Sättigung überzugehen. Dieser Mangel an Achtsamkeit hat eine weitere Nebenwirkung: Der Körper wird nicht auf die Aufnahme von Nahrung vorbereitet. In vielerlei Hinsicht beraubt die Unachtsamkeit gegenüber unseren Mahlzeiten den Körper der Nährstoffe, die wir aus unserer Nahrung aufnehmen *sollten*.

Der Körper muss das Verdauungsfeuer entfachen, das die Nährstoffe in der Nahrung in verwertbare Kalorien umwandelt. Dieser Prozess beginnt bereits, während Sie in froher Erwartung einer köstlichen Speise am Tisch sitzen. Dies wird als *kephalische Phase* der Ernährung bezeichnet und bezieht sich auf Ihre mentale und emotionale Erfahrung des Essens, die schon vor der Mahlzeit beginnt. Die Reaktion wird stärker, wenn Sie die bei der Zubereitung freigesetzten Aromen riechen und dadurch vermehrt Speichel produzieren (das sprichwörtliche Wasser, das einem im Munde zusammenläuft). Diese Reaktionen sind im Menschen angelegt, sie erfolgen nicht bewusst. Konzentrieren Sie sich einfach auf das Essen und nehmen Sie möglichst kleine Bissen zu sich, die Sie lange kauen.

Ich will hier nicht metaphysisch werden, aber es hat schon etwas Ergreifendes, wenn man ein Gefühl der Dankbarkeit in seinen ganzen Körper ausstrahlen lässt, bevor man mit dem Essen beginnt. In allen alten Kulturen wurde vor dem Essen Dank gesagt, und das geschah nicht ohne Grund.

Die bewusste Anerkennung der Geschenke der Erde wird Sie geistig und spirituell darauf vorbereiten, die Nahrung aufzunehmen, die Sie sich selbst geben. Gut zu essen ist ein heiliger Akt der Selbstfürsorge; Sie sollten anfangen, diesen Akt mit dem Respekt zu behandeln, den er verdient. Und im Gegenzug wird Ihr Essen Sie respektieren und Ihnen auf ausgewogene Art und

Weise dienen: Ihrer Gesundheit, Ihrer Vitalität und letztendlich dem Leben, das Sie führen wollen.

VORBEREITUNG AUF DEN RESET-ERNÄHRUNGSPLAN: VORRÄTE AUSSORTIEREN UND WIEDER AUFFÜLLEN

Neuanfang in der Küche: In den Tagen vor Beginn der Ernährungsumstellung sollten Sie eine Bestandsaufnahme Ihrer Küche machen und alle Lebensmittel entsorgen, auf die Sie künftig verzichten. Leeren Sie Ihre Speisekammer und schaffen Sie Platz für die neuen Produkte, die Sie in dieser Woche einkaufen werden. Sortieren Sie folgende Nahrungsmittel und Getränke aus:

- **Getreideprodukte:** Alle, einschließlich Reis, Hafer, Hirse, Amaranth, Mais, Sorghumhirsen (mit großen Körnern) und glutenhaltige Getreide: Teff, Einkorn, Gerste, Bulgur, Couscous, Kartoffelstärke, Weizenschrotmehl, Kamut, Matze, Roggen, Grieß, Dinkel, Triticale, Weizen, Weizenkeime (Quinoa und Buchweizen sind erlaubt).
- **Milch und Soja:** Alle Milchprodukte, einschließlich Butter, Milch, Joghurt, Käse, Sahne und Eiscreme. Alle Sojaprodukte, einschließlich Sojamilch, -käse, -joghurt und -eiscreme sowie Sojaburger und -Hotdogs, Sojasoße und alles, bei dem »Sojaproteinisolat« auf der Zutatenliste steht.
- **Hülsenfrüchte:** Alle Linsen- und Bohnensorten, Backbohnen, Limabohnen, Bohnenpaste, Tofu, Kichererbsen, Erdnüsse, Miso, Dal (Dahl/Dhal).
- **Verarbeitete lebensmittelähnliche Produkte:** Alle Produkte mit verarbeitetem Mehl und Zucker sowie Konserven und andere abgepackte Waren: Chips, Cracker, Kekse, Gebäck, Muffins, Pizzateig, Kuchen, Donuts, Krapfen, zuckerhaltige Snacks, Süßigkeiten, Energieriegel, Eiscreme/gefrorener Joghurt/Sorbet/Fruchteis, Marmeladen und Gelees, Ketchup, Schmelzkäseaufstriche, Säfte, Energie- und Erfrischungsgetränke, Frittiertes, Zucker (weiß und braun) und Maissirup.

- **Getränke:** Alles außer gefiltertem Wasser.
- **Verarbeitete Öle und Fette:** Margarine, pflanzliches Backfett und handelsübliche Speiseöle (Soja-, Mais-, Baumwollsamen-, Raps-, Erdnuss-, Distel-, Traubenkern-, Sonnenblumen-, Reiskleie- und Weizenkeimöl) – auch wenn sie aus biologischem Anbau stammen.

Und nun füllen Sie Ihre Vorräte wieder auf. Die folgenden Produkte dürfen sie großzügig konsumieren (wählen Sie nach Möglichkeit Vollwertprodukte aus lokaler Erzeugung und biologischem Anbau):

- **Gesunde Fette:** Natives Olivenöl extra, natives kalt gepresstes Kokosöl aus biologischem Anbau, Ghee von Tieren aus Weidehaltung, Leinöl, Macadamianussöl, Avocados, Kokosnuss, Oliven, Nüsse und Nussbutter, Schmalz, Talg und Samen (Leinsamen, Sonnenblumen- und Kürbiskerne, Sesam- und Chiasamen).
- **Ganze Früchte und Gemüse,** ausgenommen Süßkartoffeln[2].
- **Tierische Lebensmittel:** Eier von Hühnern aus Freilandhaltung, Wildfisch, Meeresfrüchte und Weichtiere, Wild, Fleisch von Tieren aus Weidehaltung, Perlhühner, Geflügel und Schweinefleisch.
- **Kräuter, Gewürze und Würzmittel:** Es gibt praktisch keine Einschränkungen bei Kräutern und Gewürzen, solange sie frisch, aus biologischem Anbau und frei von Farbstoffen sind. Werfen Sie Ihr Ketchup und alle Würzmittel weg, die mit Gluten, Soja und Zucker versetzt sind oder von Pflanzen stammen, die gemeinsam mit Weizen und Soja verarbeitet wurden. Nichts einzuwenden ist gegen Senf, Meerrettich, Tapenade, Guacamole und Salsa, sofern sie keine industriell verarbeiteten Bestandteile enthalten.

Gehen Sie einkaufen. Kaufen Sie die Erzeugnisse ein, die Sie diese Woche essen werden. Während Sie die Waren auswählen, denken Sie fest daran, dass diese kraftvollen, reinigenden

Nahrungsmittel Sie auf Ihrer Reise zu neuer Vitalität und Lebensfreude unterstützen werden. Ich empfehle Ihnen, mindestens einmal pro Woche einzukaufen, damit immer alles so frisch wie möglich ist. **Planen Sie Ihre Mahlzeiten.** Nun, da die Speisekammer frisch gefüllt ist, können Sie beginnen. In Anhang C finden Sie einen Muster-Mahlzeitenplan für einen Tag, um Ihnen einen Vorgeschmack auf dieses Erlebnis zu geben. Sollten Sie nach Rezepten suchen, finden Sie eine ganze Reihe davon in meinem ersten Buch *Die Wahrheit über weibliche Depression*. Noch mehr Unterstützung erhalten Sie, wenn Sie sich bei meinem Onlineprogramm *Vital Mind Reset* anmelden.

Im Gegensatz zu vielen Diäten werden Sie bei diesem Ernährungsplan nicht aufgefordert, Kalorien zu zählen, die Fettaufnahme zu begrenzen oder auf Portionsgrößen zu achten. Essen Sie einfach, bis Sie sich satt fühlen, dann essen Sie ganz von selbst nicht zu viel. Achten Sie bewusst darauf, wann und wie oft sich bei Ihnen Hunger einstellt, das wird sich im Laufe des Programms nämlich verändern. Die gute Nachricht ist, dass diese Art der Ernährung enorm selbstregulierend ist – Sie werden sich nicht überessen und Sie werden sich mehrere Stunden lang satt fühlen, bevor Sie eine weitere Mahlzeit benötigen.

Ich habe Menschen aus allen möglichen sozioökonomischen Schichten bei der Absolvierung des einmonatigen Ernährungs-Resets begleitet. Unverarbeitete Lebensmittel aus biologischem Anbau mögen beim Einkauf etwas teurer sein als qualitativ minderwertigere Produkte, aber es gibt auch viele kreative Möglichkeiten, diese Fülle in Ihr Leben zu bringen. Das beginnt damit, dass Sie die neue Ernährungsweise als die wichtigste medizinische Verschreibung Ihres Lebens ansehen. Bei einer solchen Priorisierung erhalten andere scheinbare finanzielle Verpflichtungen und reflexartige Ausgaben automatisch einen geringeren Stellenwert. Ihre Investitionen in gesunde Nahrung werden mit der Energie Ihres konzentrierten Einsatzes ermöglicht. Kaufen Sie grundsätzlich regional ein, wenn möglich sogar am besten direkt bei einem Bauern in Ihrer Nähe. Das macht gesunde Nahrungsmittel erschwinglicher.

Und denken Sie daran, dass ein Monat ein wirklich absehbarer Zeitraum ist. Ihre Ernährungsweise ist in dieser Zeit so viel besser als vorher, dass Sie das schnell spüren werden, und nach den vier Wochen wird Ihnen die Entscheidung über die neuen Prioritäten in Ihrem Leben leichtfallen.

Lesen Sie nachstehend, was eine Teilnehmerin meines Selbsthilfeprogramms, wie ich es in meinem ersten Buch beschrieben habe, darüber erzählt, wie es ihr ergangen ist:

Ich würde Ihnen für Ihre Datenbank gerne detailliert mitteilen, wie sich Ihre Ernährungs-und Lebensstilempfehlungen bei mir ausgewirkt haben. Lassen Sie mich vorausschicken, dass ich 2001 nach meiner ersten (und letzten!) manischen Episode als bipolar diagnostiziert wurde, aber schon lange glaube, dass diese Diagnose nicht stimmt – ich hatte einfach die frühen Phasen einer spirituellen Krise zu bewältigen.

Nachdem ich mich 30 Tage lang gluten-, milch- und zuckerfrei ernährt habe, kann ich Folgendes berichten:
* *Meine Angstzustände sind weg.*
* *Keine depressiven Episoden*
* *Der Schlaf ist zwar noch unregelmäßig, aber erholsamer.*
* *Schwindelgefühle um 30 Prozent reduziert.*
* *Agoraphobie stark reduziert.*
* *PTBS erkannt; Linderung erfolgt durch Gewahrsein.*
* *Fünf Kilo weniger Körpergewicht.*
* *Geschwollene Drüsen unter dem Arm weg.*
* *Bin beweglicher und praktiziere wieder Yoga.*
* *Bin wieder mehr zu Fuß unterwegs.*
* *Schmerzen sind extrem zurückgegangen (Rücken, Oberschenkel, Karpaltunnel, »Fibromyalgie«).*
* *Kurzzeitgedächtnis/-abruf um 30 bis 40 Prozent verbessert.*
* *Weniger reaktiv auf Ereignisse.*

Ich fühle mich sehr ruhig. Nachdem ich aufgrund von extremem Kindesmissbrauch im Überlebensmodus war und

17 Jahre Therapie hinter mir habe, war der Körper für mich das letzte Puzzleteil. Meine Therapeutin hält mein Wachstum und meine Heilung für ein Wunder. Vielen Dank und viel Segen für Ihr Engagement, die Wahrheit und die Werkzeuge zu ihrer Umsetzung zu offenbaren und anderen Menschen zu vermitteln.

KOHLENHYDRATE

Alle Kohlenhydrate aus der Ernährung zu streichen, kann bei einigen Menschen zu unangenehmen Nebenwirkungen und Energiedefiziten führen. Als ich mich das erste Mal mit meiner Zuckersucht auseinandersetzte und auf Zucker ganz verzichtete, hielt ich eine strenge ketogene Diät ein (kohlenhydratarme, fettreiche Kost) und fühlte mich etwa zwei Monate lang großartig. Dann aber stürzte ich schwer ab. Hirnnebel, Lethargie, geringe Vitalität: alles Symptome, die anzeigten, dass meine Schilddrüse nicht gut genährt wurde. Um das Gleichgewicht wiederherzustellen, brauchte ich gesunde Kohlenhydrate. Damals erfuhr ich, was resistente Stärke ist.

Resistente oder »sichere« Stärken sind spezifische kohlenhydrathaltige Lebensmittel, die helfen, das Blutzuckergleichgewicht wiederherzustellen. Es handelt sich um ballaststoffreiche Kohlenhydrate, die von unseren Darmbakterien langsam verdaut werden, sodass sie den Blutzuckerspiegel nicht ansteigen lassen. Im Gegensatz zu einfachen Kohlenhydraten, die sich im Magen und Dünndarm rasch abbauen und den Blutzucker in die Höhe treiben, werden resistente Stärken im Dickdarm verarbeitet, wo sie teilweise unverdaut bleiben. Diese nicht aufgespaltenen Fasern werden im Darm fermentiert, was die nützlichen Darmbakterien fördert und zur Gesundheit des Mikrobioms und des Dickdarms beiträgt.

Resistente Stärken sind *präbiotisch* und liefern fermentierbare Ballaststoffe, die die etwa 100 Billionen Zellen, die 90 Prozent unserer Körpermasse ausmachen – die Mikroben unseres Mikrobioms – ernähren und unterstützen. Eine Ernährungsweise mit fermentierbaren Ballaststoffen reduziert nachweislich die Risiken von Reizdarmsyndrom, entzündlichen Darmerkrankungen, Herz-Kreislauf-Erkrankungen und Darmkrebs.[3, 4] Auch für Diabetiker und Prädiabetiker sind resistente Stärken gut, da sie den Triglyzeridspiegel im Blut senken und die Insulinsensitivität verbessern.[5] In diesem einmonatigen Ernährungsprogramm empfehle ich den völligen Verzicht auf Getreide- und Milchprodukte, Bohnen und Süßkartoffeln, nicht, weil sie »schlecht« wären, sondern damit Sie etwas über Ihre Beziehung zu diesen wirkmächtigen Nahrungsmitteln erfahren können. Dies ist die Klärungsphase, in der Sie Ihren Körper in einen neutralen, nicht reaktiven Zustand zurückversetzen. Dieser einmonatige Reset ist Teil einer strikten Eliminationsdiät, die den Körper von Entzündungsherden und allergischen Reaktionen befreien kann. Diese Ernährungsweise ist nicht für eine fortgesetzte Anwendung über die vier Wochen hinaus gedacht, da sie langfristig den Energiebedarf des Körpers nicht deckt. Die meisten Menschen, insbesondere Frauen, brauchen auf die Dauer mehr Stärkeerzeugnisse in der Ernährung, um optimale Energie und Konzentration zu erreichen. Der Schlüssel liegt darin, die richtigen Arten von Stärken in den Speiseplan aufzunehmen, damit eine gesunde Körperökologie aufrechterhalten werden kann.

Nach Ihrem einmonatigen Reset sollten Sie resistente Stärken schrittweise wiedereinführen, in Form der folgenden Nahrungsmittel (jeweils nur eines):

- gekochte Süßkartoffeln* und/oder Kartoffelstärke,
- gekochter weißer Reis*,
- Amaranth,
- Hirse,
- glutenfreier Hafer,
- eingeweichte Bohnen,
- Kichererbsen.

*Reis und Kartoffeln müssen vor dem Verzehr unbedingt abkühlen, denn erst dann wird die darin enthaltene Stärke zu resistenter Stärke. Sie könnten den Reis zum Beispiel in Form eines Reissalats verzehren.

Die Wiedereinführung dieser Nahrungsmittel nach einem Ernährungs-Reset sollte langsam angegangen werden, damit Sie beobachten können, wie Ihr Körper auf die einzelnen Stärkearten reagiert. Ich empfehle, jeweils nur eine Stärkeart zu essen, bis zu drei Portionen an einem Tag, und dann zwei bis drei Tage zu warten, bevor Sie es mit einer weiteren Art probieren. Beobachten Sie, wie es Ihnen nach dem Verzehr jeweils geht. Achten Sie auf Anzeichen von Blähungen, Völlegefühl, Benommenheit oder Erschöpfung. Alle Produkte, auf die Sie reagieren, lassen Sie danach noch einmal 30 Tage lang weg; anschließend wiederholen Sie den Wiedereinführungsprozess.

Hilfreiche Tipps

Trinken Sie in den nächsten 30 Tagen nichts als reines, gefiltertes Wasser. Was die Menge angeht, so ist eine gute Faustregel, täglich das eigene Körpergewicht x 0,03 Liter Wasser zu trinken. Wenn Sie also 80 Kilo wiegen, trinken Sie mindestens 2,4 Liter Wasser pro Tag. Keinen Alkohol, keinen Kaffee, keinen Tee, keine Süßgetränke und keine Fruchtsäfte gleich welcher Art. Sollten Sie sich koffeinhaltige Getränke erst abgewöhnen müssen, können Sie diese eine Woche vor Beginn des Programms nach und nach durch koffeinfreie Sorten ersetzen. Danach ist Wasser, Wasser und nur noch Wasser angesagt, denn alle anderen Getränke, einschließlich Tee, wirken harntreibend und würden die unbedingt notwendige Wasseraufnahme unter dem Strich verringern.

Bevorzugen Sie Vollwertkost und regionale Produkte aus biologischem Anbau. Im letzten Jahrzehnt hat sich das Lebensmittelangebot erheblich verändert. Kaufen Sie in einem Lebensmittelgeschäft Ihres Vertrauens, in dem Ihnen das Personal Auskunft darüber geben kann, wie frisch die Ware ist und woher sie stammt.

Wählen Sie saisonale Produkte und probieren Sie auch einmal neue aus, beispielsweise fermentiertes Gemüse. Und entscheiden Sie sich, wenn möglich, für Erzeugnisse aus biologischem Anbau beziehungsweise Fleisch von Weidetieren oder Wildfisch. Qualität hat ihren Preis, aber die Mehrkosten zahlen sich für Ihre Gesundheit aus. **Rüsten Sie sich für den Erfolg.** Führen Sie das Programm in einem Zeitfenster durch, in dem Sie keine Reisen eingeplant und auch sonst möglichst wenige Verpflichtungen haben.

Wenn Sie auf süchtig machende Lebensmittel wie Alkohol, Zucker, raffinierte Kohlenhydrate und Milchprodukte verzichten, werden Sie eine völlig neue Einstellung zur Nahrung gewinnen. Sie sind nicht mehr Ihren Heißhungerattacken ausgeliefert, nutzen Nahrung nicht mehr als Belohnung oder Strafe und denken nicht den ganzen Tag ans Essen. Sie nehmen den Geschmack der einzelnen Bestandteile wahr, stillen den Hunger nachhaltig und sorgen für ein stabiles Gefühlsleben. Genau das sollte Nahrung bewirken!

AUF DEN KÖRPER HÖREN

Die wichtigste Lektion bei der Umstellung Ihrer Ernährungsweise lautet: Beginnen Sie, auf Ihren Körper zu hören. Er weiß, was er braucht. Wenn Sie alle industriell verarbeiteten Lebensmittel weglassen, die Ihr Gehirn ködern und abhängig machen, lernen Sie von allein, den Weg zu Ihrer bestmöglichen Ernährung einzuschlagen.

Angenommen, Sie fühlen sich nach einem Monat der Ernährungsumstellung wie ein neuer Mensch, aber dann essen Sie, einer alten Gewohnheit entsprechend, zum Frühstück eine Scheibe Toast. Prompt bekommen Sie Kopfschmerzen und können sich am Geldautomaten nicht mehr an Ihre Bankkarten-PIN erinnern. Jetzt kennen Sie die lineare Beziehung zwischen Ursache und Wirkung und können die einzelnen Bausteine zu einem Gesamtbild zusammenfügen. Die neue Ernährungsweise fördert die Selbsterziehung und die Achtsamkeit.

Im Verlauf des Programms werden Sie anfangen, Ihren Gelüsten und Vorlieben mehr Aufmerksamkeit zu schenken. Wie oft haben Sie Lust auf rotes Fleisch? Zwei- oder dreimal in der Woche oder gar jeden Tag? Hegen Sie Verlangen nach Obst oder macht es Sie überhaupt nicht an, in einen Apfel zu beißen? Was ist mit Gemüse? Essen Sie es nur, weil es gut für Sie ist, oder weil es Ihnen schmeckt? Wenn Sie auf Ihren Körper hören, geben Sie ihm instinktiv das, was er braucht, und entscheiden sich für eine Ernährung, die das Nervensystem unterstützt und physiologische Prozesse ins Gleichgewicht bringt.

Resetter: Kassandra

Ich bin bei meinem Reset auf halbem Wege angelangt und wollte nun mal kurz etwas dazu schreiben. Ich bin ja grundsätzlich ein eher skeptischer Mensch und hätte nie geglaubt, dass es funktionieren würde, aber es hat funktioniert. Ich habe mich an die angegebene Liste der Lebensmittel gehalten und dem Drang nach Kaffee widerstanden. Ich trinke jetzt viel mehr Wasser und habe gar nicht mehr das Bedürfnis nach Kaffee, und auch nicht mehr nach Junkfood oder Alkohol. Ein schöner Nebeneffekt: Ich habe so nebenbei fast vier Kilo abgenommen. Die größte Veränderung hat sich jedoch mit meinem Zyklus ergeben. Die Stimmungsschwankungen sind weniger heftig geworden und ich habe während der Periode keine schmerzhaften Krämpfe mehr. Die starken Blutungen dauern nur noch eineinhalb statt drei Tage an, sodass nun alles einfacher ist.

UND WIE GEHT ES WEITER?

Der einzige Unterschied zwischen dem einmonatigen Ernährungsprogramm und der Ernährungsweise, die ich Ihnen für die Zeit danach empfehle, besteht darin, dass Sie bestimmte Lebensmittel nach und nach wieder in Ihre Kost einfügen können, um zu sehen, ob Ihre einzigartige Physiologie sie verträgt, beispielsweise weißen Reis, Süßkartoffeln, Ziegenmilch von Tieren aus Weidehaltung, aufgekeimtes glutenfreies Getreide und Bohnen. Nachstehend beschreibe ich, wie Sie einige der Nahrungsmittel wiedereinführen können, auf die Sie während Ihres einmonatigen Resets verzichtet haben.

Getreideprodukte, weißer Reis, Süßkartoffeln und Bohnen. Nach den 30 Tagen können Sie einen Tag einplanen, an dem Sie Süßkartoffeln verzehren: gekocht oder gedünstet und vor dem Verzehr abgekühlt, sodass mehr resistente Stärke entsteht. Essen Sie eine große Portion und beobachten Sie, wie es Ihnen danach geht. Achten Sie auf Anzeichen von Erschöpfung, Blähungen, Völlegefühl oder Benommenheit.

Drei Tage später probieren Sie weißen Reis; auch er sollte vor dem Essen abgekühlt werden. Zu diesem Zeitpunkt nehmen die meisten meiner Patienten merkliche Verbesserungen in ihrem mikrobiellen Ökosystem wahr, und die resistenten Stärken werden gut vertragen. Für viele sind auch Bohnen, die vor dem Kochen eingeweicht wurden, gut verträglich. Wenn sie aber Blähungen oder ein Völlegefühl bei Ihnen verursachen, dürfte es kein Problem sein, in Zukunft ohne sie auszukommen. Bei der Wiedereinführung von Bohnen sollten Sie sich auf jeweils eine Sorte beschränken, sie in einer erheblichen Menge verzehren (zwei bis drei Portionen an einem Tag) und Sojabohnen wegen der negativen Auswirkungen auf Schilddrüse und Bauchspeicheldrüse weiterhin meiden.

Milchprodukte. Viele meiner Patienten lassen auch nach Abschluss des einmonatigen Ernährungsprogramms Milchprodukte ganz weg. Wenn Sie die Reaktion aber austesten möchten, beschränken Sie sich bei der Wiedereinführung zunächst auf Erzeugnisse, die wahrscheinlich keine Probleme verursachen (siehe unten). Essen Sie diese mindestens zweimal am Tag und beobachten Sie drei Tage lang die Wirkung. Bei den meisten meiner Patienten, die unter einer Unverträglichkeit leiden, stellen sich Müdigkeit, Blähungen, Völlegefühl oder Übelkeit ein. Führen Sie die Milchprodukte in folgender Reihenfolge ein:

1. Fermentierte Ziegen-/Schafmilchprodukte
2. Ziegen- oder Schafskäse
3. Butter von Kühen aus Weidehaltung (niedriger Kaseingehalt)

Die Wiedereinführung von Kuhmilch oder Kuhmilchkäse ist nicht ratsam, weil es schwierig sein dürfte, A2-Milch (mit der besser verträglichen Milchproteinvariante Beta-Kasein A2) zu finden, und weil »stille« Entzündungsreaktionen auftreten könnten. Wenn Sie aber trotzdem wissen möchten, ob Sie Kuhmilch vertragen, halten Sie sich bei der Wiedereinführung an die folgende Reihenfolge:

1. Crème double
2. Fermentierte Kuhmilchprodukte
3. Hartkäse aus Kuhmilch
4. Kuhmilch

Denken Sie daran, naturbelassene Milchprodukte von Kühen aus Weidehaltung zu kaufen. Je nach Wohnort stellt dies möglicherweise eine logistische Hürde dar.[6]

Kurz gesagt: Diese neue Art zu essen ist jetzt *Ihre* Art zu essen. Versöhnen Sie sich damit, nehmen Sie die Kraft und Klarheit, die sie bietet, an und seien Sie sich bewusst, dass Sie sich in eine neue Phase der Gesundheit und Vitalität begeben, die sich besser anfühlen wird, als jedes Stück Kuchen jemals schmecken könnte.

TRUDYS GESCHICHTE

Trudy spürte tief im Inneren, dass Medikamente nicht der richtige Weg für sie waren. Aber sie wusste zunächst nicht, welche Alternativen es gab.

Seit dem Alter von 19 Jahren hatte Trudy mit psychischen Problemen zu kämpfen gehabt, verschiedene Psychopharmaka verabreicht bekommen und war wiederholt hospitalisiert worden. Als Diagnose hielten die Ärzte bipolare Störung für sie bereit. Nachdem die Medikamente nur sehr begrenzt Wirkung gezeigt hatten, wurde sie schließlich für arbeitsunfähig erklärt, nahm 60 Kilo zu und stand kurz vor einem schweren Diabetes. Sie sagte, sie habe das Gefühl, dass die Medikamente ihren Körper von innen heraus altern ließen. Schließlich musste sie sogar noch 31 Sitzungen einer Elektrokrampftherapie über sich ergehen lassen, die zwar zu einer gewissen Erleichterung führten, ihr als Nebenwirkung aber einen chronischen Gedächtnisverlust einbrachten.

Doch Trudy glaubte trotz allem daran, dass das Leben ihr noch mehr zu bieten hatte. Das Reset-Programm sprach sie an, und sie begann erst einmal nur damit, ihre Frühstücksgewohnheiten zu ändern, worauf sie sich fast umgehend schon etwas besser fühlte. Zwar war ihr noch ein wenig mulmig zumute vor der radikalen Umstellung, sich ganz ohne Gluten zu ernähren, und sie hegte einige Selbstzweifel hinsichtlich ihrer Motivation und der Fähigkeit, sich zur Selbsthilfe zu verpflichten. Nichtsdestoweniger fasste sie den Entschluss, das komplette Reset-Programm durchzuführen.

Nach einem Monat berichtete sie von Verbesserungen bei:

- Schlaf,
- Energie,
- Widerstandsfähigkeit,
- Stimmungsstabilität,
- Teilnahme am Leben,
- Freude,
- Hoffnung.

Sie schrieb: »Das Reset-Programm hat mir mein Leben zurückgegeben. Ich möchte das Leben genießen, mich voll darauf einlassen und zur Entfaltung kommen, und endlich wird dieser Traum Wirklichkeit.« Sie teilte unserer Gruppe auch mit, ihr Psychiater habe bei einem Termin nach dem Reset bestätigt, dass die bipolare Störung »offensichtlich durch Gluten verursacht worden« war – eine schöne Bestätigung dafür, dass ihre Seele gesund ist und immer war.

DIE ENTGIFTUNGSSÄULE

In den vergangenen 100 bis 150 Jahren hat sich auf diesem Planeten eine ganze Menge getan. Die mehr als 100 000 von Menschen entwickelten Chemikalien, einschließlich Pestizide, Fluoride und Kunststoffe, stellen eine ziemliche Herausforderung für unsere Abwehrkräfte, unser Immunsystem und unsere Leber dar. Ihre Auswirkungen auf die Gesundheit des Menschen sind bis heute weitgehend unerforscht.

Deshalb ermutige ich Sie, im Rahmen des einmonatigen Reset-Programms Ihre unmittelbare häusliche Umgebung zu entgiften und Ihre Körperpflegeprodukte einer kritischen Bestandsaufnahme zu unterziehen. Danach sieht mein Programm noch zwei besondere Formen der inneren Entgiftung vor, zu denen wir später kommen.

Am Anfang steht die Entgiftung Ihres Haushalts. Tauschen Sie schadstoffbelastete Reinigungsmittel, Toilettenartikel, Schönheitsprodukte und Kosmetika gegen natürliche Alternativen aus. Überlegen Sie, wie und wann Sie teure Anschaffungen wie Matratzen, Möbel und Fußbodenbeläge einplanen. Und legen Sie sich Grünpflanzen wie Gerbera- und Efeu-Zimmerpflanzen zu, um die Luft auf natürliche Weise zu entgiften. Kaufen Sie sich Wasserfilter sowohl für das Badezimmer als auch für das Trink- und Kochwasser in der Küche. Mineralwasser aus Glasflaschen (keinesfalls aus Plastikflaschen) ist eine gute Alternative zum Leitungswasser. Wenn Sie trotzdem Leitungswasser bevorzugen, könnten Sie sich auch überlegen, in Ihre Wasserleitungen ein Umkehrosmosesystem einbauen zu lassen. Erkundigen Sie sich beim Fachhändler.

ENTGIFTUNG IM AUSSEN: KÖRPERPFLEGEPRODUKTE

Wenn Sie sich bereits die Mühe gemacht haben, alle industriell verarbeiteten und mit chemischen Substanzen belasteten Lebensmittel auszuräumen, denken Sie vielleicht, Ihrem Körper damit alles Gute getan zu haben, was in Ihrer Macht steht. Aber Essen ist nicht das Einzige, das in den Körper gelangt.

Alle die Cremes und andere Körperpflegeprodukte, die wir täglich auf unsere Haut auftragen, werden direkt in das Blut- und Lymphsystem aufgenommen, ohne die Vorteile der Filterung, die unsere Nahrung während des Verdauungsprozesses erfährt.[7] Die Aufgabe der Haut ist es, uns vor den Schäden der Außenwelt zu schützen. Aber was ist, wenn wir den Feind durch die Hintertür hereinlassen?

Die US-amerikanische Zulassungsbehörde FDA reguliert derzeit nicht die Inhaltsstoffe von Schönheitsprodukten, mit Ausnahme einiger weniger Farbstoffe.[8] Erst wenn es eine »ausreichende« Zahl an Geschädigten gibt, können diese eine Sammelklage gegen die Verwendung der jeweiligen Substanz einreichen.

Frauen in den USA sind mehr als je zuvor latenten chemischen Belastungen ausgesetzt. Laut der US-Umweltorganisation EWG kommen sie pro Tag mit schätzungsweise fast 200 Chemikalien in Kontakt.

Man kann sich leicht überfordert fühlen, wenn man sich mit solchen Fragen auseinandersetzt. Aber es gibt gute Nachrichten! Mit einer bewussten Auswahl Ihrer Körperpflegeprodukte – Seife, Zahnpasta, Shampoo und Kosmetika – verringern Sie die Menge der Schadstoffe, mit denen Sie in Kontakt kommen, bereits deutlich. Indem Sie auf Naturkosmetikprodukte setzen (oder Ihre Pflegeprodukte selbst herstellen), gewinnen Sie die Kontrolle über die Schadstoffbelastung zurück, was Ihnen und Ihrer Gesundheit langfristig zugutekommt.

Toxische Inhaltsstoffe, die es zu vermeiden gilt

1. **Sulfate (wie Natriumlaurylsulfat oder Natriumlaurethsulfat; auf den Etiketten steht dafür oft die englische Abkürzung SLS oder SLES).** Diese Substanzen sind vielfach in Shampoos, Duschgels, Zahnpasta, Hautpflege- und Hautreinigungsprodukten, Make-up sowie Haarstyling- und Haarfärbeprodukten zu finden. Sie werden mit Zellschäden, Fortpflanzungsstörungen, Nierenschäden, Atemproblemen sowie Haut-, Lungen- und Augenschädigungen in Verbindung gebracht.

2. **Phthalate (Dibutylphthalat, Diethylphthalat, Dimethylphthalat, Duftstoffe, MMP, MEP, MiBP, DMP, DEP, DiBP).** Sie sind in Deodorants, Antitranspirants, Parfüms und anderen Duftstoffen, allen Haarprodukten, Hautreinigern, Make-up, Feuchtigkeitscremes, Lotionen und Bräunungssprays enthalten. Sie werden mit Störungen im Hormonsystem, Zellschäden, Fortpflanzungsstörungen, Geburtsfehlern, hormonellen Veränderungen, früh einsetzender Pubertät und Schilddrüsenanomalien in Verbindung gebracht. Außerdem besteht der Verdacht, dass sie karzinogen (krebserregend) wirken. Phthalate sind eines der schlimmsten Nebenprodukte unserer Abhängigkeit von Kunststoffen und sie reichern sich im Körper an. Im März 2004 führte die amerikanische Behörde Centers for Disease Control and Prevention (CDC) eine Stichprobe in der Bevölkerung durch, bei der sich herausstellte, dass 97 Prozent der 2540 getesteten Personen messbare Werte von Phthalaten im Körper hatten.[9]

3. **Triclosan (Triclocarban).** Diese Substanz ist Bestandteil von Desinfektionsmitteln, antibakteriellen Produkten, Körperwaschmitteln, Deodorants, Antitranspirants,

Haarprodukten, Zahnpasta, Mundwasser und Zahnweißprodukten. Sie wird mit Herzkrankheiten, Herzinsuffizienz, Fortpflanzungsstörungen, hormonellen Veränderungen, Schilddrüsenanomalien, Störungen des endokrinen Systems, Störungen der Muskelfunktion und Hautreizungen in Verbindung gebracht.

4. **Parabene (alles mit der Endung -paraben; zum Beispiel Methylparaben, Propylparaben).** Diese Substanz ist in Kosmetika, Make-up-Entfernern, Deos, Antitranspirants, Lotionen, Bräunungssprays, Sonnenschutzmitteln, Shampoos, Seifen und anderen Körperreinigungsmitteln enthalten. Sie wird mit Brustkrebs, Tumoren, Störungen des endokrinen Systems, Fortpflanzungsstörungen, hormonellen Veränderungen und Schilddrüsenanomalien in Verbindung gebracht.

Wenn Sie all diese gefährlichen Chemikalien aus Ihrem Badezimmer entfernen, heißt das nicht, dass Sie auf die Körperpflege verzichten müssen! Natürlich können Sie weiterhin duschen, sich die Haare waschen und die Haut pflegen. Es gibt nämlich viele sichere, wirksame Produkte von Naturkosmetikfirmen, die Sie als Ersatz für Ihre alte Seife, Ihr Shampoo, Ihr Make-up, Ihr Deodorant und sogar Ihr Haarfärbemittel verwenden können. Auf meiner Website habe ich unter »Resources« einige meiner Lieblingsprodukte aufgeführt. In der EWGs Skin Deep (Kosmetikdatenbank der EWG, USA) können Sie sich Sicherheitsbewertungen von Produkten ansehen. Dort finden Sie risikoarme Alternativen.[10] [In Deutschland bietet zum Beispiel das Verbrauchermagazin *Öko-Test* entsprechende Hilfestellungen.] Oder Sie experimentieren mit der Herstellung Ihrer eigenen Produkte. Geben Sie in die Suchmaschine beispielsweise »Naturkosmetik selbst herstellen« ein, und Sie werden Anleitungen finden (etwa unter www.greenpeace.de/kosmetik-selbermachen oder www.wellnessmama.com[11]).

Es ist gar nicht so kompliziert, Ihre chemische Belastung zu reduzieren. Konzentrieren Sie sich auf die Bereiche, auf die Sie selbst Einfluss haben, und treffen Sie konsequent chemiefreie Entscheidungen.

ENTGIFTUNG IM INNEREN

Der Kaffeeeinlauf ist mehr als ein blogwürdiger Trend, er ist ein Heilungsbeschleuniger. Kaffeeeinläufe wirken stark leberentgiftend, und da sich bei jedem von uns im Laufe der Jahre eine Menge Giftstoffe in der Leber angereichert haben, unterstützen solche Einläufe Regenerations- und Reparaturvorgänge im Körper. Es gibt viele Entgiftungsmethoden, darunter Trockenbürstenmassagen, Sauna, Nasenduschen, Zungenschaben, Ölziehen und vieles mehr. Der Kaffeeeinlauf ist vor allem für Menschen mit komplexen Erkrankungen (einschließlich Autoimmunität, neurologischen Symptomen, schwerem hormonellem Ungleichgewicht und chemischen Unverträglichkeiten), die Medikamente einnehmen, angebracht. In diesen Fällen bin ich fest davon überzeugt, dass es notwendig ist, Teil einer Heilungsgemeinschaft zu sein, und gebe aus Respekt vor Dr. Gonzalez' tiefer Weisheit zu diesem Thema ausdrückliche Anweisungen. Er sagte oft: »Es gibt nichts, was die Leber schneller, effizienter oder effektiver reinigt als Kaffeeeinläufe.«

Seit ich bei meinen Patienten (und ihren Familien und Freunden!) Kaffeeeinläufe anwende, treten die transformierenden und heilenden Ergebnisse meines Programms viel schneller ein. Vorher mussten die Betroffenen manchmal ein bis zwei Jahre Geduld haben, aber durch die Einläufe beschleunigt sich der Prozess auf nur noch drei bis sechs Monate. Eine meine VMR-Teilnehmerinnen sagte Folgendes dazu:

Vielleicht denken Sie, dass Kaffeeeinläufe eine Modeerscheinung sind oder eine gefährliche New-Age-Methode, die sich irgendwelche Gesundheitsfreaks ausgedacht haben. Die Wahrheit aber ist, dass sogar Schulmediziner Kaffeeeinläufe schon seit Langem zur Behandlung verschiedenster Probleme benutzen. Dr. Gonzalez erzählte mir von altägyptischen Texten, in denen

Resetter: Veronica

Wow. Okay, also … Kaffeeeinläufe. Ich habe das heute zum ersten Mal ausprobiert und muss zugeben, dass es mich überzeugt hat. Ich verstehe gar nicht mehr, warum ich das Zeug jemals getrunken habe, wenn es doch auch so geht, *lach. Es war nicht annähernd so kompliziert, wie ich dachte, alles verlief problemlos – und ich habe sehr schnell eine Abnahme einiger meiner Symptome bemerkt. Ich machte mir Sorgen wegen des Koffeins, weil ich ziemliche Angstzustände hatte und nicht noch nervöser werden wollte. Stattdessen fühle ich mich jetzt aber sogar ruhiger als vorher, und mein Energieniveau ist trotzdem gestiegen. Jetzt wünschte ich, ich hätte den Einlauf nicht so lange aufgeschoben, und freue mich gleichzeitig über die positiven Ergebnisse gleich beim ersten Versuch. Ich kann nur jedem empfehlen, dies auch zu versuchen.

Kaffeeeinläufe erwähnt werden, und zeigte mir einen Artikel aus dem Jahr 1941, in dem ein Arzt über sofortige Besserungen durch Kaffeeeinläufe bei eigentlich hoffnungslosen Fällen (Patienten, die schon auf der Intensivstation lagen) berichtete.[12] Und im angesehenen *New England Journal of Medicine* erschien schon 1922 ein Bericht, dass Kaffeeeinläufe erfolgreich zur Behandlung von Psychosen bei stationären Patienten in Krankenhäusern eingesetzt wurden (die Symptome konnten so weit zum Abklingen gebracht werden, dass die Patienten innerhalb von zwei Wochen aus der Klinik entlassen wurden!). Und im *Merck-Handbuch* für Diagnose und Therapie waren Kaffeeeinläufe bis in die 1970er-Jahre hinein aufgeführt.[13]

Kaffee ins Rektum einzuführen, hat eine völlig andere Wirkung, als Kaffee zu trinken. Beim Trinken von Kaffee wird Ihr Kampf-oder-Flucht-System stimuliert und die Leberfunktion dadurch unterdrückt. Wenn Sie dagegen das Klistierrohr ungefähr 30 Zentimeter tief in den Darmausgang einführen (keine

Sorge, Ihr Darm ist etwa sieben Meter lang!), stimuliert der Kaffee Nerven, die den Entgiftungsprozess der Leber unterstützen. Die Leber fungiert in Ihrem Körperstoffwechselprozess, der für die Umwandlung der Nahrung von der Aufnahme bis zur Ausscheidung verantwortlich ist, als Filter. Auch alle chemischen Substanzen und Medikamente, die Sie aufnehmen, passieren auf dem Weg zum Darm diesen Filter. Rektal verabreichter Kaffee öffnet die Gallengänge und regt die Produktion von Gallensaft an, über die die Toxine ausgeschwemmt werden.[14]

Einläufe mit Kaffee sind von hohem therapeutischem Nutzen. Die meisten meiner Patienten berichten nach einem Kaffeeeinlauf von einer fast sofortigen Verbesserung der Stimmung, der Wahrnehmung und der Energie. Längerfristig löst diese Behandlungsmethode Verdauungsprobleme und bringt Kopfschmerzen, Allergien und sogar Hautprobleme zum Abklingen.

In einer Entgiftungsphase sollten Sie täglich einen Kaffeeeinlauf durchführen. Für den Einlauf verwenden Sie idealerweise grünen, nicht gerösteten Kaffee aus Bioanbau als Instant-Extrakt und gefiltertes, nicht destilliertes Wasser. Drei gehäufte Esslöffel in einen Liter lauwarmes Wasser einrühren. Das Wasser sollte Körpertemperatur haben, bevor Sie es in den Irrigator einführen (circa 37 Grad Celsius). Legen Sie sich in der Nähe einer Toilette auf die Seite und führen Sie das Rohr bis zu 30 Zentimeter in den mit Vaseline eingecremten Darmausgang. Heben Sie die Flasche des Irrigators an, so kann die Kaffeelösung in den Darm laufen. Versuchen Sie, den Kaffee bis zu 15 Minuten im Darm zu belassen, bevor Sie die Toilette aufsuchen.

Darüber hinaus sollten Sie zweimal wöchentlich ein 15-minütiges Bad mit 180 Gramm Bittersalz und Backnatron als Badezusatz nehmen.

DIE STRESSBEWÄLTIGUNGSSÄULE

Für die letzte Säule Ihrer einmonatigen Einweihung, die Bewältigung Ihrer Stressreaktion, empfehle ich Ihnen, eine Praxis der täglichen Meditation zu kultivieren.

TÄGLICHE MEDITATION: KUNDALINI-YOGA

> ## Resetter: Vanessa
>
> Das VMR hat es mir ermöglicht, Selbstfürsorge in einem positiven, angemessenen Licht zu sehen. Ich bin erstaunt, wie viel Kraft mir Kundalini-Yoga und Meditationen geben! Jedes Mal, wenn ich mich für die drei Minuten hinsetze, denke ich zuerst:»Das bringt doch eh nichts. Das ist doch alles Quatsch«, und drei Minuten und 15 Sekunden später fühlt sich meine Seele unglaublich viel leichter an. Wieso funktioniert das so gut?!? Warum ist es so unglaublich effektiv? Und dann noch der tolle Rat, frische Blumen oder Pflanzen in meinem Zimmer und im Büro zu haben – nur dadurch hat sich schon viel verändert.

Zur Meditation habe ich erst über das Kundalini-Yoga gefunden. Als ich zum ersten Mal einen Kundalini-Yogakurs besuchte, fand ich das alles irgendwie absonderlich, all die Mantra-Rezitationen und Gesänge im Stil der 1970er-Jahre und die sich wiederholenden Bewegungen, die mir eher Schmerzen bereiteten, als mir einen Gewinn zu bringen. Ich verstand es nicht. Doch irgendwann fand ich den Zugang zu diesem Yogastil, und heute ist er zu einem festen Bestandteil meines Lebens geworden. Ich habe inzwischen sogar eine Ausbildung zur Yogalehrerin durchlaufen und beobachte immer wieder die Kraft der auf Kundalini-Yoga basierenden Meditation, um das Nervensystem eines Menschen schnell wieder ins Gleichgewicht zu bringen.

Kundalini-Yoga ist zielorientiert, was meinem eher pragmatischen Empfinden entgegenkommt. Jede Übungsreihe (Kriya) und Meditation entstammt alten Überlieferungen, dient einem bestimmten Zweck und ist auf Ergebnisse in Echtzeit ausgerichtet. Die Mantras sollen bestimmte Schwingungseffekte in Gehirn und Nervensystem auslösen. Der Atem dient dem Zugang zum Nervensystem auf eine Art und Weise, die uns sonst nicht zur Verfügung steht. Kundalini-Yoga ist die Kunst, den Körper wie ein Instrument zu beherrschen, was schwieriger sein kann, als es zunächst scheint. Andererseits empfinden Sie vielleicht etwas als leichte Übung, was mir schwerfällt. Erwarten Sie einfach das Unerwartete.

Da ich mich bei meinen Argumentationen gern auf objektive Daten stütze, war ich erfreut, überzeugende Veröffentlichungen zum Kundalini-Yoga zu finden, einschließlich eines relativ neuen Artikels über die Messungen der Herzfrequenzvariabilität (HRV) bei zwei verschiedenen Meditationsformen. Die Autoren beschreiben die Bedeutung dieser Messungen und stellen fest:»Der menschliche Herzschlag ist eines der wichtigen Beispiele für komplexe physiologische Fluktuationen. Die neuronale Steuerung des Herz-Kreislauf-Systems zeigt das komplexe, nicht lineare Verhalten. Eine Form des nicht linearen Verhaltens ist das kontinuierliche Wechselspiel zwischen den Aktivitäten des sympathischen und parasympathischen Nervensystems zur Anpassung des spontanen Herzschlags an die Schlagdynamik der Herzfrequenz.«[15]

Mithilfe einer Technik, die als *bispektrale Analyse* bezeichnet wird, untersuchten die Autoren die Veränderungen der Herzfrequenzdynamik bei zwei unterschiedlichen Arten von Meditation und stellten fest, dass beide »phasengekoppelte Harmonien« zu höheren Frequenzen verschieben. Ihre Erkenntnisse ergänzen eine fMRI-Studie[16], die die Aktivierung des Hippocampus bei der Ausübung von Meditationen aufzeigte. Die Autoren gehen auch auf die erfolgreiche Anwendung von Kundalini-Yoga und Meditation bei psychiatrischen Symptomen ein. Eine von meinem Freund David Shannahoff-Khalsa durchgeführte randomisierte kontrollierte Studie über Zwangsstörungen geht in dieselbe Richtung. Diese Studie stellt die meisten, wenn nicht sogar alle von der Industrie finanzierten pharmazeutischen Studien, die ich kenne, in den Schatten.[17]

Eine wunderbare Arbeit mit dem Titel »Einführung in Kundalini-Yoga-Meditationstechniken, die speziell für die Behandlung von psychischen Störungen geeignet sind« beschreibt spezifische Techniken für Indikationen, die von Angst bis hin zur Sucht reichen.[18] Und dann gibt es schließlich noch die Forschungsarbeit von Dr. Dharma Singh Khalsa und seinem Team, die die Wirksamkeit einer zwölfminütigen Übungsreihe namens Kirtan Kriya verdeutlicht hat. Die Wissenschaftler stellten messbare Erfolge fest bei:

- Umkehrung von Gedächtnisverlust,
- Erhöhung des Energieniveaus,
- Verbesserung der Schlafqualität,
- Erhöhung von gesunden Genen,
- Verringerung von Entzündungsgenen,
- Stressreduktion bei Patienten und Pflegepersonal,
- Verbesserung des psychologischen und spirituellen Wohlbefindens,
- Verbesserung des Blutflusses zum Gehirn,
- Erhöhung der Telomerase (ein Enzym, das mit den Enden unserer Chromosomen verbunden ist und die Alterung unserer Zellen beeinflusst) um 43 Prozent, der bisher größte jemals verzeichnete Anstieg.[19]

Mit Kundalini-Yoga ist geistige, körperliche und spirituelle Transformation möglich. Es hat mich von einem neurotischen, kontrollsüchtigen Workaholic in einen Menschen verwandelt, der Gnade, Glückseligkeit und ein Vertrauen in den Prozess so tief erlebt, dass ich nicht mal mehr auf die Idee komme, mir irgendeinen »Stress« zu machen. Kundalini-Yoga ist, mit einem Ausdruck, tief gehend.[20]

Resetter: Mara

Ich habe das Programm als lebensverändernd empfunden! Ich fühle mich weniger ängstlich und depressiv und, wie Sie sagten:»Ich bin ein Ich, das ich bisher noch nicht kennengelernt habe!« Besonders habe ich von den Meditationen profitiert. Angefangen habe ich mit fünf Minuten jeden Morgen, doch inzwischen bin ich zur zwölfminütigen Kirtan Kriya übergegangen. Die Resonanz und die Berührung mit den Fingern sind kathartisch und geben mir eine große Gelassenheit für den Tag.˙ Meine Medikamente werde ich nun nach und nach absetzen, und mein nächster Plan ist es, eine Ausbildung zum Gesundheitscoach zu absolvieren.

BEWEGUNG UND SCHLAF

Körperliche Bewegung. Als Nebeneffekt der Ernährungsumstellung und der Meditationen kommt häufig das Bedürfnis nach mehr Bewegung auf. Solange der Körper noch damit beschäftigt ist, einen wirbelnden Entzündungssturm zu bewältigen, hat man kaum die energetischen Ressourcen, um sich viel zu bewegen. Wenn Ihre Lebensweise durch viel Sitzen geprägt ist, sollten Sie mit fünf bis zehn Minuten Intervalltraining beginnen (jeweils 30 Sekunden Höchstbelastung, 90 Sekunden Erholungsphase) und sich bis auf 20 Minuten ein- bis dreimal pro Woche steigern. Ein solches Training können Sie draußen absolvieren, indem Sie flott spazieren gehen (walken) oder joggen und die Geschwindigkeit und Intensität je nach Streckenführung variieren. Bergauf kommen Sie mehr ins Schwitzen. Oder Sie trainieren im Fitnessstudio an den klassischen Geräten oder zu Hause mit Onlinevideos, die Ihnen passende Anleitungen bieten.

Untersuchungen haben ergeben, dass sich mit drei zehnminütigen Trainingseinheiten ähnliche gesundheitliche Vorteile erzielen lassen wie mit einem 30-minütigen Training. Wenn

Sie also keinen längeren Zeitblock für körperliche Bewegung einplanen können, teilen Sie die Übungen einfach auf mehrere Tage auf.

Mein Wunsch ist es, dass jede und jeder Bewegungsformen findet, die sich nicht nach anstrengendem Training anfühlen, sondern nach einer Befreiung, nach Spaß, nach Vergnügen. Ich war früher ein völliger Sportmuffel und hätte mir zum Beispiel niemals vorstellen können, regelmäßig ein Fitnessstudio aufzusuchen. Jetzt tanze ich sechs Tage in der Woche und lege damit die Basis für meine gute Gesundheit. Insbesondere der afrikanische Tanz, den ich von meiner Lehrerin und Freundin Kukuwa[21] gelernt habe, hat es mir angetan. Damit trainiere ich den ganzen Körper und verbinde mich mit einer Abstammungslinie, die meine Seele anspricht. Das ist Therapie in der höchsten Form.

Schlafen. Nutzen Sie die Zeit, in der Sie mein Programm absolvieren, nicht nur, um mehr Bewegung in Ihr Leben zu bringen, sondern auch, um Ihre Schlafgewohnheiten unter die Lupe zu nehmen.

Es scheint Wechselbeziehungen zwischen Schlaflosigkeit, Depression und Entzündungsprozessen zu geben. Länger andauernde Schlafstörungen ebnen den Weg in die Depression (nach einem Jahr erhöht sich das Risiko um das 14-Fache), und der gemeinsame Nenner ist die Entzündungsbahn.[22] Umgekehrt kann eine Entzündung, die sich aufgrund von Infektionen, Nahrungsmittelantigenen, Stress oder Kontakt mit Schadstoffen gebildet hat, zu Schlaflosigkeit führen.[23]

Da wir nun also die Rolle des Schlafs für optimale Immun- und Entzündungsreaktionen kennen, stellt sich die Frage, wie sich die Schlafqualität verbessern lässt.

- **Ein Schlafritual sorgt für Entspannung.** Führen Sie eine feste Abendroutine ein; dazu kann Zeit zum Abschalten, ein heißes Bad oder alles gehören, was Sie brauchen, um zur Ruhe zu kommen und Ihrem Körper zu signalisieren, dass es Zeit zum Schlafen ist. Rituale können wahre Wunder wirken, wenn es gilt, sich auf das Einschlafen vorzubereiten.

- **Gehen Sie jeden Abend etwa zur gleichen Zeit zu Bett** und stehen Sie morgens zur gleichen Zeit auf, komme, was da wolle. Ich empfehle, einmal mindestens eine Woche lang schon gegen 21 Uhr im Bett zu sein. Nutzen Sie den natürlichen Energieabfall gegen 20:30 Uhr, damit sie keine »zweite Luft« bekommen und dann erst spät ins Bett gehen. Außerdem ermöglicht es Ihnen diese Zeiteinteilung, dass Sie in den Genuss der langsamen, beruhigenden Hirnwellen in der Schlafphase von 23 Uhr bis 1 Uhr kommen, die die stärkste Regenerationswirkung haben.

- **Ihr Schlafzimmer sollte ruhig, dunkel und frei von Elektronik sein.** Schalten Sie nachts das WLAN ab und möglichst auch das Smartphone selbst (die zweitbeste Variante ist, es in den Flugmodus umzustellen). Generell gilt, dass Sie keinerlei elektrische und elektronische Geräte im Schlafzimmer haben sollten, damit Sie nachts vor Elektrosmog und elektromagnetischer Strahlung geschützt sind. Ersetzen Sie zum Beispiel auch den Radiowecker durch einen batteriebetriebenen Wecker.

- **Nehmen Sie die richtigen Pillen.** Wir sind in vielerlei Hinsicht gesellschaftlich so konditioniert, dass wir beim Auftreten von Problemen zu einer Pille greifen. Wenn Ihre Schlafprobleme anhalten, lassen Sie trotzdem die Finger von süchtig machenden Schlaftabletten, sondern entscheiden Sie sich für natürliche schlaffördernde Arzneimittel, die den Körper bei der Wiederherstellung der Homöostase unterstützen (mehr dazu in meiner Hausapotheke in Anhang B). Im Folgenden stelle ich Ihnen zwei meiner Favoriten vor, die schlafbeschleunigend wirken können.

Homöopathische Heilmittel. Die Homöopathie ist eine komplexe alternativmedizinische Behandlungsmethode, die sich die energetische Wirkung von Mikrodosierungen zunutze macht. Den größten Nutzen aus dieser Methode zieht man, wenn man sich bei einem Homöopathen einer grundlegenden Anamnese unterzieht und dann eine individualisierte Behandlung erhält. Unabhängig davon gibt uns die klinische Homöopathie einige gute Werkzeuge an die Hand, die sich allgemeiner anwenden lassen. Bei einigen meiner besonders vielschichtigen Fälle in meiner Praxis hat die Homöopathie wahre Wunder gewirkt. Ich empfehle Ihnen, vor dem Schlafengehen fünf Globuli eines der nachstehenden Mittel einzunehmen:

- Nux vomica C 30 bei Anspannung und Überarbeitung; außerdem hebt Nux vomica die Wirkung von am Tag konsumierten Genussmitteln wie Kaffee auf,
- Ignatia amara C 30 bei Stressgefühl und emotionaler Anspannung rund um Schlafstörungen,
- Kalium phosphoricum C 30 bei nervlicher Erschöpfung (geistige Ermüdung durch Anforderungen),
- Ambra grisea C 30 bei Schläfrigkeit, die beim Zubettgehen wieder verschwindet,
- Arsenicum album C 30 bei Aufwachen mit Angstzuständen im Zeitraum von 1 bis 3 Uhr nachts.

Heilpflanzen verfügen über ausgeklügelte Mechanismen, die die Auswirkungen von Stress abfedern können. Beispiele für schlaffördernde Heilpflanzen sind Magnolie, Passionsblume, Baldrian, Schlafbeere und sogar oral eingenommenes Lavendelöl, das eine ähnliche Wirksamkeit wie Benzodiazepine hat.[24] Diese Heilpflanzen findet man oft geballt in schlaffördernden Präparaten, getrocknet in Kapseln oder als Tropfen.

Ein Teilnehmer an meinem Programm äußerte sich wie folgt:

Resetter: Kevin

Ich litt mindestens einmal in der Woche an Schlaflosigkeit, was jetzt glücklicherweise vorbei ist. In jener Zeit trank ich gelegentlich einen Kaffee und hatte keine Ahnung, wie negativ sich schon diese geringe Menge an Koffein auf mein System auswirkte. Den Kaffee lasse ich jetzt weg, außerdem habe ich meine Ernährung geändert. Jetzt wache ich viel ausgeruhter und energiegeladener auf und habe gar kein Bedürfnis mehr nach künstlichen Stimulanzien.

FUNKTIONIERT ES WIRKLICH?

Ernährung und Entgiftung allein sind schon starke Maßnahmen. Sie führen oft zu Ergebnissen, die für viele, die vorher den medikamentösen Weg eingeschlagen hatten, gar nicht vorstellbar waren. Aber was ist mit Menschen, bei denen eine schwere psychische Krankheit diagnostiziert wird? Können sie wirklich eine Umkehrung ihrer Symptome durch diese Methoden erwarten? Zum Beispiel Menschen mit chronischer paranoider Schizophrenie: Wie groß ist die Wahrscheinlichkeit, dass sie von einer Umstellung ihrer Ernährung und von einer systematischen Entgiftung profitieren?

Ich kann diese Frage mit dem Bericht einer Mutter beantworten, deren 20-jähriger Sohn, nachdem er sechs Jahre lang in und außerhalb von geschlossenen Stationen in psychiatrischen Einrichtungen verbracht hatte, mein Ernährungsprogramm und tägliche Kaffeeeinläufe durchführte. Ihre Geschichte gehört zu den außergewöhnlichsten, die mir im Zusammenhang mit meinem Programm zu Ohren gekommen sind.

JACKS GESCHICHTE: SCHIZOPHRENIE

Joan ist eine leidenschaftliche Mutter, die ihr Leben ganz ihrem Sohn Jack widmet, vor allem seitdem bei ihm chronische Schizophrenie diagnostiziert wurde. Mit seinen erst 20 Jahren hat er einen Großteil seines Erwachsenenlebens auf geschlossenen stationären Stationen verbracht, zwangsweise gefesselt, selbstmordgefährdet, aktiv psychotisch, fast nicht sprechend und natürlich stark medikamentös behandelt. Mit den Diagnosen behandlungsresistente Schizophrenie, komplexe partielle Anfälle, Asperger-Syndrom und Tourette-Syndrom wurde er dann jeweils wieder nach Hause geschickt.

Als Paradebeispiel für das Versagen antipsychotischer Medikamente bat Jack seine Mutter schließlich, ihn dabei zu unterstützen, die Sterbehilfe durch Dignitas in Anspruch zu nehmen, einer in der Schweiz ansässigen Organisation, die ihren Mitgliedern auf begründeten Antrag und mit medizinischem Nachweis die Möglichkeit eines begleiteten Suizids gibt. Er habe jede Nacht gebetet, so seine Mutter, dass er nicht mehr aufwachen müsse.

»Es war so schmerzhaft, zusehen zu müssen«, sagte Joan mir. »Ich hatte kein Leben. Ich konnte das Haus nicht verlassen. Wenn ich doch einmal wegging, um die Medikamente zu holen oder Lebensmittel einzukaufen, rief er mich unterwegs an und sagte mir, dass er Halluzinationen habe. Als ich nach Hause kam, stellte ich dann zum Beispiel fest, dass er sich alle seine Kleider vom Leib gerissen und die Haut aufgekratzt hatte, weil er überall Wanzen auf sich spürte. Und ein Mann würde ihn verfolgen, um zu versuchen, ihn zu töten. Er sagte mir: ›Du verstehst nicht, wie das ist. In mir sind 16 Stimmen, die mich anschreien und mir sagen, dass du ohne mich besser dran wärst. Ich muss mich umbringen.‹ Lauter solche unbegreiflichen Sachen sagte er mir.«

Joan wusste nicht mehr weiter. Irgendwann aber las sie eine Besprechung meines ersten Buches und kaufte es. Nach der Lektüre sagte Joan ihrem Sohn, sie verspreche ihm, ihn bei der Inanspruchnahme der Sterbehilfe zu unterstützen, wenn er dafür vorher noch eine letzte Therapiemaßnahme ausprobieren würde.

Und so meldeten sich beide zu meinem Onlineprogramm an und krempelten ihre Ernährung und ihren Lebensstil total um. Fünf Wochen nachdem sie den Ernährungs- und Entgiftungsplan abgeschlossen hatten, hörte ich von ihnen und erfuhr, dass sie *beide* auf dem Weg waren, ihre Gesundheit, Vitalität und Freiheit zurückzugewinnen. Es stimmt eben – mit den richtigen Informationen, mit Motivation und Bereitschaft kann *jede(r)* nachhaltig gesund werden, Diagnosen umkehren und von Medikamenten loskommen.

Jack begann mit der Diät und täglichen Kaffeeeinläufen. In ein paar Wochen hatte er eine umfassende Ernährungsumstellung vorgenommen, verzichtete auf Koffein, Milchprodukte und Gluten und trank nur noch gefiltertes Wasser. Die Kaffeeeinläufe behielt er bei.

Nach 19 Tagen bat Jack seine Mutter, einen Ausflug mit ihm zu machen, und so unternahmen die beiden eine dreistündige Tour mit dem Auto. Davor hatte er das Haus nie verlassen wollen. Er begann seine Mutter zu fragen, ob er sich in den umliegenden Wäldern aufhalten dürfe, um dort zur Ruhe zu kommen. Heute geht Jack regelmäßig spazieren, bis zu zweieinhalb Stunden lang, oder macht mit dem Hund einstündige Spaziergänge.

Ein Jahr nachdem er mit dem neuen Lebensstil begonnen hat, hört Jack zwar immer noch Stimmen, aber sie sind nicht mehr so laut, kommandierend oder negativ wie die Stimmen früher. Er hat keine visuellen Halluzinationen oder Geruchshalluzinationen mehr und auch keine Paranoia. Seine Ärzte sagen, dass sich seine Schizophrenie »in Remission« befindet, also rückläufig ist.

Die Lebensqualität von Jack hat sich erheblich verbessert. Er hat inzwischen fast 500 Stunden ehrenamtliche Arbeit bei drei verschiedenen Organisationen absolviert: biologischer Gartenbau, Recycling und eine Männergruppe für Palliativmedizin. Außerdem geht er dreimal pro Woche ins Fitnessstudio, hat das Rauchen aufgegeben und macht gerade seinen Führerschein. Auch nach Beendigung der Reset-Diät setzt er seine koffein-, gluten- und milchfreie Ernährung fort und macht immer noch fast täglich die Kaffeeeinläufe.

»Das Ganze war wie ein Wunder«, sagte Joan mir. »Unfassbar. Ich weiß nicht, was ich sagen soll. Wie ein neues Leben!« Ich bin ganz ihrer Meinung!

DER BALANCEAKT

Die Verankerung neuer Gewohnheiten ist immer ein Balanceakt, in allen Bereichen des Lebens. Selbst wenn Sie Ihre Ernährung umgestellt haben und die Art und Weise, wie Sie Lebensmittel kaufen und zubereiten beziehungsweise Essen im Restaurant bestellen, geändert haben, wird es immer noch Momente geben, in denen sich alte Gewohnheiten wieder einschleichen. Ich hoffe, dass Sie mit Ihrem neu gewonnenen Wissen auch weiterhin auf die tatsächlichen Bedürfnisse Ihres Körpers achten werden.

Wann immer Sie das Gefühl haben, aus der Spur zu geraten, sollten Sie sich erneut vier Wochen lang strikt an das Programm halten. Das kann die Rettungsleine sein, die Sie zu einer gesünderen Lebensweise befähigt und Ihre ganz persönliche Zukunftsvision unterstützt. Meiner Erfahrung nach lassen sich Symptome, die sich durch kleine Mogeleien im Urlaub oder Essenseinladungen wieder verschlimmert haben, schon durch zwei Wochen mit dem gesunden Lebensstil lindern.

Wenn wir still dasitzen und den Blick nach innen richten, erkennen wir, was das Leben für uns bereithält. Manchmal sind Herausforderungen genau das Richtige für uns. Manchmal sind Tragödien ein Teil unseres Weges und manchmal können sich Glücksfälle letztendlich als kolossale Last erweisen. In der Welt der Psychiatrie gilt negativer Stress als die Ursache von Erkrankungen, die dann durch bewusstseinsverändernde Medikamente unterdrückt werden, statt sie als Möglichkeit der Veränderung zu betrachten, als eine Aufforderung, sich genau anzuschauen, was im Leben falsch läuft oder aus dem Gleichgewicht geraten ist, und für Abhilfe zu sorgen.

Zu Beginn dieses Kapitels habe ich darauf hingewiesen, dass das Ziel nicht vollkommene Gesundheit und Glück sein kann und sollte. Wir sind hier, genau jetzt, und machen eine echte verkörperte Erfahrung dieses Lebens, indem wir einen spiralförmigen Weg gehen, der es uns ermöglicht, uns kontinu-ierlich immer mehr Schichten der Illusion und des Unbewussten bewusst zu machen. Der Weg ist reich an Fremdheit und Wun-dern, und wenn Sie mutig genug sind, wird er mit fantastischen Möglichkeiten gespickt sein, zu wachsen und die verletzten Be-reiche näher zu betrachten, die Aufmerksamkeit, Liebe und Für-sorge benötigen … und Sie werden sie nicht mehr als »Prob-lemsymptome« bezeichnen. Sie werden sie *Einladungen* nennen, endlich wirklich Sie selbst zu sein.

Was immer Sie zu diesem Buch geführt hat, es ist ein Grund, dankbar zu sein. Es war genau das, was Sie gebraucht haben, um Ihre Wahrnehmung zu schärfen und sich darauf vorzuberei-ten, eine Schwelle zu überschreiten. Mögen meine Botschaft und meine Ideen ein Tor zur Veränderung sein.

◊

WIE ES WEITERGEHT

In Kapitel 7 werden wir uns mit dem Prozess des Absetzens al-ler psychotropen Medikamente befassen, die Sie möglicherweise einnehmen, und mit der Frage, wie Sie sich der Erfahrung annä-hern, die Ihrer unvermeidlichen Wiedergeburt vorausgeht; eine Phase, die ich die »*dunkle Nacht der Seele*« nenne.

Kapitel 7

REISE DURCH DIE DUNKLE NACHT OHNE MEDIKAMENTENPROVIANT

»Sie fallen, und wenn sie fallen, bekommen sie Flügel.«

MAULANA DSCHELALEDDIN RUMI

Ich erkenne mit großem Mitgefühl an, dass dies ein herausforderndes Thema für die vielen Menschen ist, die vor schwierigen Entscheidungen hinsichtlich Psychopharmaka stehen. Das Ausschleichen – die allmähliche Reduktion – der Medikamente ist ein Erhören des Rufens der Seele. Es ist eine Entscheidung, zu der Sie sich hingezogen fühlen und die Sie mit aller Konsequenz umsetzen werden. Ich möchte Sie bei dem Wiedergeburtsprozess unterstützen. Der in diesem Buch skizzierte Ansatz soll Sie in erster Linie körperlich stärken, damit Sie nicht mit den vielen medizinischen Folgen des Entzugs von Psychopharmaka konfrontiert werden, wie sie in der einschlägigen Fachliteratur dokumentiert sind. Das Ausschleichen ist ein Marathon heroischen Ausmaßes und erfordert ernsthaftes Engagement und Vorbereitung, einschließlich Selbstfürsorge, einer unterstützenden und transparenten Dynamik mit jedem, der in Ihrem Haus lebt, und möglicherweise Urlaubnehmen während der Genesungsphase. Das Ganze ist nicht ein »Alles wie gehabt« - oder »Das mache ich mal so eben zwischendurch«-Unterfangen. Vielmehr glaube ich, dass es ein heiliger und bedeutsamer Übergang im Leben eines Erwachsenen ist, auf den sich eine kleine, aber wachsende Zahl von Menschen einlässt, um zu verstehen, was es heißt, nicht mehr wegzulaufen und sich endlich ganz zu fühlen. In diesem Kapitel finden Sie Informationen, die Sie beim Absetzen der Medikamente unterstützen sollen. Das Ausschleichen wird dabei als ernsthafter Entschluss angesehen, der nur gefasst werden kann, wenn es sich um eine unabhängige Entscheidung einer informierten Person handelt.

Warnhinweis

Konsultieren Sie, bevor Sie sich für das Absetzen Ihrer Medikamente entscheiden, unbedingt Ihren behandelnden Psychiater.

Jedes Jahr entscheiden sich Millionen von Menschen für einen pharmakologischen Ansatz zur Behandlung ihrer Symptome von Stimmungsinstabilität, Angststörungen, Schlaflosigkeit, Erschöpfung, Konzentrationsschwäche und allgemeiner Lebensbeeinträchtigung. Für Sie hat diese Entscheidung vielleicht eine vorübergehende Erleichterung von einer scheinbar unerträglichen Last gebracht. Aber vielleicht haben Sie diesen Ansatz wieder infrage gestellt, als Ihre Symptome anhielten oder sich verschlechterten und Sie Nebenwirkungen bei sich wahrnahmen, wie ich sie in Kapitel 2 beschrieben habe. Das daraus resultierende pharmakologische Karussell, bei dem man *diese Pille ausprobiert* und dann *eine andere Pille ausprobiert,* schwächt Ihren Glauben an eine medikamentöse Therapie immer mehr.

Wie auch immer, Sie sind auf jeden Fall an einem Punkt angelangt, an dem Sie sich nicht mehr in Einklang damit fühlen, dass Medikamente eine so zentrale Rolle in Ihrem Leben spielen, und Sie fragen sich: *Was kommt als Nächstes für mich?* Sie wollen raus aus dieser Situation, sehen aber keinen Ausgang.

Leider entwickeln Ärzte, die diese Medikamente verschreiben, selten einen langfristigen und übersichtlichen Plan mit ihren Patienten. Wichtige Fragen werden in der Regel nicht beantwortet, wie zum Beispiel:

- Wie lange soll ich dieses Medikament einnehmen?
- Kann ich es irgendwann wieder absetzen, und wenn ja, wann ist die richtige Zeit dafür?
- Wie genau soll die schrittweise Dosisreduktion verlaufen?
- Welche Werkzeuge und Unterstützungsstrukturen sind während des Ausschleichens am hilfreichsten?

In diesem Kapitel werde ich auf diese Fragen eingehen, zur Orientierung, wie Sie ein medikamentenfreies Leben führen können, sei es, indem Sie Ihre Medikamente absetzen oder indem Sie gar nicht erst Medikamente nehmen und stattdessen die Ursache Ihrer Krankheit heilen. Die Informationen in diesem Kapitel geben Ihnen eine gute Grundlage, eine wirklich informierte Einwilligung geben zu können (oder eben auch nicht), wenn Ihnen Ihr Arzt jetzt oder in Zukunft Psychopharmaka oder andere Arzneimittel verschreiben will.

Ich werde auch darauf eingehen, wie sich ein Ausschleichen von Medikamenten optimal gestalten lässt, durch den richtigen Zeitpunkt und die richtige Vorbereitung, eine sorgfältige Dosierungsanpassung und strategische Unterstützungsstrukturen während des Prozesses und danach. Aber das Wichtigste bei alldem ist, dass Sie eine Einstellung entwickeln, die eine starke Verpflichtung zur Durchführung des Projekts schafft. Dazu gehört ein Verständnis dessen, was ich »*die Phase der dunklen Nacht*« nenne, die möglicherweise mit dem Ausschleichprozess einhergeht. In diesem Kapitel werde ich Ihnen zeigen, wie Sie gut durch diese Phase kommen, die ein psychospiritueller Geburtskanal für Transformation in ein erwachtes Leben sein kann.

DIE WISSENSCHAFT HINTER DEM AUSSCHLEICHEN

In meiner schulmedizinischen Ausbildung wurde mir nicht beigebracht, wie man Psychopharmaka ausschleicht. Ich kenne nur sehr wenige gleichgesinnte Kollegen, die ausschließlich einen nicht pharmazeutischen Ansatz verfolgen und ihren Patienten in ihrer Praxis Unterstützung beim Ausschleichen von

Medikamenten anbieten. Das meiste, was ich über das langsame Absetzen von Psychopharmaka weiß, habe ich von Patienten und im Zuge meiner klinischen Arbeit gelernt. Was die Besorgnis von Patienten angeht, die befürchten, abhängig von ihren Medikamenten zu werden, so wurde mir während meiner Ausbildung vermittelt, solche Bedenken zu zerstreuen, die Möglichkeit eines sehr lang andauernden Entzugs zu leugnen und die dabei auftretenden Symptome als eindeutiges »Bedürfnis« nach einer fortgesetzten medikamentösen Behandlung zu beschreiben.

Auch heute noch gibt es aus dem schulmedizinischen Bereich wenig Unterstützung für das Thema des Ausschleichens. Wie der Psychiater und Aktivist Dr. Peter Breggin erklärte,[1] sind Programme für den Medikamentenentzug im Psychiatriebereich dringend geboten. Meine eigene Erfahrung und Ausbildung bestätigen diese Notwendigkeit.

Warum ist das so? Wahrscheinlich, weil die Psychiatrie die Suchtqualität der verschriebenen Medikamente lange Zeit geleugnet hat (oder nicht kennt). Dies ändert sich langsam. Bei einer 2015 durchgeführten systematischen Überprüfung von 23 Studien wurde festgestellt, dass der Begriff »Absetzsyndrom« – wie die Psychiatrie euphemistisch die Monate bis Jahre der Instabilität des Nervensystems nennt, die durch das Ausschleichen der Medikation entstehen kann – durch den zutreffenderen Begriff »Entzug« ersetzt werden müsste.[2] Entzug weist auf die süchtig machenden Eigenschaften von Antidepressiva hin und zeigt, dass sie diesbezüglich zur selben Kategorie wie Diazepam und Alprazolam ebenso wie Alkohol und sogar Heroin gehören.

Eine weitere Studie, die die süchtig machende Wirkung dieser Medikamente unterstreicht, ergab, dass nach dem Entzug von Medikamenten im Allgemeinen bis zu sechs Wochen lang Symptome auftreten können, während nach dem Absetzen von Psychopharmaka anhaltende körperliche und psychische Störungen zum Teil weit länger als sechs Wochen andauern.[3] Diese Studie liefert eine gute Übersicht, was ahnungslosen Patienten alles widerfahren kann, von denen, die nur mal eine Dosis auslassen, bis hin zu denen, die die Medikamente vorsichtig ausschleichen. Zu den möglichen Symptomen gehören dabei allgemeine autonome Symptome wie Schwitzen, Schüttelfrost, Müdigkeit und Lethargie bis hin zu Veränderungen der Sehfähigkeit, Herz-Kreislauf-Veränderungen (Schwindel, Tachykardie), sensorischen Symptomen (Empfindungsstörungen, Tinnitus, veränderter Bewusstseinszustand) und neuromuskulären Symptomen (Muskelsteifheit, Zappeligkeit, Taubheit im Gesicht, Zittern). Zu den psychischen Symptomen zählen Verwirrung, Amnesie, verminderte Konzentration, Angst, Panik, Depression, Selbstmordgedanken, Impulsivität, Wut, Stimmungsschwankungen und sogar Halluzinationen. Und schließlich wären noch die Auswirkungen auf Schlaf und Sexualität zu nennen, darunter Schlaflosigkeit, vorzeitige Ejakulation und genitale Überempfindlichkeit.

In einem seltenen Fall der klinischen Dokumentation des Entzugsprozesses bei Medikamenten wurden Fallbeispiele zusammengestellt, die zu unterschiedlichen Ergebnissen führten.[4] Der Wissenschaftler Dr. Jonathan Prousky beschreibt in seinem Studienbericht in allen Einzelheiten, wie er in schwierigen Fällen vorgeht. Er unterstützt die Patienten bei der Umdeutung ihrer psychischen Erkrankung, ihren Selbsthilfebemühungen und mit einer sorgfältigen Dosierung beim stufenweisen Ausschleichen des Medikaments. Auch der Einsatz natürlicher Substanzen – Vitamine und Heilkräuter, Aminosäuren wie Gamma-Aminobuttersäure (GABA) und L-Theanin – gehört zu Dr. Prouskys Maßnahmen.

Ich für meinen Teil arbeite derzeit mit klinischen Freiwilligen zusammen, um eine Fallserie von 15 vitalen Frauen zu publizieren, die nach dem Ausschleichen nun von Diagnosen und Medikamenten befreit sind. Wir führen die erste randomisierte, kontrollierte Studie von *Vital Mind Reset* durch, um die Diskussionen über dieses Thema in der Medizin weiter zu vertiefen.

Michele, eine Teilnehmerin meines Onlineprogramms, äußerte sich wie folgt über ihre Erfahrungen sowohl vor als auch nach dem Absetzen ihrer Medikamente.

Resetter: Michele

Nun nehme ich schon seit zwei Monaten keinerlei Psychopharmaka mehr, nachdem ich 16 Jahre lang Antidepressiva geschluckt und der Lüge geglaubt habe, dass mit mir irgendetwas nicht stimmt, insbesondere mit meiner Gehirnchemie.

Heute bin ich an den meisten Tagen zentriert und ruhig, obwohl ich eine sehr schmerzhafte Scheidung hinter mir habe (ein Wendepunkt in meinem Leben, der sich im Nachhinein als das Beste herausstellt, was mir passieren konnte, um mein neues Leben anzunehmen und mir selbst treu zu bleiben).

Hier ist mein Geheimnis: Ich war bereit, meine alte Art zu glauben, zu wissen, zu denken und zu fühlen aufzugeben. Ich hatte es ganz einfach satt, krank und müde zu sein. Ich hatte vorher schon alles Mögliche versucht, um mein Leben wieder zu verbessern, aber nichts hatte funktioniert. Nun war ich bereit, alles zu tun, um Körper, Geist und Seele wiederherzustellen.

Auch Sie können sich erholen und Ihr Leben zurückfordern! Ich habe es getan. Ich bin der lebende Beweis.

AUSSCHLEICHEN: VORBEREITUNG, UNTERSTÜTZUNG UND DOSIERUNG

Sobald Sie sich der vielfach unter Verschluss gehaltenen Bedenken und möglichen Nebenwirkungen einer Langzeitbehandlung mit psychiatrischen Medikamenten bewusst geworden sind (siehe Kapitel 2), denken Sie vielleicht: *Bringen Sie mich nur rasch von diesem Zeug weg. Mir reicht es!*

Nicht so schnell. Ich habe viele Fälle von heftigen Entzugserscheinungen erlebt und möchte davor warnen, das Zeitfenster für ein erfolgreiches Ausschleichen zu kurz anzusetzen. Ich habe ja bereits eine neue Studie erwähnt, die in Großbritannien veröffentlicht wurde und die zeigt, wie die aktuellen britischen und amerikanischen Richtlinien die Dauer des Entzugs von Antidepressiva unterschätzen. In Wirklichkeit dauern die Beschwerden nicht selten mehrere Wochen oder sogar Monate an.[5] Und als Patienten in einer Internetumfrage direkt angesprochen wurden, lag der berichtete Mittelwert für Entzugserscheinungen beim Absetzen von SSRI bei satten 90,5 Wochen (das sind fast zwei Jahre).[6]

VORBEREITUNG

Es gibt eine Möglichkeit, solche lang andauernden Entzugserscheinungen zu vermeiden, indem man die Dosisverringerung verlangsamt. Bevor Sie aber Ihre Dosierung ändern können, müssen Sie sich vorbereiten. Ich rate deshalb jedem meiner Patienten, vor dem Ausschleichen das einmonatige Programm zu absolvieren, wie ich es in Kapitel 6 skizziert habe. Dahinter steckt der Gedanke, den Eimer zu leeren, bevor Sie den neuen Stress – körperlichen, emotionalen und psychospirituellen Stress – eines Entzugs hineingeben. Dies geschieht zunächst, indem Sie den Körper widerstandsfähiger machen, um Geist und Körper ein Gefühl der Sicherheit zu signalisieren. Eine solche Heilanstrengung kann auch dazu dienen, die körperliche Ursache für das, was Sie überhaupt erst zu den Medikamenten geführt hat, rückgängig zu machen (siehe Kapitel 5).

Sobald die Grundlage einer körperlichen Ausgeglichenheit vorhanden ist, empfehle ich Ihnen zuerst die folgenden Schritte.

STRATEGISCHE SCHRITTE ZUR VORBEREITUNG AUF DAS AUSSCHLEICHEN

- Wenden Sie sich an einen Therapeuten oder eine qualifizierte Gesundheitsfachperson, der/die Sie, wenn möglich, begleitet. Er oder sie sollte verfügbar sein, wenn Sie während des Prozesses Unterstützung brauchen.
- Benennen Sie Ihr *Warum*. Stellen Sie regelmäßig eine innere Verbindung zu dem Grund her, warum Sie die

Medikamente absetzen wollen, zum Beispiel:»Um endlich meine konditionierten Überzeugungen über meine Schwächen zu überwinden und meinen Körper zu heilen, meinen Geist zu befreien und mein Leben zurückzugewinnen.«

- Sie sollten über nicht pharmazeutische Hilfsmittel verfügen, die das Nutzen der aufkommenden Energie der Gefühlszustände erleichtern (siehe unten).
- Führen Sie ein Tagebuch, um Ihre Fortschritte und die Erfahrungen jedes Tages aufzuzeichnen.
- Informieren Sie nur diejenigen, denen Sie vertrauen, dass sie Ihnen Ihr höchstes Potenzial widerspiegeln. Dies sind möglicherweise nur sehr wenige Menschen, und das ist ein Grund mehr, sich jetzt einer gleichgesinnten Gemeinschaft anzuschließen.
- Egal, wie gut Sie vorbereitet sind, Sie sollten wissen, dass das Ganze ein individueller Prozess ist, der sich bei jedem Einzelnen anders entfaltet.

UNTERSTÜTZUNG

Welche nicht pharmazeutischen Maßnahmen können Sie ergreifen, um sich bei der Vorbereitung auf das Ausschleichen zu unterstützen? Hier meine Vorschläge:

- **Beginnen Sie damit, Ihren Körper für den Umgang mit Stress zu trainieren.** Eine der wirkungsvollsten Möglichkeiten, Ihrem Nervensystem ein Gefühl der Sicherheit zu signalisieren und Ihre Reaktion auf Stress neu zu trainieren, ist die Atemarbeit. Erhöhen Sie die Dauer der Übungen jeden Tag, von anfangs drei auf elf oder mehr Minuten. Ich zum Beispiel liebe die bereits erwähnte Übungsfolge Kirtan Kriya, bei der es um hirnbasierte Heilung geht. Ziehen Sie auch in Betracht, sich ein Biofeedback-Gerät für zu Hause anzuschaffen (siehe auch: www.heartmathdeutschland.de), um zu lernen, wie Sie Herz, Atem und Gehirn in energetische Resonanz bringen und so die Heilungsmechanismen Ihres Körpers freisetzen können.[7]

- **Stärken Sie Ihr Nervensystem mit Nahrungsergänzungsmitteln.** Bestimmte Ergänzungsmittel können helfen, den Körper vor und während des Ausschleichens von Medikamenten zu unterstützen. Für mich am wichtigsten dabei ist die Beruhigung des Nervensystems. Es gibt diesbezüglich kein für alle passendes Wundermittel, aber Nutrazeutika (Nahrungsergänzungs- und Lebensmittelprodukte mit gesundheitsfördernder Wirkung), die nachweislich die Entspannung des Nervensystems und die Modulation der erregenden Synapsen fördern, können sicherlich hilfreich sein. Insbesondere hat sich gezeigt, dass bestimmte Nahrungsergänzungen die Auswirkungen von erregenden Neurotransmittern wie Glutamat mildern. Es sind dies Magnesium, Zink, N-Acetylcystein und Phenibut oder GABA.

- Ich verwende nicht immer Aminosäuren als Primärtherapie, aber sie können während des Ausschleichens wegen der Mangelsignale, die der Körper nach dem Absetzen von Medikamenten bekommt, sehr hilfreich sein. Hier sind insbesondere L-Tryptophan und 5-Hydroxytryptophan (5-HTP) sowie L-Tyrosin und DL-Phenylalanin zu nennen. Inositol, das Hormone wieder ins Gleichgewicht bringt, und Kräuter wie Kava-Kava, Zitronenmelisse, Basilikum und Lavendel können ebenfalls als Übergangshilfen dienen, um Symptome der Erregung des Nervensystems zu lindern. Kognitive Beeinträchtigungen lassen sich mit Löwenmähnenextrakt (aus einem Pilz), mizellisiertem Phosphatidylcholin und Omega-3-Fettsäuren mildern.

- **Beginnen Sie eine Therapie, um Ihre Wunden aus der Kindheit zu heilen.** Da die innere Einstellung ein wichtiger Faktor in diesem Prozess ist, können Trauma- und Trauerarbeit ihn stark beschleunigen. Der Ausschleichungsprozess kann Kampf-oder-Flucht-Reaktionen auslösen, die alte Muster hervorrufen und Kindheitswunden an die Oberfläche bringen. Hier ist eine einfache Methode, die ich allen meinen Patienten zur Bewältigung dieser Momente empfehle:

- Wenn Sie intensive Gefühle (wie Angst, Wut, Scham) empfinden, benennen Sie diese und stellen Sie sich dann vor, dass Sie sich einem kleinen Jungen/Mädchen zuwenden, der/das genau dieses Gefühl hat. Sprechen Sie mit dem Kind, ob im Geiste oder laut, auf einfache, fürsorgliche Weise. Zum Beispiel: »Wow, du bist so wütend! Ich weiß, du hast starke Gefühle, und zwar schon seit Langem! Es tut mir so leid, dass das alles so schwer ist.« Stellen Sie sich vor, dieses Kind zu berühren oder im Arm zu halten. Dies ist ein einfacher, aber kraftvoller Weg, um die Trennung Ihres erwachsenen Bewusstseins von Ihren alten, ursprünglichen Emotionen zu praktizieren, die Ihre Aufmerksamkeit, Anerkennung und Liebe gebraucht haben.

- Bei komplexeren Traumahistorien empfehle ich die Methoden von Dr. Bessel van der Kolk als eine kraftvolle Ergänzung.[8] In *Verkörperter Schrecken* schreibt er, dass ein Trauma bewirkt, dass die Menschen die Gegenwart auf der Grundlage ihrer unveränderlichen Vergangenheit interpretieren. Er schlägt Behandlungsmethoden wie Desensibilisierung und Verarbeitung durch Augenbewegungen (Eye Movement Desensitization and Reprocessing, EMDR), Neurofeedback, sensomotorische Psychotherapie und das IFS-Modell (Internal Family Systems) vor.

DOSIERUNG

Sobald Sie das 30-Tage-Programm geschafft und Ihre Ernährungsgewohnheiten entsprechend verändert haben und Ihren strategischen Unterstützungsplan kennen, sind Sie bereit, durch eine erste Verringerung Ihrer Dosis mit dem eigentlichen Ausschleichen zu beginnen. Wenn Sie länger als zwei Monate mit Medikamenten behandelt wurden, muss das Absetzen möglicherweise langsam erfolgen, beginnend mit kleinen, stufenweisen Verringerungen der Medikamentendosen und der Verwendung von flüssigen Zubereitungen, falls es keine kleinen Dosen als Kapseln oder Tabletten zu kaufen gibt. Die individuelle Vorgehensweise ist ganz verschieden: Einige Patienten setzen

Medikamente über einen längeren Zeitraum ab, bei anderen geht es schneller (das heißt die Mikrotagesdosis sinkt). Es gibt sogar Patienten, die von einem »blinden Ausschleichen« profitieren, bei dem nur der Arzt weiß, wann und um welche Menge die Dosis verringert wird; bei dieser Methode kommt der Placeboeffekt zum Tragen. Ich habe übrigens festgestellt, dass meine Patienten ihre Medikamente weit schneller absetzen können als andere Betroffene, was ich ihrer Widerstandsfähigkeit aufgrund des ordnungsgemäß durchgeführten Resets zuschreibe.[9]

Interessanterweise ist das Ausschleichen ein relativ neuer Ansatz, und es gibt Ärzte, die nach wie vor einen kalten Entzug und eine anschließende Unterstützung der Genesung favorisieren, nicht unähnlich dem Modell von Entziehungskuren bei Drogenmissbrauch. Es ist derzeit noch unklar, ob durch ein Ausschleichen über einen längeren Zeitraum Entzugserscheinungen immer gemildert werden. Ich selbst hatte schon Patienten, die ihre Medikamente schrittweise und langsam reduziert haben und trotzdem mit langwierigen Problemen zu kämpfen hatten. Ich denke, die Entscheidung für eine Absetzmethode hängt auch von der generellen Einstellung eines Menschen zu den Medikamenten ab. Wer ihre Toxizität erkannt hat, nachteilige Auswirkungen befürchtet und für sich entscheidet, kein Gift mehr einnehmen zu wollen, wird das Mittel sofort absetzen wollen. Wer jedoch das Gefühl hat, noch etwas Zeit zu brauchen, um sich mit einem medikamentenfreien Leben anzufreunden, wird ein langsames Ausschleichen bevorzugen. Sie wissen selbst, was am besten für Sie ist. Letztendlich kommt jeder irgendwann ans Ziel, auch wenn die Reise auf dem Weg dorthin sehr unterschiedlich aussehen kann.

DIE DUNKLE NACHT: AUSSCHLEICHEN ALS SEELENWACHSTUM

Sie haben die Entscheidung also getroffen. Sie absolvieren das einmonatige Reset-Programm, verbinden sich wieder mit Ihrem Körper und beschließen, Ihre psychiatrische Medikation auszuschleichen. Sie sind stolz, wenn Sie nur noch bei der Hälfte der verschriebenen Dosis angelangt sind.

Dann passiert etwas. Sie haben sich über eine Packung Kekse hergemacht; haben an einem, dann zwei, dann acht Tagen die Meditation ausgelassen und hatten möglicherweise eine heftige Auseinandersetzung mit einem Familienmitglied. Und jetzt ist es wieder so weit wie früher: Sie haben das Gefühl, an einer *Depression* zu leiden.

Sie sagen sich, dass Sie sich völlig überschätzt haben, indem Sie glaubten, Sie könnten sich jemals befreien. Sie stellen alle Ihre Fortschritte infrage, Ihre Fähigkeit, von den Medikamenten wegzukommen. Und Sie hinterfragen sich komplett. *»Ich weiß nicht einmal, wer ich bin und was ich hier mache!«*, schluchzen Sie. Sie schotten sich ab. Sie haben das Seil losgelassen, mit dem Sie sich aus dem Sumpf hätten ziehen können, und jetzt sehen Sie es nur noch von fern.

Das ist schlimm, oder? Nein, ich denke nicht. Es ist einfach so, dass Sie in der Phase »Dunkle Nacht der Seele« angelangt sind. Diese Bezeichnung rührt von einem Gedicht mit diesem Titel, verfasst von dem spanischen Karmelitermönch und Mystiker Johannes vom Kreuz im 16. Jahrhundert. Der Autor und Heiler Joseph Aldo hat in seinem Gastbeitrag auf meiner Website dazu einige Erläuterungen gegeben: »Die *dunkle Nacht der Seele* wird von spirituellen Lehrern schon seit Ewigkeiten als Metapher verwendet. Es ist eine innere Reise, die man in verschiedenen Lebensabschnitten unternehmen muss, eine Reise, auf der die begrenzte Wahrnehmung, die der Geist von der Realität hat, völlig verändert wird. Eine solche Erfahrung kann als eine Form des Todes betrachtet werden: die Auflösung eines Ideals, ein Riss in einer Komfortzone und die Neuausrichtung eines Glaubenssystems, das sich überlebt hat und nicht mehr für das Schicksal gilt, das Sie als bewusste, erwachte Seele zu verwirklichen haben.«

Wenn Sie in die dunkle Nacht eintreten, haben Sie das, was Viktor Emil Frankl, österreichischer Psychiater und Holocaust-Überlebender und unter anderem Autor von ... *trotzdem Ja zum Leben sagen,* als »existenzielle Krise« bezeichnet hat. Dieser Punkt ist einer der totalen Auflösung, an dem Ihr gesamtes Verteidigungssystem, Ihre Persönlichkeit, Ihre vertrauten (wenn auch dysfunktionalen) Gewohnheiten zu einem protoplasmatischen Klecks verschmelzen und Sie in einen Schneesturm der Desorientierung geraten. Aber weil es bei diesem Prozess um das Wachstum der Seele geht, ist ein solcher Sturm notwendig – alchemistisch erforderlich –, um die Spuren Ihrer alten unbewussten Programmierung zu verwischen, damit Sie ganz neue, bewusstere Programme erstellen können. Vielleicht geraten Sie in dunkle Räume, die Sie in die Knie zwingen. Oder das passiert nicht. Es ist unmöglich, das vorherzusagen. Die meisten Menschen, die Sie kennen und lieben, werden keine Ahnung haben, was Sie durchmachen und warum. Wenn Sie sich also isoliert, allein und fremd fühlen, dann liegt es daran, dass Sie es wirklich sind. Man hat uns gelehrt, solche Erfahrungen auf jede erdenkliche Weise zu unterdrücken und zu verdrängen, aber die dunkle Nacht ist ein Prozess des Abstreifens, Aufgebens und Loslassens, nicht der Unterdrückung.

Wenn Sie an diesem Punkt angelangt sind, ist es vielleicht schwer, sich daran zu erinnern, dass Sie eine ungewöhnlich mutige Seele sind, die heldenhafte Arbeit verrichtet. Natürlich wird es sich zu diesem Zeitpunkt nicht so anfühlen, denn es liegt in der Natur der Sache, dass Sie sich dabei mit Ihrem vielleicht manchmal auch hässlichen Innenleben befassen müssen. Sie lernen, die Teile von sich zu lieben, die Sie jahrelang fertiggemacht und versteckt haben. Das Ganze mag oberpeinlich und unsexy sein, und doch gibt es keinen anderen Weg.

HINDURCHBEWEGEN UND HINAUFFALLEN

Wer sich durch die dunkle Nacht bewegt, kann das Gefühl bekommen, sich schon das ganze Leben im *freien Fall* zu befinden, samt dem Gefühl, auf den unvermeidlichen Untergang zuzusteuern. Es ist nicht ungewöhnlich, dass kindliche Gefühle von schrecklicher Furcht Ihre Anpassungsfähigkeit im Erwachsenenalter überwältigen und Sie mit einem dicken Kloß im Hals zurücklassen. Ihr Verstand schreit unterdessen: NEIN!

Die meisten meiner Patienten verbringen Wochen in diesem Zustand (nicht Monate, nicht Jahre, nur Wochen). Es ist ein Übergang, der einen Anfang, eine Mitte und ein Ende hat. Und der Schlüssel zur begrenzten Zeitdauer dieses Prozesses liegt darin, ihm einen Kontext zu geben, der einen radikalen Perspektivwechsel aus der Opferrolle heraus und in die Bedeutung hinein ermöglicht. Was Sie vielleicht früher mit den aufgeladenen und weitgehend unspezifischen Bezeichnungen »Angst« oder »Depression« benannt haben (*Da ist sie wieder! Ich hab's gewusst, sie kommt wieder. Ich bin eben einfach krank und kaputt!*), sollen Sie nun als wichtige Botschaften von tief vergrabenen Schmerzen und Verletzungen umdeuten. Einfach ausgedrückt: Sie werden aufgefordert, über den Kampf mit scheinbar willkürlichen und belastenden Faktoren – Ängste, Depressionen und Erschöpfung – hinauszugehen ... tiefer zu graben, zu Ihren weisen Wurzeln zu gelangen und sich zu verpflichten, etwas über sich selbst zu lernen und das Licht der Akzeptanz auf diese dunklen, zurückgewiesenen, zarten Anteile von sich zu richten.

Es gibt Techniken für das Zurechtfinden in der dunklen Nacht, die ich Sie lehren kann und will, aber zunächst möchte ich Ihnen einen Kontext für Ihre Erfahrung bieten. Ich würde mir wünschen, dass Sie sich den folgenden Begriff zu eigen machen: »*hinauffallen*«.

Für mich stehen Licht und Dunkelheit nicht für Gut und Böse, sondern sie fassen die Prozesse der Erweiterung und Verankerung zusammen. Durch das Ausschleichen rutschen Sie hinab in die Dunkelheit, das Unbekannte, um Ihre Fähigkeit zu festigen, sich nach oben und ins Licht, ins Freie zu bewegen. Sie fallen nach unten, um aufzusteigen. Sie *fallen hinauf*.

Im Hinauffallen liegt ein Sinn. Was wäre, wenn dieses Gefühl der Demontage, der Desorientierung und der Verwirrung, widerhallend durch ständige Fragen wie »*Wer bin ich? Was mache ich hier?*« – wenn all das einfach dazugehört? Ziehen Sie in Betracht, dass es sich anfühlt, wie eine alte und nicht mehr passende Haut abzustreifen, um in das wahre Selbst hinein zu erwachen.

Der Prozess des Erwachens nimmt Ihnen alle erlernten Möglichkeiten, sich in der Welt sicher zu fühlen, wie Kontrolle, Organisation und intellektualisiertes Verständnis. Aus diesen Perspektiven könnten Sie diesen Prozess gar nicht steuern, weil Sie ihn dann aus Ihren alten Programmen heraus steuern würden:

aus denen, die Sie ablegen wollen. Als einzige Erkenntnis wird Ihnen in diesem Prozess immerhin angeboten, dass er *zweckmäßig* ist und Sie auf zukünftiges Glück vorbereitet. Es ist, als hätten Sie Ihr altes Haus mit einer Abrissbirne demoliert, und jetzt stehen Sie in den Trümmern; eine Weile werden Sie verzweifelt umherwandern und Überreste der altbekannten Zimmer suchen. Aber irgendwann werden Sie ein neues Haus bauen, und es ist Zeit für einen neuen Entwurf!

Wenn Sie sich ergeben und die weiße Fahne hissen, verwandelt sich diese Dunkelheit. Die Freude steht auf der anderen Seite des Schmerzes, und wenn Sie diese dunklen Gefühle herauslassen – schreien, Ihre hässlichsten Gedanken niederschreiben, tanzen –, können Sie sich kurz darauf sogar laut lachend wiederfinden. Intensive Emotionen haben immer einen energetischen Bogen.

Mit der Befreiung kommt Leichtigkeit und Lachen, weil man endlich das *fühlt*, was man manchmal jahrzehntelang verdrängt hat. Ihre Gefühle brauchen Raum, bevor sie sich entfalten und in andere Zustände übergehen. Aber Sie *fühlen*, und das ist so viel erfreulicher als das verwirrte, unterschwellige Surren von Taubheit und Angst, das ein gewöhnlich erlebtes Leben kennzeichnet. Wir alle müssen uns darin üben, einfach nur zu fühlen, unsere Emotionen auf eine neue Art und Weise zu empfangen und auszudrücken: Emotionen, die uns gehören, die von innen kommen, und nicht Reaktionen auf Dinge, die uns passieren und die wir bewältigen oder vermeiden müssen.

All diese Gefühle – Traurigkeit, Wut, Angst, Freude – fließen in das Gewebe des Glücks ein. Denn Glück ist ein immens komplexer emotionaler Zustand, auf den wir uns vorbereiten müssen – im Gegensatz zum Mythos unserer Kultur mit ihren angeblichen und ach so schnell wirkenden Wunderpillen.

Nur durch die Akzeptanz der Gesamtheit Ihrer Gefühle – insbesondere derer, von denen Sie sich selbst abgeschnitten haben – können Sie sich endlich ganz fühlen und das lang ersehnte Gefühl des »alles in Ordnung« erreichen. Es gibt keine Pille, die ein sachtes Eindringen in die eigene Haut erleichtert und es Ihnen ermöglicht, Ihren eigenen geheimnisvollen und herrlichen

Weg in dieser wilden Welt zu gehen. Um das zu tun, müssen Sie sich Ihren Gefühlen hingeben und sich »hinauffallen« lassen.

»Aber normalerweise entdecken wir nicht die Weisheit unserer Gefühle, weil wir sie nicht ihre Arbeit vollenden lassen; wir versuchen, sie zu unterdrücken oder sie in vorzeitigem Handeln zu entladen, ohne zu erkennen, dass sie ein Schöpfungsprozess sind, der wie die Geburt als Schmerz beginnt und sich in ein Kind verwandelt.«

ALAN WATTS

SCHMERZ ALS KATALYSATOR FÜR TRANSFORMATION

Heute schreibe ich in meiner Praxis keine Rezepte mehr für Sertralin, Aripiprazol, Alprazolam, Lorazepam oder Escitalopram aus. Stattdessen unterstütze ich meine Patienten beim Ausschleichen ihrer Medikamente, und in diesem Prozess erleben sie oft eine Neudefinition dessen, wer sie im Vergleich zu dem sind, was sie zu sein glaubten. Wenn sie von den Medikamenten herunterkommen, sehen sie plötzlich unter verstaubten Betten nach und öffnen muffige Schränke. Das Ergebnis sind dann oft Wasserfälle von Tränen.

Psychiatrische Medikamente blockieren der Raupe in der Puppe den Ausgang, sodass der Schmetterling nicht geboren werden kann. Sie hemmen die Seele und die Entwicklungsfortschritte, die gefühlte Emotionen ermöglichen. Ihre Emotionen sind ein Teil von Ihnen. Sie möchten mit einbezogen werden.

Wenn sich meine Patienten in der Dunkelheit ihrer eigenen Metamorphose befinden und wenn der Kampf erdrückend ist und Angst und Hoffnungslosigkeit sie wie ein schrecklicher Zirkusclown verspotten, spreche ich mit ihnen so, wie meine Hebamme einst mit mir sprach, als ich mich in der Übergangsphase zu den aktiven Wehen befand. Ich sage ihnen, dass sie nach Gelegenheiten Ausschau halten sollten, sich mit ihrer Erfahrung zu vereinen, anstatt sie zu bekämpfen. Der Weg dorthin führt über Hingabe, Akzeptanz, Offenheit und Vertrauen. Über das Wissen, dass sie genau dem begegnen werden, was sie brauchen, um den Durchbruch zu schaffen, sich zu verwandeln und am Ende ganz zu sein.

Die Patienten, die ich beim Absetzen von Psychopharmaka unterstütze, erhalten die Gelegenheit ihres Lebens, durch ein Portal zur Wiedergeburt zu gehen. Es ist fast ausnahmslos so, dass, wenn sie bei nur noch 50 Prozent der Dosis angekommen sind (manchmal von einem Medikament, das sie schon mehr als ein Jahrzehnt einnehmen), ihnen regelrecht der Boden unter den Füßen weggezogen wird. Sie betreten fremdes Terrain und beginnen, alles infrage zu stellen, einschließlich ihrer eigenen Identität und ihres Selbstverständnisses. Schmerzquellen entstehen, körperliche wie seelische, um ihre Bewältigungsmechanismen herauszufordern.

Im Rahmen unserer gemeinsamen Arbeit sehen sie sich das an. Sie schreiben darüber. Sie teilen es mit, und sie teilen noch mehr mit. Wir sehen zu, wie ihre »Häute« nacheinander zu Boden fallen, wie diese Reisenden im Schmelztiegel des Ausschleichungsprozesses verwandelt werden. Und ausnahmslos stimmen sie zu, dass es sich gelohnt hat, durch die Angst vollständig hindurchzugehen.

Für meine Patienten war die Einnahme und das Absetzen von Medikamenten ein Katalysator für das Erwachen: für das Gewahrwerden dessen, was sie brauchten, um sich ihrer selbst bewusst zu werden, und oft auch dessen, wofür sie hier sind und was ihre Begabungen sind. Dabei stellt sich dann oft heraus, dass diese wenig mit dem zu tun haben, weshalb sie sich jeden Morgen zur Arbeit schleppen (mehr dazu in Kapitel 9). Wichtig ist, dass sie das spüren, was meiner Meinung nach das Gegenteil von Depression und das Ziel meiner Behandlung ist – *Dankbarkeit für das Leben.*

DIE GESCHICHTE VON JENICE: SICH DEM SCHMERZ STELLEN

»Ich schaffe es einfach nicht, Dr. Brogan. Ich will einfach nur sterben.« Jenice war bei den letzten 2 Milligramm Citalopram angelangt, einem viel verschriebenen Antidepressivum, als sie nicht mehr konnte. »Ich will, dass es vorbei ist. Ich habe die ganze Zeit Angst und das Gefühl, gar nicht in meinem Körper zu sein. Der Tag fühlt sich wie eine einzige lange Panikattacke an«, schluchzte sie, als sie mir beschrieb, wie es ist, in der dunklen Nacht zu sein.

Jenices zehnmonatiges Ausschleichen war bis zu diesem Zeitpunkt problemlos verlaufen, aber jetzt spürte sie körperliche Entzugserscheinungen und damit einhergehend wurden 15 Jahre angestaute Angst freigesetzt. Erschwerend kam hinzu, dass sie in den ersten Wochen ihrer medikamentösen Behandlung eine intensive expansive Energie erlebt hatte (eine häufige Wirkung von Antidepressiva, aus der sich bei einem von 23 Patienten[10] die zusätzliche Diagnose bipolare Störung ergibt), die sie damals in eine außereheliche Affäre mit dem besten Freund ihres Mannes geführt hatte. Zuerst fühlten sich die Schuld, die Scham und die Verwirrung, die dadurch entstanden waren, so an, als würden sie sie förmlich verschlingen, aber im Laufe des ersten Jahres der medikamentösen »Behandlung« ihrer Depression verschwand dieses Gefühl wieder.

Während sie die letzten Dosen ihrer Medikamente allmählich absetzte, wurde Jenice mit lang unterdrückten und enorm belastenden Gefühlen konfrontiert und schrieb mir folgende interessanten Zeilen:

Ich glaube, ich befinde mich in der Kapitulationsphase. Ich erkenne an mir die Beschreibung des Zerschmettertsein, dass mein Leben zerrissen ist, irgendwie vorbei. Schreckliche Furcht und unglaubliche Selbstangriffe im Gewand tsunamiähnlicher Wellen von Verurteilung durch Gott und das Leben: Ich bin ein furchtbarer Mensch, ich bin die Ursache meiner eigenen Zerstörung, die mir sagt, ich solle mich aufgeben. Das fühlt sich so an, als befände ich mich im Fegefeuer (oder im Bardo der Buddhisten).

Ich tue mein Bestes – um mich den Wellen zu ergeben und ihre Zerstörung zuzulassen, aber nicht an Gedanken zu hängen und zu versuchen, die Probleme zu lösen. Denn dann gerate ich in echte Schwierigkeiten. Heute Morgen beschloss ich, einfach nur noch zu beobachten und ganz still zu sein. Sofort verstummten meine Gedanken, und es herrschte für eine Weile Ruhe.

Wir unterbrachen das Ausschleichen, um Jenice und ihren Prozess zu stärken (mit Bachblüten, der Anwendung von Klopfakupressur und häufigeren Kaffeeeinläufen) und um die Alchemie der aufkommenden Gefühle ihre Magie entfalten zu lassen. Sie beschloss, mit ihrem Mann ins Reine zu kommen und ihm das Geheimnis zu beichten, das ihr so lange auf der Seele gelegen und ihr alle Energie geraubt hatte. Dieses Geständnis stärkte die Beziehung letztlich sogar, und der Rest des Ausschleichprozesses war dann ein Kinderspiel.

Jenices Erfahrung mit dem Ausschleichen erlaubte es ihr, sich dem Schmerz zu stellen, den sie jahrelang unterdrückt hatte. Während ihre Panikattacken bei einer schulmedizinischen Behandlung wahrscheinlich die Verabreichung weiterer Medikamente zur Folge gehabt hätten, stellte Jenice in unserem gemeinsamen Prozess fest, dass das Medikament ihren Schmerz einfach nur unterdrückt und sie daran gehindert hatte, ihn zu erkennen und zu verstehen. Sie musste sich den Schmerz erst zu eigen machen, um ihn transformieren zu können. Erst dann verschwanden die Panikattacken.

SICH ZURECHTFINDEN IN DER DUNKLEN NACHT: DIE GROSSE LÜGE

Die große Lüge, die Ihnen Ihr Verstand versuchen wird einzuflüstern, während Sie sich in der dunklen Nacht befinden, lautet: *Ich werde mich nie wieder gut fühlen.* Das ist die Lüge, die die Menschen zur Selbstzerstörung treibt. Der Pfahl, der das

Banner der Hoffnungslosigkeit hochhält. Die dunkle Wolke, die die Sonne verdeckt. Diese Lüge treibt unsere Angst an und aktiviert die männliche Überlebensreaktion, sodass wir uns darum bemühen, die Verletzung auf jede erdenkliche Art einzudämmen, abzuschwächen und zu beseitigen.

Wenn man sich in der dunklen Nacht befindet, ist es unbedingt notwendig, den Schmerz einfach zuzulassen, denn *so fühlt sich Veränderung an*. Ihre Persönlichkeit war Ihre effektive Verteidigungsstruktur und somit wird sie natürlich darum kämpfen zu bleiben. Ihr Verstand wird versuchen, Sie abzuschrecken, Sie vom Weitermachen abzuhalten, selbst wenn es keinen anderen Weg als den nach vorn gibt. Und zwar deshalb, weil er sich bedroht fühlt. Das falsche Du bröckelt, und die häufigste Empfindung in diesem Stadium ist etwas wie: *Ich weiß gar nicht mehr, wer ich eigentlich bin.*

Solche Empfindungen sind Vorboten der Transformation und eine Gelegenheit, sich *zu verwirklichen, gesund zu werden* und *sich zu befreien.* Es ist nie zu spät, die Maske fallen zu lassen und Sie selbst zu werden, befreit von den Kindheitskonditionierungen, die Ihre Angst wie ein beständiges Summen im Hintergrund Ihres scheinbar normalen Lebens halten.

Behalten Sie Ihre Vision davon bei, wie sich Freiheit für Sie anfühlt. Von den Menschen, denen ich helfe, höre ich immer wieder, dass sie das Gefühl haben, endlich zu sich selbst nach Hause zu kommen.

Halten Sie sich an meine folgenden Empfehlungen:

- **Wenn Sie nicht wissen, was Sie tun sollen, warten Sie, bis Sie es wissen.** Wir sind es gewohnt, Entscheidungen mit dem Verstand zu treffen. Pro und Kontra, besser jetzt als nie, lieber auf Nummer sicher gehen. In solch turbulenten Zeiten Ihres Lebens wie jetzt jedoch, wenn Sie spüren, wie sich der Boden unter Ihren Füßen bewegt, gehen Sie anders vor. Sie werden wissen, wann Sie einen Schritt machen müssen und wie dieser aussehen sollte, denn es wird sich nicht wie eine Wahl anfühlen, sondern Sie werden sehen, dass der einzige Weg nach vorn über den Durchbruch

führt. Eine Beziehung beenden, eine Arbeitsstelle aufgeben, ein überfälliges Gespräch mit einem Familienmitglied
führen, ein lang gehütetes Geheimnis offenbaren: Sie sind
in der Lage, das Notwendige zu tun. So fühlt es sich an,
Entscheidungen aus der Intuition heraus zu treffen.

- **Bitten Sie um ein Gebet.** Bitten Sie in Ihrer dunklen Nacht
um Hilfe, sogar darum, dass jemand für Sie betet. Bei meinem letzten inneren Kampf brannten auf drei Altären in
verschiedenen Landesteilen Kerzen für mich. Und damit
meine ich nicht etwas wie:»Na klar, ich schicke dir gute
Energie«, sondern ich meine echte, fokussierte, bewusst
ausgeführte Gebete. Es gibt bemerkenswerte Erfolgsge-
schichten zum faszinierenden Thema Fernheilung – Geschichten von Fällen, in denen Menschen Heilung erfuh-
ren, auch wenn sie gar nicht wussten, dass für sie gebetet
wird.[11] Bitten Sie um Gebete für einen reibungslosen Übergang, für spirituelle Unterstützung oder für das, was Sie am
besten manifestieren können. Bitten Sie Ihre Freunde um
liebevolle Gedanken.

- **Sicherheitsmantra.** Es kann ganze Tage geben, an denen
Sie das Gefühl haben, dass Sie zusammenbrechen wegen
all der Sorgen, der Unruhe und des tiefen Unwohlseins
in Ihrer eigenen Haut. Wählen Sie ein Sicherheitsmantra.
Meines war einfach:»Du bist okay!« Das war's. In meinen schlimmsten Phasen sagte ich mir das jeden Tag Hunderte Male. Andere Möglichkeiten sind:»Ich werde geliebt«,»Es wird aufhören«,»Ich habe alles, was ich brauche«,»Ich werde nur genau das erleben, was ich bewältigen
kann«. Oder alles, was Sie sich wünschen, dass es Ihnen
von der höchsten Instanz zugeflüstert wird. Flüstern Sie es
sich selbst zu … so oft wie möglich.

- **Schaffen Sie sich Raum.** Der Prozess der Reduzierung
von und schließlich des Weglassens psychiatrischer Medikamente ist ein großer, mutiger Sprung in das wilde Unbekannte der menschlichen Erfahrung. Es ist eine Wiedergeburt, die all die Liebe, die Empathie und die selbst gekoch-
ten Mahlzeiten verdient, wie sie sonst mit der Geburt eines

Babys einhergehen. Lassen Sie Ihren Ehepartner, Ihre(n) Mitbewohner, Ihre Freunde und vielleicht Ihre Eltern wissen, dass es Tage geben kann, an denen Sie nicht so ticken, wie man es von Ihnen gewohnt ist. Der Prozess ist wertvoll, und es geht nicht einfach »alles wie gehabt« weiter. Es muss nicht, aber kann durchaus einmal sein, dass Sie ein paar Tage bei der Arbeit fehlen. Glauben Sie mir: In meiner eigenen dunklen Nacht habe ich nie einen Tag in der Praxis gefehlt, daher weiß ich, wie schrecklich es sein kann, wenn man das Gefühl hat, dass die Verbindung zu seinem »würdigen« Selbst bedroht ist. Letztendlich wird Ihre Beziehung zu Ihrer Arbeit einer harten Prüfung unterzogen werden, auch wenn dies noch nicht während des Ausschleichungsprozesses selbst geschieht. Je mehr Raum Sie also für die Ernsthaftigkeit dieses Augenblicks in Ihrem Leben schaffen können, desto weniger langwierig ist der Prozess möglicherweise.

- **Verankern Sie die Seele im Körper.** Viele glauben – und ich habe diese Erfahrung selbst gemacht –, dass die Seele während dieser alchemistischen Übergänge den Körper verlassen möchte. Es handelt sich um eine Art Abspaltung (es gibt sogar ein spezielles Blütenmittel dafür: Clematis). Kommen Sie durch die Sinnlichkeit zurück in Ihren Körper. Legen Sie die Hand auf die Genitalien und fühlen Sie den Puls. Schalten Sie Musik ein, die Ihrer Stimmung entspricht. Bewegen Sie die Energie durch den Körper. Nehmen Sie ein Bad. Lassen Sie sich massieren. Schlafen Sie mit Ihrem Partner oder verwöhnen Sie sich selbst. Solche Dinge werden sich oft wie die letzte Option auf der Liste Ihrer Möglichkeiten anfühlen, aber das ist Ihre Angst, die da spricht. Lassen Sie Ihre Seele wissen, dass Ihr Körper sie halten kann.
- **Akzeptieren Sie Ihren Kampf.** Vergessen Sie nicht, dass Sie selbst den Wunsch haben und es Ihre freie Entscheidung ist, die Medikamente auszuschleichen. Sie haben beschlossen, sich selbst zurückzufordern. Sie sind vielleicht der oder die Auserwählte, der/die in einer Familiengeschichte von Traumata und bestimmten Mustern diese Muster endlich durch-

bricht. Prozesse dieser Größenordnung sind mit Herausforderungen verbunden. Es zahlt sich enorm aus, wenn man sich seinen Kampf zu eigen macht, sich seinen dunklen Seiten zuwendet und alle Aspekte seiner selbst akzeptiert. Letztendlich dürfen Sie sich auf eine große Erleichterung, eine besondere Art von Freiheit freuen. Ja, es ist möglich, dass Sie sich mehr wie Sie selbst fühlen, auch wenn Sie gleichzeitig ziemlich mitgenommen sind. Es ist möglich, dass sich die Menschen Ihnen näher fühlen und Sie mehr lieben, auch wenn Sie nicht so sind, wie Sie sich vorstellen, dass die anderen es gern hätten. Übernehmen Sie Verantwortung und machen Sie sich diese Verwundbarkeit zu eigen. Seien Sie bei Ihren Kämpfen dabei; betreiben Sie Feldforschung darüber. Und geben Sie jede Hoffnung auf, diesen Prozess zu kontrollieren. An dem Tag, an dem Sie das tun, wird die Veränderung stattfinden.

- **Kultivieren Sie Selbstmitgefühl.** Selbstmitgefühl ist nicht dasselbe wie Ausreden für sich selbst zu erfinden, sich selbst zu verhätscheln oder die Messlatte zu senken. Es geht vielmehr um das Verständnis der Empfindlichkeit, das Ihr festgefahrenes Verhalten, Ihre Rigidität, Ihre Negativität motiviert. Es geht darum, hinter Ihre Kontrollgewohnheiten, Selbstkritik und Selbstbestrafungen zu blicken und mehr über die Verletzungen zu lernen, die diese Verhaltensweisen (versuchen zu) schützen.

- **Schicken Sie Liebe und Seelenakzeptanz** in diese Teile von Ihnen, denn sie bitten um Ihre Aufmerksamkeit, und das schon seit langer Zeit. Lassen Sie das Kind aus dem verschlossenen Zimmer heraus und umarmen Sie es. Es wusste sich die ganze Zeit nicht anders zu helfen, als zu schreien, zu schmollen und um sich zu schlagen, um Ihre Zuwendung zu bekommen. Es musste die ganze Zeit so tun, als wäre es für alles verantwortlich, aber jetzt, da Sie endlich als bewusster Erwachsener auftreten, kann es einfach wieder ein süßes, kleines, unschuldiges Kind sein.

- **Finden Sie Sinn in jeder Erfahrung, die des Weges kommt.** Dies ist Ihre Eintrittskarte in die Freiheit. Einen

Sinn zu finden bedeutet, die Neugierde zu wecken und sich mit ihr auseinanderzusetzen. Dies ist der grundlegende Unterschied zwischen medikamentösem und medikamentenlosem Bewusstsein.

- **Leisten Sie dem, was sich außerhalb Ihrer Kontrolle befindet, keinen Widerstand mehr** und bekämpfen Sie es nicht. Spielen Sie mit dem Gedanken zu sagen: *Ich weiß nicht genau, aber eigentlich bin ich ziemlich sicher, dass hier etwas für mich drin ist.* Die Psychiatrie will, dass Sie in einer bedeutungslosen Welt leben, aber das Aufkommen der Quantenphysik und die Bewusstseinsbewegung fordern Sie auf, aus dem Käfig, in dem Sie sich befinden, auszubrechen. Sie können das tun, und dazu bedarf es nur einer neugierigen Einstellung zu Ihrer Notlage.

DER SCHRECKEN DES KINDSELBST

Die Art von Veränderung, die wir im Prozess des Erwachens beobachten, ist groß; sie beinhaltet Selbsterneuerung und -integration. Sie sammeln die Teile Ihrer Seele zusammen, die in Ihrem frühen Leben durch traumatische Erfahrungen entwichen sind. Der Schmerz dieser Zersplitterung war so groß, dass Sie ein regelrechtes Verteidigungsbollwerk entwickelt haben, um ihn nicht zu spüren. Und ... es hat funktioniert! Manchmal viele Jahrzehnte lang! Aber irgendwann kommt ein Punkt – oft in der Altersspanne zwischen 30 und 45 Jahren –, an dem wir erkennen, dass die Maske verrutscht und unser authentisches, ganzes Selbst bereit ist, sich zu entfalten. Dies beinhaltet, dass man sich dem Teil von sich selbst zuwendet, den man laut Gesellschaft, Eltern und dem verinnerlichten Kritiker eigentlich hassen soll – dem schändlichen, faulen, schwachen, dummen, inkompetenten, hässlichen Verlierer im Inneren, der hinter der Maske existiert. Es sind Ihr eingesperrtes Kindselbst, Ihr Kindheitsschmerz und Ihre programmierten Überzeugungen, weggeschlossen vor langer Zeit und nur noch als Ihr Schatten existierend, die jetzt von Ihrem Erwachsenenbewusstsein ans Licht geholt werden.

TANIAS GESCHICHTE: HEIMGESUCHT VON DER KINDHEIT

Tania ging etwa vier Monate lang durch die dunkle Nacht. Nachdem sie sich nach 16 Jahren Sertralin einem schrittweisen Absetzen unterzogen hatte, waren die letzten 10 Milligramm die herausforderndsten. Nicht körperlich, dank Tanias Einhaltung des vierwöchigen Reset-Programms, sondern seelisch, emotional und existenziell.

Tania durchschritt das Tal der Tränen, und ich sah sie bei unseren Sitzungen acht Wochen lang nicht mehr mit trockenen Augen. Dann kam die Wut, die diese ehemals so ruhige Frau dazu brachte, gegen Möbel zu treten und auf Kissen einzuschlagen. Sie wurde heftig mit ihren Kindheitsschmerzen konfrontiert, fühlte sich entfremdet, gefühllos, apathisch und distanziert, während ihr Herz verriegelt war. In dieser Zeit duschte sie nicht, spülte nicht mehr ab, las keine E-Mails und kommunizierte auch sonst mit niemandem mehr. Sie hatte Selbstmordgedanken und war völlig verängstigt.

Tanias schreckliche Furcht ist die Furcht ihres Kindselbst. Eine dermaßen intensive Angst erleben wir eigentlich nur als Kinder. Es ist Todesangst, die so groß ist, dass wir komplexe Verhaltensmuster aufbauen, um sie nie wieder zu spüren. Diese komplexen Muster werden zu unserer Persönlichkeit, und wir leben in dem Glauben, dass wir durch die Muster definiert sind. Aber was passiert, wenn Sie Ihr ganzes Leben als eine Persönlichkeit führen, die das Gefühl von Unsicherheit und Unzulänglichkeit widerspiegelt?

Tania erhielt die Gelegenheit, ihr Kindselbst (Kindheitsschmerz und programmierte Überzeugungen) von ihrem erwachsenen Bewusstsein zu trennen und endlich eine freie Frau zu werden, die ihr Leben selbst gestaltet, indem sie aus nahezu unendlichen Reserven an Quantenmöglichkeiten schöpft.

Folgende Analogie verwende ich oftmals Patienten gegenüber: Sie – das erwachsene Ich – sitzen am Steuer Ihres Autos. Ihr Kindselbst sitzt auf dem Rücksitz, schreit und weint und ruft Ihnen während der Fahrt ständig Sachen zu wie:»Bieg nach links ab! Fahr schneller! Nein, nicht so!« Durch den Prozess des Erwachens brechen Sie endlich den Bann und erkennen, dass Sie ja das Auto fahren und genau wissen, was das Ziel ist und wie Sie dorthin kommen. Sie drehen sich zum Kindselbst auf dem Rücksitz und sagen:»Ich sehe dich, mein Schatz, und ich hab dich lieb. Aber Mama/Papa ist jetzt hier und fährt. Alles ist in Ordnung.«

Bei Tania war diese Visualisierung, die sie viele Male am Tag wiederholte, eine unserer primären therapeutischen Maßnahmen. Außerdem ging es darum, sie zu erden und ihr aufgewühltes Nervensystem zur Ruhe zu bringen, durch Spaziergänge in der Natur, eine Gewichtsdecke im Bett, viel Zeit mit Meditationen und Bachblüten.

Eine wie oben beschriebene Visualisierung, die sich Hunderte Male am Tag durchführen lässt, kann dazu beitragen, ein Bewusstsein für unverarbeitete Emotionen aus der Kindheit zu erzeugen. Sie birgt das Potenzial für ein achtsames erwachsenes Bewusstsein, das aus dem intensiven Bedürfnis dieser Emotionen geboren wird, wahrgenommen und als real empfunden zu werden. In vielerlei Hinsicht sind die emotionalen Herausforderungen des Ausschleichens (die auch physiologisch sind, da sie von einer aktivierten Kampf-oder-Flucht-Reaktion herrühren) die Gelegenheit des Lebens, eine Vertrautheit mit diesem Kindselbst zu entwickeln. So wird es, wenn es sich in Zukunft wieder meldet, wahrgenommen und bewusst anerkannt und kann seine Bedürfnisse der Welt ruhig und erwachsen mitteilen.

Resetter: Sue

Die Augen immer vor der Wahrheit zu verschließen, wie ich es einen Großteil meines Erwachsenenlebens getan habe, ist eine mächtige Sache. Das Leben war einfach. So. Hart. Jeder einzelne Tag war ein brutaler Kampf, auch wenn ich von außen betrachtet ein schönes Leben hatte. Ich glaubte an das, was andere über mich dachten, einschließlich der Horden von Ärzten, die mir sagten, ich sei »geisteskrank«, und die mich auf Medikamente setzten, auf die ich allergisch reagierte. Ich kaufte es dem Tonband in meinem Kopf ab, dass ich nicht gut genug wäre.

Erst als ich am absoluten Tiefpunkt war, eröffnete sich mir ein neues Leben, und nur durch den schlimmsten Schmerz und die schlimmsten Dämonen, denen ich je begegnet bin, habe ich mich befreit, um ich selbst zu sein. Erst nach dieser Selbstbefreiung wurde mir bewusst, wie furchtbar gefangen ich gewesen war. Jetzt kann ich zurückblicken und die Ketten sehen, die mich so lange gefesselt hielten. Es gab da aber auch immer eine Stimme, die sagte: *Das Leben soll nicht so schwer sein.* Ich hörte mehr und mehr auf diese Stimme, und sie wurde lauter und lauter und brachte mich zum Licht, das ich zunächst gar nicht gesehen hatte. Ich griff dann einfach immer wieder nach dem Licht, und es war da und wartete darauf, dass ich mich in seinem Schein sonnen würde.

VOR DEM MORGENGRAUEN IST ES AM DUNKELSTEN: SCHLAFLOSIGKEIT UND SUIZID

Praktisch jeder, der den Mut hatte, sich selbst eine Chance auf ein Leben ohne Psychopharmaka zu geben, kann wahrscheinlich vom Kampf mit der Schlaflosigkeit erzählen, der während der dunklen Nacht des Entzugsprozesses manchmal sogar in Selbstmordgedanken gipfelt.

SCHLAFLOSIGKEIT

In dem Moment, in dem der Körper die Matratze berührt, beginnt die ängstliche Erwartung »Jetzt geht das wieder los!« – wie bei einer Sisyphusarbeit, die getan werden *muss*, auch wenn man vorher weiß, dass sie vergeblich sein wird. Es wird das Erwachen mitten in der Nacht geben, und selbst wenn man glücklicherweise schließlich doch noch ein paar Stunden schlafen kann, erwacht man morgens mit akuter Angst, wie mit einem Messer an der Kehle. Wie bei so vielem im Leben gibt es auch hier mehrere Aspekte. Erstens: Antidepressiva wirken sich auf den Schlaf aus. Es ist deshalb fast logisch, dass das Absetzen solcher Psychopharmaka eine Neueinstellung des Schlafmusters auslöst. Einer Studie zufolge umfassen die Auswirkungen von Antidepressiva Einschlafstörungen und/oder häufigeres Aufwachen während der Nacht, was zu einer Abnahme der Schlafeffizienz führt. Darüber hinaus können diese Medikamente den REM-Schlaf unterdrücken und die Häufigkeit und Intensität der Träume verändern, wobei diese Symptome eher während des Absetzprozesses auftreten.[12]

Zweitens ist zu bedenken, dass das Absetzen von Medikamenten immer ein Stressfaktor für den Körper ist. Wenn sich Ihr Körper an den komplexen Reiz eines psychiatrischen Medikaments angepasst hat, kann selbst ein langsames Ausschleichen seine Alarmglocken schrillen lassen. Diese Art von akutem Stress bringt möglicherweise das Immunsystem aus dem Gleichgewicht, sodass man leichter krank wird und Autoimmunkrankheiten aufflammen. Er kann auch eine Funktionsbeeinträchtigung der Schilddrüse hervorrufen und damit eine Belastung der neurologischen Gesundheit, der Energiereserven und des Stoffwechsels. Und dann ist da noch die Wirkung des Stresshormons Cortisol auf den Blutzuckerspiegel, was dazu führen kann, dass Sie mitten in der Nacht aufwachen. Dies sind schwierige Prozesse, alles im Dienste der Entgiftung und der Wiedererlangung der Homöostase.

Bei diesen beiden Faktoren geht es um die Reaktionen des Körpers. Ein dritter Punkt aber fällt mir besonders auf, wenn ich

Frauen bei mir in der Praxis habe, die mitten im Ausschleichen sind: Schlaflosigkeit ist eine Form der spirituellen Herausforderung. Bei Menschen, die ihre Medikamente absetzen, beobachte ich, wie sie förmlich wiedergeboren werden, und es erscheint mir daher durchaus möglich, dass für einige von ihnen Schlaflosigkeit ein fester Bestandteil des Initiationsprozesses ist. Schlaflosigkeit ist in der Tat ein direktes Portal zur Alchemie der erzwungenen Hingabe. Sie treibt die Menschen an die Grenze des Erträglichen, aber selten darüber hinaus. Das mag daran liegen, dass wir dem Schlaf in der westlichen Welt einen besonderen Wert beimessen – er ist ein Indikator für unsere Produktivität – guter, fester Schlaf ist gleichbedeutend mit besserer Arbeitsleistung – und damit für unseren gesellschaftlichen Wert. Ist der Schlaf bedroht, spüren wir die Angst auf einer existenziellen Ebene. Durchbrüche geschehen, wenn wir uns unserem Verstand zuwenden und sagen: *Genug. Ich gebe auf. Das ist mir egal. Und ich höre nicht zu.* Wenn wir aufgeben und die weiße Flagge der Hoffnungslosigkeit hissen.

Ich gebe meinen Patienten folgende Ratschläge, wenn sie es auf ihrem Weg des Absetzens ihrer Medikamente mit Schlaflosigkeit zu tun bekommen:

- **Akzeptieren Sie es.** Dies ist die Hauptregel. Sagen Sie Ja, wenn Sie Nein sagen wollen. Nicht so, als würde es Ihnen gefallen, sondern: Ja, das ist jetzt eben so. Keine Sorgen. Kein Urteil. Nur radikale Akzeptanz.
- **Werden Sie kreativ.** Wenn Kreative unter Schlaflosigkeit leiden, liegt das oft daran, dass etwas Unglaubliches nicht warten kann, aus ihnen zu entstehen. Nutzen Sie also dieses seltsame Fenster in Ihrem Leben – ja, mitten in der Nacht! –, um etwas Kühnes auszuprobieren. Schreiben Sie Geschichten. Malen Sie Bilder. Üben Sie eine Tanzchoreografie ein. Vielleicht werden Sie feststellen, dass in den fruchtbaren Stunden dieses schlaflosen Raums einige wichtige Erkenntnisse auf Sie warten.
- **Führen Sie ein Schlafritual durch.** Gewöhnen Sie sich ein Ritual für die Schlafenszeit an – während des Ausschleich-

prozesses empfehle ich dafür 21 Uhr –, das aus angenehmen, entspannenden Aktivitäten besteht. Nehmen Sie ein Bittersalzbad, verteilen Sie ätherische Öle in der Luft, trinken Sie einen Gute-Nacht-Kräutertee, lassen Sie beruhigende Musik laufen oder zünden Sie ein paar Kerzen an.

- **Verdoppeln Sie Ihre Selbstfürsorge-Anstrengungen.** Meine Patientinnen führen das Ausschleichen nie durch, ohne vorher mein vierwöchiges Programm absolviert zu haben, aber auch nach dem Reset müssen sie sich jeden Tag zur Meditation, zur Entgiftung und zum Verzicht auf alle verarbeiteten Lebensmittel verpflichten. Ich kann Ihnen außerdem versichern, dass die Reise weniger holprig verläuft, wenn Sie raffinierten Zucker, Alkohol und Kaffee ganz weglassen.

Jede Einzelne der Frauen, mit denen ich arbeite, durchläuft die Phase der Schlafstörungen, aber bislang habe ich noch keine einzige Patientin gehabt, die eine *dauerhafte* Schlaflosigkeit entwickelt hat. Deshalb bin ich zu der Überzeugung gelangt, dass Schlaflosigkeit auf einer Grundlage von Selbstfürsorge auf hohem Niveau eine spirituelle Herausforderung sein kann, die dazu dient, Sie noch mehr zu befreien, sofern Sie sich dafür entscheiden, damit zu arbeiten, anstatt sie zu bekämpfen.

SUIZIDGEDANKEN

Wir sind darauf konditioniert, das heikle Thema der Selbsttötung mit Schrecken zu betrachten. Vielleicht, weil es ein Versagen unserer vielfältigen Kontrollsysteme darstellt. Vielleicht, weil wir kollektiv weit davon entfernt sind, mit der Komplexität des Todes als Teil der menschlichen Erfahrung im Frieden zu sein. Vielleicht, weil wir so tun müssen, als hätten wir persönlich noch niemals Selbstmordgedanken gehabt, um die Illusion aufrechtzuerhalten, dass die Erfahrung von Suizidneigung pathologisch ist.

Suizidalität kann viele Gründe haben. Sie ist kein Symptom einer genetischen Krankheit. Sie ist nichts Seltenes. Und sie ist auf jeden Fall mehr als der Wunsch, sich das Leben zu nehmen.

Im College am MIT war ich als Freiwillige für eine Selbstmord-Hotline namens Nightline tätig und verbrachte viele Nächte am Telefon mit Menschen, die am Rande des Abgrunds standen. Ich habe gelernt, dass Selbstmordgedanken den Wunsch zum Ausdruck bringen können zu verschwinden, nicht zu sein, anstatt zu sein. Sie können eine Glaubenskrise und die Wahrnehmung repräsentieren, dass alles unheilbar falsch ist. Sie können eine tiefe Auseinandersetzung mit der Frage sein, ob das Universum eigentlich ein wohlwollender oder ein feindlicher Ort ist. Sie können den festgefahrenen Glauben manifestieren, dass die Dinge immer genau so sein werden, wie sie aktuell sind.

Ich glaube, dass Selbstmordneigung ein unbändiger Ausdruck der Dringlichkeit von Veränderungen ist, dem mit dem Versprechen begegnet werden muss, dass solche Veränderungen möglich sind. Solche Gefühle drücken das Bedürfnis nach einer tiefen Transformation aus, die sich wie eine Wiedergeburt anfühlt, begleitet von Geburtswehen und dem Ausdruck von Qualen und Überwältigung. Sie sind ein Schrei, der sagt: *Diese Art zu sein, zu leben, darf keine Sekunde länger dauern!!!*

SUIZIDGEDANKEN ALS
SYMPTOM DES ERWACHENS

»Ich weiß, dass Sie vielen Menschen geholfen haben, aber ich schaffe es einfach nicht. Ich bin fertig. Ich habe nichts, mein Leben ist nur Kampf und Leid, und ich will, dass es endlich vorbei ist.«

Diese Aussage von Sonia, meiner 42-jährigen Patientin, war ernst gemeint. Es war jetzt sechs Monate her, dass sie ihre letzte Dosis Venlafaxin genommen hatte. Dieser antidepressive Wirkstoff war ihr schon verschrieben worden, als sie 15 Jahre alt war, und seitdem ihr täglicher Begleiter gewesen.

Ich kann immer davon ausgehen, dass etwa 30 Prozent meiner Patienten alle Hoffnung verloren haben und aktiv über Selbstmord nachdenken. Sie wissen, dass mich das nicht beunruhigt.

Dass ich noch nie den Notruf gewählt habe. Dass ich sie niemals wegen Suizidgefährdung irgendwo einweisen lassen würde. Dass ich keinen schuldscheinmäßigen Vertrag mit ihnen abschließe. Dass ich nie auch nur eine Sekunde annehmen würde, sie hätten nicht das Zeug dazu, das alles durchzustehen. Sie wissen, dass ich keine Angst vor ihnen oder ihren Gefühlen habe, sondern einfach feststelle, dass etwas in ihnen absterben muss, damit sie wiedergeboren werden können, und dass dies ihr Hissen der weißen Fahne ist. Diese Kapitulation ist das Ende des Endes und der Anfang des Anfangs, wenn wir nur den Schmerz zulassen, uns herauswagen und weggehen. Und es passiert. Es gibt Bewegung, Wandel. Und oft ist das, was folgt, genau die Art von Veränderung, die niemals hätte verordnet, gelehrt oder vorgeschlagen werden können. Es ist ein tiefes spirituelles Wachstum.

Wenn ich Patienten beim Ausschleichen unterstütze, sage ich ihnen, dass ich ihnen helfe, die Stressresistenz ihres Körpers zu stärken, und ihnen zeige, wie sie den Prozess möglichst frei von Hautausschlägen, Haarausfall, Menstruationsstörungen, Körperschmerzen, Empfindungsstörungen und den unzähligen anderen körperlichen Symptomen eines Entzugs von psychotropen Substanzen durchstehen können. Meine Aufgabe ist es aber nicht, den Entzug auf der seelischen Ebene leichter oder gar erträglich zu machen. Denn ich weiß, dass die Transformation ein notwendiger Teil der Alchemie eines erfolgreichen Ausschleichens ist. Der Glaube an eine positive Wirkungskraft von Medikamenten muss vollkommen abgestreift werden, was selten ein reibungsloser Prozess ist. Transformation erfordert die Eliminierung eines alten Selbst. Von alten Überzeugungen. Von alten Formen der Sicherheit und Identität. Transformation ist verwirrend, ja erschreckend.

Deshalb werden Sie mich nicht Dinge sagen hören wie: *Absolvieren Sie das Ernährungsprogramm so gut Sie können.* Stattdessen sage ich: *Halten Sie sich an den Ernährungsplan, weil ich weiß, dass Sie Ihre Entscheidungsfreiheit in den Dienst Ihrer Gesundheit stellen können.* Viele meiner Patienten hatten nie bestätigt bekommen, wie viel Potenzial in ihnen steckt, sondern blieben als indirekte Bestätigung ihrer gefühlten Unzulänglichkeit und Ohnmacht in ihrer Opferrolle stecken.

Während meiner langen Tätigkeit in diesem klinischen Bereich habe ich oft erlebt, dass die Option einer Rückkehr zu den gewohnten Medikamenten für viele Menschen, die eigentlich den innigen Wunsch hegen, sich von der Psychiatrie zu entfernen, zu einem Bruch führt. Wenn diese Option als »genauso wirksam« dargestellt wird, gibt es eine Dissonanz zwischen neuen und alten Überzeugungen, und es gibt einen Rahmen für Erfahrungen von Selbstbeschämung, Abwehrhaltung und Projektion von Urteilen auf andere. Sind wir aber kollektiv der Meinung, dass es möglich ist, durch das Feuer zu gehen, schaffen wir einen Raum, in dem wir *diese* Wahl ehren und preisen können, wann immer sie verfügbar ist.

Ich glaube, dass die Dunkelheit, die mit dem Ausschleichen einhergeht, einen Teil von Ihnen zeigt, der Liebe braucht und miteinbezogen werden will. Man muss ihn fühlen, damit er endlich ans Tageslicht kommen kann, wobei das Erwachsenenbewusstsein den Schmerz, dass so getan wurde, als sei er nicht da, besänftigt und diese Kindheitsverletzung so heilen kann.

HILFE IM MOMENT DER KRISE

Wenn Sie sich in dem dunklen Loch mit Selbstmordgedanken befinden, gibt es einige Möglichkeiten, wie Sie ins Licht »hinauffallen« können.

- **Sehen Sie das Licht am Ende des Tunnels.** Erkennen Sie an, dass Ihre suizidale Sehnsucht Teil Ihrer Erfahrung mit der Selbstheilung und -transformation ist. Konzentrieren Sie sich darauf, wie Sie das Durchschreiten des Portals des Wandels zu einem Leben führen kann, das so viel unglaublicher ist, als es sich Ihr verängstigter Verstand in diesem Moment vorstellen kann.
- **Vermeiden Sie ängstliche Menschen.** Wenn Sie sich in einer Krise befinden, ist es hilfreich, wenn Sie von den Menschen in Ihrer Umgebung im Licht der Möglichkeiten gehalten werden. Vermeiden Sie in solchen Zeiten Menschen, die vor allem Sorgen und Bedenken hegen und die

möglicherweise, falls sie Ihnen persönlich nahestehen, versuchen könnten, Behörden einzuschalten, um Sie vor sich selbst zu »retten«.

- **Bitten Sie jemanden, einfach zuzuhören.** Viele Menschen mit suizidaler Neigung kämpfen mit einem Gefühl von tiefer Scham; sie fühlen sich innerlich falsch, und das vielleicht sogar permanent. Ein gutes Gegenmittel gegen ein solches Gefühl besteht darin, die eigene Realität einem anderen Menschen mitzuteilen. Gehört zu werden ist kraftspendend, denn durch einen Zuhörer können Sie erfahren, dass selbst Ihre hässlichste Wahrheit anderen nicht zu viel ist. Sie können damit umgehen und spiegeln Ihnen damit, dass das, was Sie empfinden, erträglich ist.
- **Stellen Sie Ihre Erfahrung in einen Kontext.** Symbole sind mächtiger als Worte und können eine Erfahrung von Wachstum und Veränderung hervorrufen. Ein Beispiel ist die Raupe, die sich im Dunkeln verloren vorkommt, bevor sie sich aus der Enge ihres Kokons hinausquetscht, um wiedergeboren zu werden. Solche Bilder sollten Sie immer im Hinterkopf haben für die Zeiten, in denen Sie suizidale Gedanken hegen.
- **Versuchen Sie, einen Sinn zu finden.** Holen Sie Ihr Tagebuch heraus und schreiben Sie die Antworten auf folgende Fragen auf: *Was muss ich loslassen? Was funktioniert nicht? Welche Überzeugungen und Stimmen kritisieren mich?* Können Sie sich mit den so gewonnenen Einsichten dem Schmerz zuwenden und ihn als Ihr kleines, verletztes, verwundetes Kind personifizieren? Können Sie darüber brüten, wie intensiv dieser Schmerz ist, um tief im Inneren zu verstehen, wie und warum Sie all diese komplexen Muster der Vermeidung entwickelt haben könnten?
- **Erleben Sie sich als verwundeten Heiler.** Das mag nicht jedem gefallen, aber es hat mir in meinen dunklen Momenten sicherlich geholfen. Wenn ich an der Schwelle stand, war es ein großer Trost für mich zu wissen, dass ich allein schon durch das Erleben meines eigenen Schmerzes in Zukunft in der Lage sein werde, anderen zu helfen. Das

Geschenk ist, dass Sie für immer tief mit anderen verbunden sein werden, die den Ort besuchen, an dem Sie schon waren. Sie werden ein *verwundeter Heiler.*
- **Helfen Sie anderen.** Man sollte meinen, dass man nichts mehr abgeben kann, wenn die eigenen Taschen leer sind. Durch die *Vital Mind Reset*-Gemeinschaft habe ich aber erlebt, dass diejenigen, die sich in den Tiefen einer dunklen Spirale befinden und die sich trotzdem anderen zuwenden, um zu helfen und etwas von sich zu geben, mit der gefühlten Erfahrung ihres eigenen inneren Lichts belohnt werden. Solche verbindenden Gesten führen sie aus der Echokammer Ihres eigenen selbstfokussierten Prozesses heraus und brechen die Illusion des Getrenntseins auf. Gemeinschaft ist heilend.

ROSES GESCHICHTE

Rose kam zu mir, nachdem sie den Prozess des Ausschleichens von mehreren psychiatrischen Medikamenten begonnen hatte und sich nun in einer langen und komplizierten Entzugsphase befand. Sie erzählte mir, dass die Entwöhnung von den Medikamenten ihr alles abforderte, und beschrieb die Werkzeuge, die sie zur Unterstützung einsetzte.

»Als junge Frau, zu Beginn der 1990er-Jahre, litt ich an Depressionen und war selbstmordgefährdet«, berichtete sie. »Prozac war gerade ziemlich in Mode, also probierte ich es aus, aber es half überhaupt nicht. Danach blieb ich in dem Kreislauf aus dem Ausprobieren neuer Medikamente, verschiedener Therapien und aller Arten von Selbsthilfeprogrammen stecken.« Das ging 25 Jahre so. Rose redete sich ein, dass die Medikamente halfen, und das, obwohl sie Selbstmordversuche unternahm und mehrmals ins Krankenhaus eingeliefert werden musste.

Nach ihrem 50. Geburtstag begann sie, sich endlich zu fragen: *Möchte ich diesen Weg fortsetzen oder sollte ich nicht einmal etwas anderes versuchen?*

In dieser Zeit hatte man ihr das Antibiotikum Ciprofloxacin gegen ihre Gesichtshauterkrankung Rosazea verschrieben, worauf sie schwere Nebenwirkungen entwickelte. »Ich verbrachte vier Monate lang im Bett und konnte nicht mehr gehen«, sagte Rose. »Vom Bett aus hatte ich immer das Medikamentenfläschchen im Blickfeld und dachte: *Wenn Ciprofloxacin mich so krank machen konnte, was machen dann diese anderen Medikamente mit der Zeit mit mir?* Das Ganze war ein großer Weckruf. Als ich dann noch Robert Whitakers Buch *Anatomy of an Epidemic* gelesen hatte, stand mein Entschluss fest, und ich begann praktisch sofort mit dem Absetzen der Psychopharmaka.«

Rose war schockiert darüber, wie quälend es war, zwei Antidepressiva und die angstlösenden Arzneistoffe abzusetzen. In den ersten 15 Monaten des Ausschleichens lag sie etwa 70 Prozent der Zeit im Bett und hatte mit allen möglichen Entzugserscheinungen zu kämpfen. Sie litt an Empfindungen, die an leichte Stromschläge erinnerten, an Brennen im Magen-Darm-Trakt, an Blähungen, Angst und Stimmungsschwankungen. Als ich sie besuchte, stellte ich außerdem eine Schilddrüsenunterfunktion fest. Hinzu kamen Schmerzen in Beinen und Füßen, die in Wellen von großer Intensität auftraten. Darüber hinaus klagte Rose über Verstopfung, Nahrungsmittelunverträglichkeiten, Müdigkeit, Schwäche, Gewichtszunahme, Rosazea, Muskelbrennen und kognitive Symptome wie kreisende Gedanken, schlechtes Gedächtnis sowie Denk- und Konzentrationsstörungen. Sie sagte mir, sie glaube, dass viele dieser Probleme das Ergebnis der 25 Jahre Medikamenteneinnahme seien.

Zwei Dinge funktionierten für sie und gaben ihr Kraft. Zunächst ihre Sturheit. »Ich entwickelte eine Haltung des Ja-nicht-Aufgebens und sagte mir: *Es gibt kein Zurück mehr. Es ist mir egal, wie beschissen ich mich fühle. Ich werde keine Medikamente nehmen, damit ich mich besser fühle.* Man bot mir alle möglichen Arten von medikamentöser ›Hilfe‹ an, etwa Pregabalin und Gabapentin, aber ich lehnte alles ab. Ich war total entschlossen und glaubte fest daran, dass es besser werden, dass es vorbeigehen würde.«

Der zweite wichtige Faktor für Rose war eine nährstoffreiche, vollwertige Ernährungsweise. »Kein Gluten und keine Milchprodukte – auf diese Weise hatte ich nach dem Absetzen der Medikamente keinen einzigen Tag Depressionen«, sagte sie mir. »Wenn ich doch mal in die alte Ernährungsweise zurückfiel, kamen sofort wieder die unheilvollen Gefühle. Am schlimmsten wirkte sich die Zucker-Gluten-Kombination aus.« Rose lernte außerdem, sich zu entgiften, Bürstenmassagen und Kaffeeeinläufe durchzuführen. Sie begann vier Monate nach dem Entzugsbeginn damit; die Maßnahmen linderten ihre Schmerzen und brachten den ganzen Prozess noch mehr in Bewegung. Kundalini-Yoga und Atemübungen unterstützten ihre kognitiven Funktionen.

Inzwischen nimmt Rose keine Psychopharmaka mehr und genießt nach eigener Aussage ihr Leben auf eine Weise wie fast noch nie in ihrem Erwachsenenalter. »Mein Leben ist jetzt so schön, dass ich an manchen Tagen von ganz einfachen Dingen völlig überwältigt bin«, sagte sie. »Meine Schwester hat mir eine E-Mail geschickt, in der sie schrieb, dass sie mich *sehr vermisse*, und das rührte mich zu Tränen. Ich fühle mich jetzt auch mit kleinen Dingen verbunden, und staune nur noch.«

Jedem, der mit dem Gedanken spielt, die Medikamente abzusetzen, sich aber nicht traut und Angst hat, fragt Rose: »Was haben Sie zu verlieren?« Und allen, die sich derzeit im Ausschleichprozess befinden und überfordert oder hoffnungslos fühlen, bietet sie diese Worte an: »Behalten Sie die Hoffnung bei, denn alles wird gut werden. So wie ich werden auch Sie es schaffen, sich zu befreien, und wenn es so weit ist, werden Sie die Welt auf eine wunderbare neue Weise sehen.«

HILFE BEIM AUSSCHLEICHEN: MEDITATION VOR DER DÄMMERUNG

Ich habe mich jahrelang mit den physiologischen Vorteilen von Meditation beschäftigt und bin jetzt fest davon überzeugt, dass sie sich ebenso heilsam auswirkt wie Ernährung, Bewegung und Entgiftung, wenn nicht sogar noch heilsamer. Das Benson-Henry Institute for Mind Body Medicine analysiert seit vier Jahrzehnten Vorher-nachher-Studien, die das bestätigen. Das wusste ich eigentlich schon lange, aber trotzdem konnte ich mich nie zu einer täglichen Meditationspraxis durchringen.

Das änderte sich erst, als Dr. Nicholas Gonzalez unerwartet starb. Aus purer Verzweiflung und Trauer begann ich, regelmäßig zu meditieren. Da ich mich bereits von der Kundalini-Yogagemeinschaft angezogen fühlte, wusste ich, dass meine Bemühungen noch verstärkt würden, wenn ich mein müdes Selbst schon vor dem Morgengrauen aus dem Bett hieven würde. Die Yogis und Yoginis nennen dies *Sadhana*, spirituelle Disziplin, und es wird stark empfohlen, sie in den ambrosischen Stunden am frühen Morgen *(Amrit Velā)* auszuüben. Ich kenne keinen Kundalini-Lehrer, der nicht auf den existenziellen Auftrieb, den *Sadhana* darstellt, schwören würde.

Also stellte ich meinen Wecker auf 5:30 Uhr und schwor mir, ihn morgens nicht abzustellen, komme, was da wolle. Ich wollte meine Wahlfreiheit nutzen, um jeden Morgen die inneren Stimmen zum Schweigen zu bringen, die Einspruch gegen das frühe Aufstehen erhoben. Es dauerte dann nur zwei Monate, bis sich meine gesamte Lebensauffassung, die Beziehung zu meinem Körper und meine spirituelle Dynamik in der Welt völlig verändert hatten. In diesen zwei Monaten stellte ich mich sozusagen komplett neu auf. Ich wurde von einem stresssüchtigen Kontrollfreak zu jemandem, der sich im Auge des Sturms aufhalten und trotzdem ruhig bleiben kann. Heute erlebe ich keinen Stress mehr, weil ich das Gefühl habe, dass in meinem Inneren alles in Ordnung ist.

Und ich bin nicht allein. Täglich sitzen zahlreiche Meditierende weltweit in demütiger Ehrfurcht davor, wie sich ihr Leben wie eine Reise auf einem fliegenden Teppich gestaltet: Menschen und Informationen, die in perfekter Synchronizität in ihr Leben treten; Möglichkeiten, die ihnen scheinbar einfach zufallen; vollkommene Gesundheit und ein Leben im Fluss, anstatt nur irgendwie durchzuhalten.

Wenn Sie zu Wachstum, Heilung und Transformation bereit sind, sollten Sie jeden Tag eine Meditation vor der Morgendämmerung durchführen. Man könnte meinen, dass jemand, der sich inmitten der dunklen Nacht befindet, eine weitere stressige Angelegenheit wie das frühe Aufstehen für eine Meditation nicht verkraftet. Aber weil ich mich auf das *Erwachsenenbewusstsein* meiner Patienten beziehe, erinnere ich sie jeweils daran, dass es immer in ihrem freien Willen liegt, ihre geistige Energie für die Selbstfürsorge einzusetzen, und sie auf jeden Fall die Kraft dafür haben. Verzweiflung ist ein mächtiger Motivator, und genau die besonders verzweifelten Patienten ziehen aus der täglichen Praxis der Meditation besonderen Nutzen.

Mit einer Meditation vor der Morgendämmerung treten Sie während einer Zeit neuroendokriner Verschiebungen in Ihrem Tagesrhythmus in einen meditativen Zustand ein. Dies hat sowohl Anti-Aging-Effekte als auch hormonelle Vorteile und sendet psychospirituelle Signale der Ruhe an Ihr System.

Darüber hinaus bringt Sie das Aufwachen vor dem Morgengrauen in Einklang mit den evolutionären Mustern des Wachseins. Wir sollten in der Dunkelheit erwachen. Entgegen der Annahme, dass wir auf natürliche Weise mit dem Licht der Sonne aufwachen, werden Sie, wenn Sie konsequent vor 22 Uhr zu Bett gehen (für die Heilung unerlässlich!), gegen 5 Uhr oder sogar etwas früher aufwachen. Bei meinen Nachforschungen habe ich gelernt, dass die kälteste Zeit der Nacht etwa 40 Minuten vor dem Einsetzen der Dämmerung ist und dass unsere Vorfahren genau zu *diesem Zeitpunkt* mit den Morgenritualen begonnen haben (in heutigen Stammeskulturen ist es immer noch so).[13]

Wenn wir morgens die Augen öffnen, sollten wir eigentlich, ganz buchstäblich, vor Ehrfurcht und Freude darüber weinen, dass wir in diesem geheimnisvollen Lebensabenteuer einen weiteren Tag auf diesem magischen Planeten verbringen dürfen. Stattdessen sucht unser Verstand wie ein Scheinwerfer nach dem, was nicht gut läuft. Lassen Sie dieses Suchen bewusst weg und senden Sie stattdessen ein anderes Signal an Ihr Nervensystem und Ihr endokrines System. Der Spiegel des Stresshormons Cortisol steigt zwischen 4 und 6 Uhr an. Wenn Sie sich während dieses Zeitfensters in einem bewusst meditativen Zustand befinden, legen Sie die Vorlage für Ihre Reaktionen an diesem Tag fest.

Mit einem solchen Tagesbeginn haben Sie schon gewonnen, bevor Sie das Haus verlassen. Sie haben Ihre Absicht manifestiert, Ihr höchstes Selbst zu sein, Widerstände zu überwinden, das Gleichgewicht wiederherzustellen. Das können Sie den ganzen Tag über wie ein kostbares Juwel in Ihrer Tasche tragen. Es wird mit der Zeit zu einem unwiderstehlichen Drang werden.

IHRE TÄGLICHE MEDIATION VOR DER MORGENDÄMMERUNG

Vorbereitung:

- **Gehen Sie vor 21 Uhr zu Bett.** Hören Sie auf, bis spät in die Nacht hinein zu arbeiten (für mich war das schwierig, aber meine Produktivität ist in die Höhe geschnellt, seit ich nicht mehr nachts arbeite) oder fernzusehen. Gehen Sie schlicht und einfach ins Bett!
- **Stellen Sie Ihren Wecker** auf spätestens 6 Uhr morgens. Setzen Sie sich im Bett auf, wenn er klingelt. Ja, ich weiß, das tut weh. Aber es dauert wirklich nur etwa fünf Minuten, und dann werden Sie mühelos in Ihre Meditation eintauchen und die Ruhe spüren, die man hat, wenn niemand sonst wach ist.
- **Schaffen Sie sich einen Raum** zum Meditieren. Das kann einfach eine Yogamatte oder eine Decke auf dem Boden sein. Zünden Sie eine Kerze an oder verbrennen Sie etwas Salbei. Reiben Sie sich mit einem ätherischen Öl ein.

Meditationsübung:

Wählen Sie eine drei- bis elfminütige Kriya oder Meditation, idealerweise eine, bei der Sie 40 Tage lang bleiben. Beginnen Sie mit nur drei Minuten, wenn Sie möchten, und steigern Sie sich allmählich bis auf elf Minuten. Nachstehend beschreibe ich Ihnen ein Beispiel für solch eine Meditation, die übrigens zu meinen persönlichen Favoriten gehört. Sie trägt den Titel »Handeln, nicht reagieren«.

- **Körperhaltung.** Setzen Sie sich in den Schneidersitz (oder auch in den Fersensitz oder auf einen Stuhl). Die Wirbelsäule ist gerade aufgerichtet, das Kinn leicht zurückgezogen und das Brustbein nach vorn gedehnt (indem die

Schultern leicht nach hinten und unten »abgelegt« werden). Die Arme werden aus den Ellbogen nach vorn gewinkelt, wobei die Ellbogen nicht auf den Rippen aufliegen. Die Daumen berühren jeweils die Spitze des Zeigefingers.

- **Augen:** Schließen Sie die Augen.

- **Atem:** Atmen Sie durch die gerundeten (gespitzten) Lippen drei bis vier Sekunden tief ein, halten Sie den Atem etwa gleich lang an und atmen Sie dann wieder kräftig durch die gerundeten Lippen aus, mit dem sogenannten Kanonenatem (er heißt so, weil Sie explosiv durch den zu einem O geformten Mund ausatmen, wie ein Kanonenschuss. Der Atem geht vom Nabel aus; die Wangen bleiben fest und wölben sich nicht).

- **Zeit:** 3 bis 11 Minuten.

- **Am Ende:** Atmen Sie tief ein und halten Sie dann den Atem 10 bis 15 Sekunden an, während Sie die Wirbelsäule dehnen und jede einzelne Faser Ihres Körpers straffen. Mit dem Kanonenatem ausatmen und diese Sequenz noch zweimal wiederholen. Entspannen Sie sich und beenden Sie die Meditationsübung mit einem langen »Sat Nam« (was in etwa *Die Wahrheit ist meine Identität* bedeutet), mit den Händen in der Gebetspose.

Sie können allmählich zu vollständigen Kundalini-Yogaübungseinheiten übergehen, aber fangen Sie lieber mit nur wenigen Minuten täglich an und führen Sie dies konsequent wirklich jeden Morgen durch. Ich selbst habe schon alles Mögliche ausprobiert: 90 Tage Kundalini-Kriya, aber auch Wim-Hof-Atemtechnik, Liegestütze, Qigong-Erwachen, die Geräte der Vitality-Serie, Yoni-Kugeln, die Fünf Tibeter oder binaurale Beats. Egal was, Hauptsache, Sie schaffen sich jeden Tag einen Freiraum, in dem Sie nach innen gehen und sich dem Rummel des Alltags eine Weile entziehen.

Reisetipps

Tipp Nummer 1: Bachblüten

Für mich waren energetisch wirkende Mittel, insbesondere die Bachblüten, in den Zeiten meiner dunklen Nacht ein Geschenk des Himmels. Der Heiler Joseph Aldo zeigte mir, wie Bachblüten die Klärung alter Muster und die Einbindung neuer Überzeugungen unterstützen und Symptome schnell und effizient lindern können. Im Gegensatz zu herkömmlichen Medikamenten unterdrücken diese Mittel nicht das, was entsteht, sondern ermöglichen stattdessen das Verständnis der Ursachen. Sie unterstützen die vollständige Assimilation des Erlebens bei gleichzeitiger Minimierung von Schmerzen und Leiden.[14]

Wenn Sie sich in der dunklen Nacht der Seele befinden, können Ihnen die folgenden speziellen Blütenessenzen Unterstützung geben:

- **Aspen** ist vorteilhaft bei Ängsten und Befürchtungen vor dem Unbekannten.
- **Cherry Plum** wirkt unterstützend in Zeiten, in denen die Angst besteht loszulassen, die Kontrolle zu verlieren und einen geistigen beziehungsweise emotionalen Zusammenbruch zu erleiden.
- **Elm** ist hilfreich bei Gefühlen der Überforderung aufgrund von Stressoren der inneren Transformation, wenn die täglichen Aufgaben und Verantwortlichkeiten einfach nicht zu bewältigen sind.
- **Gorse** hilft bei Gefühlen von Depression und Hoffnungslosigkeit.
- **Mimulus** hilft bei alltäglichen Ängsten wie der Angst vor dem Tod, vor dem Versagen, vor Schmerz, vor Armut oder vor der Zukunft.
- **Mustard** klärt vorübergehende Gefühle der Depression

und Melancholie, die auftreten, als wäre eine dunkle Wolke aus dem Nichts und ohne ersichtlichen Grund aufgezogen.

- **Pine** ist nützlich bei Schuldgefühlen, Selbstkritik oder einem negativen Selbstbild.
- **Rescue Remedy** (eine Mischung) ist hilfreich in der Anfangsphase eines traumatischen Erlebnisses, um das Gleichgewicht schnell wiederherzustellen.
- **Star of Bethlehem** ist ein Heilmittel, das vergangene Schockerlebnisse und Traumata neutralisiert und dadurch den Selbstheilungsmechanismus von Körper und Geist wiederherstellt.
- **Sweet Chestnut** ist das wichtigste Heilmittel für die dunkle Nacht der Seele, da es Gefühle von extremer Verzweiflung, Niedergeschlagenheit und Einsamkeit anspricht. Diese Essenz nimmt man ein, wenn der absolute Tiefpunkt erreicht ist, an dem Hilflosigkeit, Isolation und das Gefühl, innerlich völlig verloren zu sein, vorherrschen.
- **Walnut** ist der »Zauberbrecher« und hilft, die Fäden zur Vergangenheit zu durchtrennen. Diese Essenz hilft, gesunde Übergänge zu schaffen, wenn man in alten Paradigmen feststeckt oder in Beziehungen gefangen ist, die nicht mehr guttun.

Tipp Nummer 2: Klopfakupressur zum Lösen von Spannungen

EFT (Emotional Freedom Techniques, Techniken der emotionalen Freiheit) bietet Unterstützung bei Seelenkrisen, kann aber auch als alltägliches Instrument zur Selbstheilung eingesetzt werden. Durch Akupressurpunktstimulation und Affirmationen programmieren Sie Ihre Gedanken neu und ermöglichen es Ihrem Körper, traumatische Lebenserfahrungen loszulassen, indem das Nervensystem beruhigt und dem Körper ein Signal der Sicherheit gegeben wird.[15]

Tipp Nummer 3: Erstellen Sie ein Ritual für das Absetzen Ihrer Medikamente

Das folgende Ritual, bestehend aus einer einfachen Übung und einem Gesang, wurde von mir und meinen Onlineteilnehmern des VMR gemeinsam erstellt. Nehmen Sie das letzte Medikamentenrezept zur Hand und überlegen Sie sich, welche Überzeugungen über sich selbst, Ihren Körper und Ihre Seele Sie einst dazu gebracht haben, die Verschreibung des Arztes zu akzeptieren. Schreiben Sie sie auf kleine Papierstreifen und stecken Sie sie in das leere Arzneimittelfläschchen oder die leere Verpackung. Das könnten Dinge sein wie:

- Ich bin ein gebrochener Mensch.
- Ich bin krank.
- Ich wurde schon mit Problemen geboren.
- Meine Symptome machen mir Angst und beunruhigen andere.
- Mit meiner Körperchemie stimmt etwas nicht.
- Mein Körper ist so aus dem Gleichgewicht geraten, dass ich Medikamente brauche, um mich gut zu fühlen.
- Warum soll ich leiden, wenn ich einfach Medikamente nehmen kann?

Bewahren Sie die Verpackung mit den Papierstreifen in einer kleinen Schachtel auf und holen Sie sie hervor, wenn Sie Angst oder eine Glaubenskrise haben. Sie sollten wissen, dass diese Überzeugungen ein Spiegelbild Ihres Schmerzes waren, den zu heilen Sie jetzt mutig genug sind. Es könnte auch helfen, wenn Sie sich die folgende Ode laut vorlesen:

Ode an die letzte Dosis
Heute ist mein Unabhängigkeitstag.
Es ist der Tag, an dem ich innehalte, atme und mich

umdrehe, um die vielen Schritte zu betrachten, die ich auf meinem Weg zu diesem Moment unternommen habe.

Eine Reise, die mit tiefen Verletzungen begann. Mit Gefühlen von Verlassenheit, Unzulänglichkeit und Verrat. Niemand hatte mir beigebracht, wie ich damit umgehen sollte. Gefühle, die umso lauter und chaotischer wurden, je mehr ich versuchte, sie zu unterdrücken.

Gefühle, die mir Angst machten, sodass ich schwerfällig und gefühl- sowie teilnahmslos wurde. Ich verlor den Glauben und empfand das Leben als eine Erfahrung von erdrückender Überforderung und Falschheit.

Ich fühlte mich gebrochen und schlecht.

Als man mir sagte, ich sei innerlich kaputt, dass es aber einen Weg gäbe, dieses Durcheinander in mir zu beheben, nahm ich die Medikamente natürlich. Ich akzeptierte die Benennung meiner Symptome. Und ich wollte glauben, dass die Arznei helfen würde.

Aber die ganze Zeit über gab es immer eine leise Stimme in mir, die mir zuflüsterte: »Das ist nicht der richtige Weg. Es gibt einen anderen, du wirst ihn finden.«

Heute nehme ich dieses Flüstern an. Denn dieses Flüstern wird zu meinem Lied. Das Lied, das ich singen soll. Das nur ich der Welt vorsingen kann.

Ich danke diesem Medikament, dass es mir gezeigt hat, wer ich nicht bin, damit ich verstehen kann, wer ich bin.

Mein Gefühl, von einem System und von den Ärzten betrogen worden zu sein, die mich krank und uninformiert gehalten haben, ist einfach das Gefühl einer bröckelnden Illusion.

Ich sehe jetzt, dass ich jeden einzelnen Moment meiner Reise gebraucht habe, auch wenn er noch so schwierig war, um anzukommen, meine Wiedergeburt zu vollziehen und zu meinem wahren Selbst zurückzukehren.

Ein Selbst, das bereit ist, mein inneres Kind zu

schützen, die Erfahrung dieses Kindes mit Mitgefühl anzunehmen und eine tiefe Vertrautheit mit all den Gefühlen zu entwickeln, die bewussten Ausdruck und Aufmerksamkeit erfordern.

Ich werde zu jenem starken, klaren und ruhigen Erwachsenen, der wie ein Buddha über das Geheimnis des Ganzen lächelt und der die herumwirbelnden Energien wahrnimmt, aber nicht von ihnen aufgewühlt wird, weder chaotisch noch verzweifelt noch ängstlich.

Heute verpflichte ich mich zur Neugier als meine erste Antwort auf ausgelöste Angst, Wut oder Scham. Ich verpflichte mich, immer mehr über mich selbst zu lernen im Dienst der Heilung, die ich verdiene, und der Heilung meiner Gemeinschaft und dieses Planeten. Wenn ich einen Fehltritt mache, wenn mein Glaube ins Wanken gerät, wird das nur meine empathische Verbindung zu denen vertiefen, die immer noch kämpfen, die noch verloren und entmachtet sind.

Ich bin bereit. Ich bin für diesen Weg auserwählt. Ich werde meinen Schmerz mit leidenschaftlichem Mitgefühl in Macht verwandeln. Möge diese letzte Pille durch mein System wandern und alle Mythen, Lügen, Illusionen und alten Seins-, Denk- und Verhaltensweisen mit sich nehmen. Denn dieses Kapitel ist abgeschlossen, die Fesseln der Entmachtung sind durchtrennt.

Ich bin mein eigener Arzt, meine eigene Ärztin, und ich widme mich mir selbst. Ich verpflichte mich, nach innen zu gehen, Fragen zu stellen und den Dialekt meines Körpers zu lernen. Es wird Zeit brauchen, und ich vertraue darauf, dass diese Weisheit immer mehr zu mir kommen wird, wenn ich bedingungslose Liebe zu mir selbst und das Geschenk des einfachen Seins erlebe.

◊

WIE ES WEITERGEHT

Nachdem Sie die Heilkraft Ihres Körpers erfahren haben, werden Sie Energie freisetzen, die Sie dafür nutzen können, Elemente Ihres Lebens neu zu gestalten und zu überdenken, von denen Sie bisher gebremst wurden – Ihre Überzeugungen, Beziehungen, Arbeitstätigkeit, Orientierung an der konventionellen Medizin und Ihr Zugang zu einem Leben mit dem Glauben an einen großen Plan von Lebenssinn und -verlauf.

In Teil 3, »Befreien Sie sich«, werden wir untersuchen, wie Sie in diesen Bereichen vorankommen können, nachdem Sie Ihren Horizont durch neue Informationen erweitert und sich für eine tiefere Verbindung mit sich selbst geöffnet haben. Wir beginnen mit der Anpassung Ihrer »Lebensbrille« – des Fundaments für jede wirklich wirksame Veränderung.

TEIL 3

BEFREIEN SIE SICH

Kapitel 8

DIE LEBENSBRILLE VERÄNDERT IHRE WAHRNEHMUNG

»Verstehen ist eine Dienerin, die nur auf diese
tiefen Erkenntnisse warten oder sie erläutern kann.«

AUDRE LORDE

In diesem Kapitel befassen wir uns mit dem Wichtigsten, das Sie tun können, um mit einem Leben zu beginnen, das Ihre neue Wahrheit integriert: Wir richten ein helles Licht auf jeden Aspekt Ihres Lebens, der noch ein altes, auf Angst basierendes Muster widerspiegelt. Nur dann können Sie sich bewusst dafür entscheiden, stattdessen auf der Grundlage Ihrer neu gefundenen Fähigkeit zur Selbstbestimmung zu leben. In diesem Kapitel zeige ich Ihnen, warum und wie Sie eine Bestandsaufnahme Ihrer alten Überzeugungen vornehmen sollten, und in den restlichen beiden Kapiteln erfahren Sie, wie Sie Ihre neuen Überzeugungen integrieren und wichtige Bereiche Ihres Lebens zurückgewinnen.

ZEIT, DIE BRILLE ZU WECHSELN

Während Sie sich durch den Prozess der Rückgewinnung Ihres authentischen Selbst oder der Rückkehr zu sich selbst bewegen, müssen Sie sich irgendwann auch der letzten Illusion stellen: der Auffassung, dass Ihr Leben, diese Welt, wie Sie sie sehen, »einfach passiert«, dass schlimme Dinge und Fehler wirklich das sind, was sie zu sein scheinen, und dass Sie keine Kontrolle darüber haben.

Aber Sie haben die Kontrolle eben doch. Damit sich Ihre alltägliche Erfahrung des Lebens entspannter anfühlt, müssen Sie Ihren Blick darauf anpassen. Mit einem erweiterten Blickfeld sehen Sie, dass es keine schlimmen Dinge und Fehler gibt, sondern dass alles, was geschieht, eigentlich eine Reflexion Ihrer unbewussten Überzeugungen und konditionierten Verhaltensweisen ist. Und vielleicht geschieht es, um Ihnen etwas zu *demonstrieren*. Sie beginnen zu sehen, dass Sie Teil von etwas Größerem sind, dessen Absicht spürbar wird, wenn Ihr Bewusstsein zur Wahrnehmung bereit ist. Wie man in diesem erwachten Zustand der Realität leben kann, ist Gegenstand von Kapitel 10; jetzt möchte ich Sie erst einmal dabei unterstützen, Ihre Wahrnehmungsbrille anzupassen, damit Sie einen inneren Kompass entwickeln können, um die richtigen Entscheidungen zu treffen.

Erwachtsein ist durch den Zustand des *Staunens* charakterisiert. Wenn wir alle wirklich erwacht wären, würden wir Tränen der Ehrfurcht nur schon darüber weinen, dass wir morgens einfach die Augen öffnen. Sehr oft aber betrachten wir das Leben eher als eine Prüfung, in der wir möglichst gut abschneiden wollen, was eine Perspektive ist, die jegliches Staunen ausschließt und uns im Hamsterrad des Überlebensmodus hält.

Die Überlebensperspektive hält Sie in Atem und verursacht Stress. Das hat mit unserer Kultur zu tun: Haben Sie bemerkt, dass wir als Gesellschaft darauf konditioniert sind zu kämpfen? Wir bekriegen unsere Symptome (den Krebs besiegen! Depressionen bekämpfen!), indem wir Antihypertensiva (Blutdrucksenker), Antidepressiva und Antibiotika als Waffen einsetzen. Wir befinden uns im Krieg mit den Bösen (Terroristen, Kriminelle, Anhänger anderer Parteien) ebenso wie mit der Natur (Keime, Unkraut, noch unbebaute Grünflächen). Und zwar weil wir uns entfremdet und zerrissen fühlen. Wir haben uns nicht das sogenannte Quantenfeld angeeignet, sondern sehen alles aus der atomisierten Perspektive von Stücken und Teilen – nicht als Ganzes.

DIE BEDEUTUNG DER INNEREN EINSTELLUNG

Die innere Einstellung, die Geisteshaltung, spielt eine große Rolle in meiner Praxis für transformierende Medizin und meiner aktivistischen Mission, die darin besteht, so viele Menschen wie möglich zu ihrer angeborenen Heilungsfähigkeit zu erwecken. Meine Patienten sind eingeladen, ihren Überzeugungen nachzugehen, sie einer Überprüfung zu unterziehen und sich ihrer zutiefst bewusst zu werden. Diese Überzeugungen bestimmen, wie sie Leiden und das Potenzial für die Aktivierung der Selbstheilung erfahren. Sie geben ihnen die Fähigkeit, darauf zu vertrauen, dass alles genau so sein wird, wie es sein muss.

Wenn Sie bereit sind, sollte Ihnen inzwischen klar sein, dass in jeder Krankheit ein tiefer Sinn und eine Einladung stecken, die speziell für Sie bestimmt sind. Alles liegt in der Art und Weise, wie Sie Ihre Symptome – Ihre Wahrnehmung der Symptome – interpretieren.

Überlegen Sie, wie Ihre Wahrnehmung Sie im Hinblick auf die Erfahrung von Stress krank machen kann. Es ist allgemein bekannt, dass chronischer, unkontrollierter Stress schadet, während guter Stress, oder *Eustress*, Ihnen dabei hilft zu wachsen. Es ist also nicht der Stress an sich, der zu einer Erkrankung führt, sondern die *Wahrnehmung* des Stresses, die darüber entscheidet, ob Sie Ihrem Körper ein Signal der Gefahr oder der Sicherheit senden.

In einer kürzlich erschienenen Studie definieren Forscher Stress als eine real empfundene Bedrohung für den ursprünglichen Stabilitätszustand des Körpers, bei der die Reaktion unter anderem davon abhängt, wie der Organismus den Stressor ebenso wie seine eigene Fähigkeit, mit ihm umzugehen, wahrnimmt.[1] B. S. McEwen hat über die Rolle der Wahrnehmung bei der Stressreaktion geschrieben, die zu körperlichen Krankheiten führt.[2] Er bezeichnet die Belastung des geistigen Körpers als *allostatische Last*, wobei die Stresswahrnehmung eine wichtige Rolle bei der Entwicklung von körperlichen Reaktionen und Krankheit spielt.

Ein anderer Studienbericht zeigte auf, dass die Antwort auf eine einfache Frage die aussagekräftigste Determinante dafür ist, ob eine Person eine Erkältung bekommt oder nicht: *Wie würden Sie Ihre Gesundheit im Allgemeinen beurteilen?*[3] Die Teilnehmer der Cohens-Studie wurden mit Erkältungsviren infiziert, und es zeigte sich, dass eine negative Gesundheitswahrnehmung zum *Erleben* von Erkältungssymptomen führte, unabhängig davon, ob das Immunsystem reagierte. Mit anderen Worten: Die Probanden, die eine positive Gesundheitswahrnehmung hatten, Viren ausgesetzt wurden und eine Bestätigung der Immunantwort durch Antikörper hatten, zeigten keine klinischen Symptome der Erkältung, wurden also nicht krank.

ZEIT FÜR VERÄNDERUNGEN

Meine Patientin Tasha wollte frei sein von zwanghaftem Grübeln und dem Sertralin, das sie seit acht Jahren wegen ihrer sogenannten Zwangsstörung nahm. Ihr Verstand blieb oft in einem Modus stecken, der sie irrationalerweise denken ließ, sie sei an Krebs erkrankt, würde eine Geschlechtskrankheit bekommen oder sich eine tödliche Infektion einfangen. Außerdem fühlte sie sich dauerhaft erschöpft, litt an Verstopfung und war apathisch.

Tashas Zwangsvorstellungen waren ein Spiegelbild ihrer tief verwurzelten Überzeugungen. Sie landeten auf fruchtbarem Boden und trieben reichlich Unkraut aus. Zu Tashas Glaubenssätzen gehörten:

- Ich kann meinem Körper nicht vertrauen.
- Ich fühle mich völlig außer Kontrolle.
- Unglück ist willkürlich und wird glücklosen Opfern aufgebürdet.
- Eine Diagnose ist ein Schicksal.
- Wenn ich mich genug und penibel vorbereite, wird alles gut.

Wenn, wie bei Tasha, solches »Unkraut« Ihr Glaubenssystem charakterisiert, dann stecken auch Sie wahrscheinlich in einer

Sorgenschleife, die Sie erschöpft und emotional ausgelaugt zurücklässt. Aber es sind Ihre Überzeugungen, nicht die Umstände, die für Ihren Bewusstseinszustand verantwortlich sind. Ihr Verstand hat Ihnen gut gedient. Er hat dafür gesorgt, dass Sie Ihrer Zeit voraus sind. Er hat Ihnen geholfen, sich vorzubereiten. Er hat Probleme gelöst. Er reagiert allerdings nur auf Ihre gefühlten Überzeugungen, von denen einige Ihnen nicht dienlich sind, sondern die Sie an dunkle und stickige Orte gelockt haben und Sie als Geisel halten, ohne Verbindung zu Ihrem wahren Selbst. Ihr Verstand wird weiterhin versuchen, Sie zu provozieren, aber er wird gehorchen und sich unterwerfen, wenn Sie eine Wahrheit ausstrahlen, die stärker ist als seine Behauptungen und Aussagen.

Mit einer Veränderung Ihrer Wahrnehmung können Sie neue Überzeugungen annehmen, um eine neue Denkweise zu schaffen, die mit dem Ergebnis Ihrer Erfahrung der körperlichen Heilung (das 30-Tage-Programm) in Einklang steht und neue Wahrheiten reflektiert, zum Beispiel:

• Mein Körper ist auf ausgeklügelte Weise widerstandsfähig.
• Ich kann mich selbst heilen, wenn ich mich ganzheitlich unterstütze.
• Meine Symptome und die Herausforderungen, denen ich mich stellen muss, haben eine tiefe Bedeutung.
• Ich vertraue darauf, dass ich alle Schwierigkeiten, die auf mich zukommen, überwinden werde – dass ich das Zeug dazu habe.
• Die Geschichte der menschlichen Gesundheit und Krankheit ist so viel mehr, als uns von Medien, Ärzten und Arzneimittelfirmen erzählt wird.

Wenn *dies* Ihre Wahrheiten sind, werden sich Sorgen sowie zwanghafte Ängste und Überlegungen unweigerlich zurückbilden. Sie sind dann in der Lage, Ihre Gedanken unvoreingenommener zu betrachten, sogar mit Neugierde. Dabei werden Sie vielleicht feststellen, dass hinter Ihren ängstlichen Sorgen tiefe Traurigkeit und Verletzungen und schiere Einsamkeit stecken.

Aber mit einem veränderten Glaubenssystem sind Sie in der Lage, sich diesen Schatten anzunähern, bei ihnen zu sitzen und zu trauern. Sie sehen, wie Ihre Besessenheit und Ihre Zwänge aus konditionierten Ängsten und Ihrem Mangel an Kontrolle an diesem gefährlichen Ort namens Leben entstanden sind, und Sie akzeptieren das. Sie sehen einen Sinn darin, merken, dass Sie nicht zufällig darunter leiden. Durch diesen Prozess der Akzeptanz sind Sie in der Lage, einen klaren, fokussierten Geist und klare Gefühle, einen gesunden Körper und eine lebendige Seele zu entwickeln.

AUF VERTRAUEN PROGRAMMIERT

In Teil 1 habe ich Ihnen wissenschaftliche Nachweise für die Kraft der menschlichen Überzeugungen (Placebo und Nocebo) geliefert, aber trotz solcher Nachweise werden die positiven Auswirkungen des Placeboeffekts vielfach immer noch nicht akzeptiert. Dies ist auf die verbreitete Annahme zurückzuführen, dass Medikamente aufgrund ihres spezifischen »Wirkmechanismus« helfen. Jetzt aber gibt es noch eine relativ neue, sehr gut konzipierte Studie, die zeigt, dass die innere Einstellung eines Menschen – das, was er glaubt – die aussagekräftigste Vorhersagevariable für klinische Ergebnisse in der Psychiatrie ist.[4]

Bei dieser randomisierten klinischen Studie wurden Menschen mit einer ausgeprägten Sozialphobie in zwei Gruppen eingeteilt, eine »offene« und eine »verdeckte«. In der offenen Gruppe wurde den Probanden gesagt, dass sie während der neunwöchigen Studie täglich 20 Milligramm des Medikaments Escitalopram nehmen würden, eines oft verschriebenen Antidepressivums (SSRI). Die Probanden der verdeckten Gruppe dagegen bekamen die Information, dass sie ein »aktives Placebo« erhalten würden, das ähnliche Nebenwirkungen wie das SSRI, aber keine klinischen Auswirkungen hatte. In Wirklichkeit jedoch bekamen beide Gruppen gleichermaßen 20 Milligramm Escitalopram verabreicht.

Die Veränderungen bei den Probanden wurden mithilfe von fMRI-Scans (Functional-Magnetic-Resonance-Imaging-Scans/

funktionelle Magnetresonanztomografie) überwacht, eines bildgebenden Verfahrens, mit dem aktivierte Hirnareale dargestellt werden können. Dabei ergaben sich signifikante Unterschiede zwischen den beiden Gruppen, obwohl, wie erwähnt, alle den gleichen Arzneistoff in der gleichen Menge erhielten. Rund 50 Prozent der Personen in der offenen Gruppe sprachen auf die Behandlung an, im Vergleich zu nur 14 Prozent in der verdeckten Gruppe. Alle hatten Escitalopram und seine Metaboliten im Körper, der einzige Unterschied in der Behandlung war das, was sie glaubten. Fast viermal so viele Menschen zeigten eine klinisch signifikante Verbesserung, wenn man ihnen ausdrücklich sagte, dass sie ein SSRI verabreicht bekamen, kein Placebo. Bei denen dagegen, die fälschlicherweise glaubten, jeden Tag ein Placebo zu schlucken, bestand eine viel geringere Wahrscheinlichkeit auf Besserung.

Die Gehirnscans zeigten unterschiedliche neurologische Reaktionen bei den beiden Gruppen. Im Allgemeinen wiesen Menschen in der offenen Gruppe eine erhöhte neuronale Reaktivität in Hirnregionen auf, die mit Wahrnehmung, Aufmerksamkeit und Grübeln verbunden sind.[5]

Möglicherweise hat das (in der einen Gruppe vermeintliche) Wissen, ein Antidepressivum zu erhalten, eine Flut von Gedanken über die Verbesserung der Situation ausgelöst. Darüber hinaus zeigten sich bei den Probanden auch Unterschiede in der Amygdala, der Hirnregion, die eine wichtige Rolle bei der Analyse möglicher Gefahren spielt:[6] Bei den Teilnehmern der verdeckten Gruppe wurde eine erhöhte Aktivierung der Amygdala festgestellt, ebenso wie eine ausgeprägte Konnektivität zwischen der Amygdala und dem hinteren zingulären Kortex, was mit einem höheren Angstniveau einhergeht.

Diese Studie zeigt ganz klar, dass sich unsere Überzeugungen auf die Gehirnprogrammierung auswirken. Die Wichtigkeit dessen, was wir *tatsächlich* glauben, ist also gar nicht zu überschätzen, weshalb wir es dringend mit uns selbst klären sollten. Wenn wir es uns bewusst machen, verlegen wir die Gleise, denen unsere Erfahrung und unser Heilungspotenzial ganz von selbst folgen werden. Ändern Sie Ihre Einstellung über das, was möglich ist, und das ehemals Unmögliche wird für Sie Wirklichkeit werden.

DER GEIST FORMT DIE WIRKLICHKEIT

Wenn Sie noch von dem mächtigen Werkzeug zur Gestaltung der Realität, das Ihr Geist darstellt, überzeugt werden müssen, stellen Sie sich einmal das folgende Szenario vor: Es ist Nacht, und Sie gehen allein durch eine dunkle Gasse. Plötzlich hören Sie sich schnell von hinten nähernde Schritte. Was wird jetzt passieren? Sie bekommen einen ganz trockenen Mund, Ihr Herz beginnt zu pochen, Ihr Atem wird schneller und Sie malen sich bereits Bilder eines drohenden Unheils aus. Plötzlich aber ertönt eine vertraute Stimme aus der Richtung der Schritte. Die ganze Kaskade der Angst kehrt sich um, und vielleicht fangen Sie sogar an zu lachen, um die Spannung zu lösen. Das Einzige, das sich geändert hat, ist Ihre Wahrnehmung einer potenziellen Gefahr. Einzig Ihr Geist hat Ihre Körperreaktionen herbeigeführt.

Was wäre, wenn wir uns den Glauben an die radikale Fähigkeit des Körpers zur Heilung *vollständig* zu eigen machen würden? Es gibt zahlreiche Fälle sogenannter Spontanheilungen, die aber immer wieder als absolut vereinzelte Ausnahmen abgetan werden. Wenn Absicht, Gedanken und Emotionen auf Wachstum, Veränderung und Selbstfindung ausgerichtet sind, ist eine spontane körperliche Heilung vielleicht sogar das vorhersehbare Ergebnis.

Es ist eigentlich durchaus bekannt, dass der Körper sich selbst heilen kann, aber wir mischen uns schon seit so langer Zeit in die Körperprozesse ein – mit Paracetamol, Antibiotika, Steroiden und Ähnlichem –, dass die Erwartungen hinsichtlich schneller und vollständiger Selbstheilungen ganz in den Hintergrund gerückt sind. Was jedoch wäre, wenn wir in einer Kultur aufwachsen würden, die mehr an die vitale Kraft des Körpers zur Heilung glaubte, sogar zu einer spontanen Heilung, als in einer Kultur, die von Menschen gemachte Chemikalien nutzt, um den Körper zu überlisten?

Eine Harvard-Studie hat aufgezeigt, über welche Selbstheilungskräfte der Körper verfügt.[7] Zwölf ansonsten gesunde Patienten mit Knochenbrüchen erhielten während drei Monaten entweder eine Hypnosetherapie oder wurden einer Kontrollgruppe zugeteilt. Aus den während der Studie angefertigten Röntgenbildern zeigte sich eindeutig ein besserer und schnellerer Heilungsverlauf bei den Patienten, die Heilhypnosen erhalten hatten. Die Hypnosen beschleunigten offensichtlich die Knochenheilung, und zwar im Schnitt um zweieinhalb Wochen. Die Macht des Geistes? Sieht ganz so aus.

QUANTENBIOLOGIE: STELLEN SIE SICH VOR, DASS SIE GESUND SIND

Eine andere Möglichkeit zu erklären, wie sich geistige Überzeugungen auf der körperlichen Ebene manifestieren können, und Sie dazu zu bringen, durch eine andere Brille zu sehen, ist die Quantenmechanik und der sogenannte *Beobachtereffekt*. Die Quantenphysik hat die Vorstellung einer objektiven, messbaren Realität verdrängt, und es hat sich zum Beispiel gezeigt, dass das Beobachten von etwas das Beobachtete beeinflussen kann.

Diesen Beobachtereffekt aus der Quantenphysik nutze ich bei Therapiesitzungen mit meinen Patienten: Während der gesamten Sitzung und all den darin stattfindenden Interaktionen achte ich bewusst darauf, den jeweiligen Patienten als *gesund* zu visualisieren. Ich sehe die Person vor meinem geistigen Auge und fühle sie in meinem Herzen als die gesunde Version ihrer selbst: ihre Energie, ihr Aussehen, ihre Stimme und die Art von Verwunderung und Ehrfurcht, die das Erwachen zu einer robusten Gesundheit stets begleiten. Wenn ich über den offensichtlichen Inhalt einer Interaktion hinausblicke und mich mit der vitalen Essenz der Person verbinde, umgehe ich alle Geschichten, die Blockaden und die Störungen zwischen ihr und ihrem Potenzial zur Transzendenz. Ich tue dies für meine Patienten, aber Sie können dies für andere ebenso wie für *sich selbst* tun.

Die Quanteninformationsbiologie erklärt, wie und warum solche Vorstellungen eine Wirkung haben. Eine Theorie ist die der *morphischen Resonanz,* ein Phänomen, das der gegen den Mainstream argumentierende Wissenschaftler und Theoretiker Rupert Sheldrake in seinem Buch *Das schöpferische Universum* beschrieben und in *Das Gedächtnis der Natur* noch ausführlicher erörtert hat.[8] Laut Sheldrake greifen selbstorganisierende Systeme auf ein kollektives Gedächtnis zurück, um ihren Weg vorwärts festzulegen. Ein Fötus wächst zu einem Baby heran, einfach weil das schon vorher so passiert ist. Der Wachstumsprozess kann aus dem Gedächtnis der Natur schöpfen, aus den von Sheldrake so bezeichneten *morphogenetischen Feldern.* Solche Felder enthalten sozusagen eine Vorlage, die neu entstehende Erfahrungen beeinflusst. Das bedeutet auch, dass, wenn jemand eine angeblich unheilbare Krankheit überwindet, dies anderen Menschen in der Zukunft die Heilung erleichtert. Genau aus diesem Grund habe ich mich der Unterstützung von immer mehr scheinbar »unmöglichen« Formen der Heilung verschrieben.

Dr. Joe Dispenza geht in seinen unglaublichen Büchern *Ein neues Ich, Du bist das Placebo* und *Werde übernatürlich* einen Schritt weiter und lehrt Meditationstechniken, die die gefühlte Erfahrung einer erhabenen Emotion (Liebe, Dankbarkeit, Mitgefühl) umfassen. Davor steht der Zugang zum Unterbewusstsein durch eine Meditation mit offenem Fokus, die von Selbst-, Zeit- und Körpervorstellungen befreit. Dispenza hat die Art und Weise erforscht, wie die Optimierung von Energiefeldern durch diese Absicht, über das programmierte Denken hinauszugehen, uns mit den angeborenen Heilungskräften des Körpers und mit dem vereinten Feld der unendlichen Möglichkeiten verbindet. Die Ergebnisse widersprechen häufig den üblichen Vorstellungen, wie Krankheiten fortschreiten beziehungsweise sich zurückbilden: Sogar bei chronischen Erkrankungen vollziehen sich Spontanheilungen, ohne dass erneut ein Arzt aufgesucht werden muss.

MEDIZIN ALS GLAUBENSSYSTEM: NATURWISSENSCHAFTLICHE DOGMEN

Um Ihre Einstellung zu ändern, müssen Sie nicht nur Ihre persönlichen Überzeugungen betrachten, sondern auch das größere Glaubenssystem, das unsere wissenschaftliche Weltanschauung zusammenhält.

Rupert Sheldrake schreibt in *Der Wissenschaftswahn: Warum der Materialismus ausgedient hat* Folgendes zu diesem Thema: »Wir, viele von uns, erwachen aus einem mehrere Jahrhunderte andauernden Schlaf, der durch den Szientismus – den dogmatischen Glauben an die Wissenschaft – hervorgerufen wurde. Während wir erwachen […] zu einer neuen Wissenschaft, die der alten trotzt […] fühlen sich Szientismus-Anhänger immer unbehaglicher […] Sie reagieren teilweise mit Schaum vor dem Mund und Gewaltandrohungen auf Hinweise, dass die heiligen Kühe des Szientismus (Arzneimittel, biotechnologisch hergestellte Nahrungsmittel, Industriechemikalien) nicht das sind, was man uns glauben machen will. Bleiben Sie stark und verbinden Sie sich wieder mit der Anmut einer Welt der Natürlichkeit, Harmonie und Erneuerung.«[9]

In seinem Buch stellt Sheldrake zehn zentrale Glaubenssätze aus 400 Jahren fest verwurzelter Ideologie vor, die sich die Wissenschaftsgläubigen der Gegenwart ungeprüft zu eigen gemacht haben. Er beschreibt diese Gläubigen als materiell – das heißt, sie glauben, dass nur die Materie real ist, und außerdem an das planlose, seelenlose Überleben des Stärkeren. Sheldrake ist der Meinung, dass die Wissenschaft wegen der Fragen, die wir nicht stellen, weil wir solche Annahmen als konkrete und unveränderliche Gesetze akzeptieren, blockiert ist.

Hier sind die Glaubenssätze, die Sheldrakes Meinung nach überdacht werden sollten:

- *Alles ist mechanischer Natur* – das Leben ist genetisch programmiert.
- *Materie besitzt kein Bewusstsein* – unbelebte Objekte haben grundsätzlich kein Bewusstsein.

- *Die Naturgesetze stehen ein für alle Mal fest* – sie haben sich seit dem Urknall nicht mehr verändert.
- *Erhaltung von Materie und Energie* – die Gesamtheit von Materie und Energie ist immer gleich, auch in Zukunft.
- *Die Natur kennt keine Absichten* – die Evolution hat weder Richtung noch Ziel, es gibt keinen höheren Sinn.
- *Biologische Vererbung ist ausschließlich materieller Natur* – vermittelt über das genetische Material und die DNA.
- *Der Geist* – *unser Denken und Fühlen* – *sitzt im Kopf und ist nichts als Gehirnaktivität* – Gedanken haben keinen Einfluss auf die Außenwelt.

Wenn wir alles infrage stellen, können wir leidenschaftslos einschätzen, wo unser Wunsch nach Bequemlichkeit und Sicherheit endet und wo eine unabhängige Suche nach der Wahrheit beginnt. Um dieser Wahrheit nachzugehen, müssen wir anerkennen, wo und wie die Wissenschaft zu einer Religion und die Medizin zu einer Glaubenssache geworden sind mit null Toleranz für kritische Nachfragen.

Dr. Gonzalez schrieb mir in einer persönlichen E-Mail: »Die letzte verbleibende Religion ist die Medizin. Sloan Kettering [eine private Krebsklinik in New York] zum Beispiel ist eigentlich wie ein Tempel, und die Priester tragen weiße Kittel und sprechen ihre eigene Sprache. Und die Patienten beugen sich dem. Unterschätzen Sie niemals die Macht der Autorität.«

Was passiert, wenn sich die Medizin als Religion maskiert und versucht, alle konkurrierenden Glaubenssysteme kurzerhand auszuschalten? Wenn man uns sagt, dass es nur eine Wahrheit gibt und dass diese Wahrheit eine konsensbasierte Medizin ist? Vielleicht sind die zahlreichen in den USA vorgeschriebenen Pflichtimpfungen, für die in manchen Bundesstaaten neuerdings Ausnahmen aus persönlichen oder religiösen Gründen nicht mehr zugelassen sind, ein Symptom dieses heimtückischen Prozesses.

Dr. Gonzalez schrieb weiter: »Die Patienten müssen die Behandlung erhalten, an die sie glauben. Angst ist eine ansteckende Krankheit. Man kann sich Angst zuziehen, aber nicht den Glauben. Der muss von innen kommen.« Ich habe versucht, mich an dieses Ethos zu halten. Ich weiß, dass Angst wie ein Nocebo wirken und negative Folgen haben kann; wo aber der Glaube an die Fähigkeit des Körpers zur Heilung besteht, wenn er richtig unterstützt wird, können magische Dinge geschehen.

EPIGENETIK UND DIE TELEOLOGISCHE PERSPEKTIVE

Eine der hartnäckigsten Überzeugungen, die sich ändern muss, ist die eines genetisch vorherbestimmten Zukunftszustandes. Das ist einfach nicht so! Machen Sie sich Sorgen, Brustkrebs bekommen zu können, weil Ihre Mutter und Ihre Tante daran litten? Oder vielleicht hat ein Verwandter eine bipolare Störung oder Lupus? Möglicherweise haben Sie das Gefühl, eine tickende Zeitbombe in sich zu tragen, und Sie würden einfach gern wissen, wann sie hochgeht. Aber die alte Erkenntnis »Das liegt bei mir in der Familie« bedarf einer neuen Auslegung.

Während meiner Ausbildung musste ich tatsächlich nur eine einzige Vorlesung zum Thema Ernährung besuchen. Darin wurden Lebensmittel im Wesentlichen als Kalorienwährung beschrieben. Warum sollte die Nahrung auch eine Rolle spielen, wenn wir sowieso bereits mit den Krankheiten geboren werden, mit denen wir dann letztlich zu kämpfen haben? Laut der Auffassung der genbasierten Wissenschaft sind Faktoren wie Schadstoffbelastung, Erholung, Ernährung und menschliche Beziehungen nur Augenwischerei.

Durch das im Jahr 2003 abgeschlossene Humangenomprojekt, ein internationales Forschungsprojekt, hat sich jedoch herausgestellt, dass wir letztendlich weniger proteincodierende Gene haben als ein Regenwurm. Die Gene, von denen wir dachten, dass sie uns zu dem machen, was wir sind, gibt es gar nicht. Die Wissenschaft musste also sozusagen noch einmal von vorn anfangen. Woher in aller Welt kommt unsere scheinbar unendliche Einzigartigkeit? Wie manifestieren sich Krankheiten, wenn nicht genetisch?

Diese Fragen und Entdeckungen führten zur Geburt einer neuen Wissenschaft und einer neuen »teleologischen« Perspektive, die sich auf die Zwecke und nicht auf die Ursachen eines Phänomens konzentriert. Sie wird *Epigenetik* genannt. Die Epigenetik umfasst alles, was über die Gene hinausgeht (*epi* bedeutet übersetzt »darüber; hinzu«), und schließt Modulatoren, Modifikationen und jeglichen Einfluss auf die Genexpression ein, ja sogar die Möglichkeit, dass nicht menschliche Gene eine expressive Rolle in der menschlichen Physiologie spielen können. Sie bezieht sich auch auf die fast 99 Prozent unseres Genoms, die früher abwertend Müll-DNA genannt wurde und jetzt mystisch als *dunkle Materie* bezeichnet wird, wie Dr. Jeff Bland es auf einer Veranstaltung des Functional Forum 2016 beschrieb.[10]

Eines der aussagekräftigsten Beispiele für die Bedeutung der Epigenetik ist das sogenannte Brustkrebsgen. Die berühmte Schauspielerin Angelina Jolie und viele andere Frauen, selbst diejenigen, die sonst eher naturheilkundlich orientiert sind, erlagen dem Fluch oder dem Glauben, dass sie durch ihre Gene dazu verdammt sind, kranke Brüste und Eierstöcke zu entwickeln, wenn sie keine radikalen Maßnahmen ergreifen.

In der Literatur selbst wird behauptet, dass Genmutationen wie das »Brustkrebsgen« oder BRCA *über einen längeren Zeitraum* alle möglichen Prozesse anstoßen. Bedeutet das nicht per definitionem, dass wir über *Epigenetik* sprechen? Denn das Risiko durch ein Gen selbst dürfte sich im Laufe der Zeit nicht verändern. Eine viel zitierte Studie kommt zu dem Schluss: »Das Risiko scheint im Laufe der Generationen immer weiter anzusteigen: Vergleicht man nämlich die vor 1940 und die danach geborenen Gendefektträgerinnen, ergeben sich große Unterschiede. Von den vor 1940 geborenen Frauen waren mit 50 Jahren nur 24 Prozent, von den nach 1940 Geborenen aber bereits 67 Prozent an Brustkrebs erkrankt.«[11]

In einer aktuellen Metaanalyse mit dem Titel »Schlechtere Brustkrebsprognose von BRCA1-/BRCA2-Mutationsträgerinnen: Was sind die Beweise?« schlussfolgern die Autoren: »Unsere Überprüfung zeigt, dass es im Gegensatz zu den derzeit vertretenen Überzeugungen vieler Onkologen und trotz

66 veröffentlichter Studien noch nicht möglich ist, evidenzbasierte Schlussfolgerungen über den Zusammenhang zwischen der BRCA1- und/oder BRCA2-Mutationsträgerschaft und der Brustkrebsprognose zu ziehen.«[12]

Dies spiegelt ein moderneres Verständnis wider, dass nämlich nur etwa ein Prozent der Krankheiten wirklich genetischer Natur sind (das heißt aufgrund eines angeborenen und irreversiblen Gendefekts auftreten) und dass wir die Funktionen dieser Gene sehr wohl fehlinterpretiert haben könnten. Der Rest ist Lebensstil. Mit anderen Worten: Wir schaffen unsere Erfahrung und bestimmen unser Schicksal – *Epigenetik*.

Indem wir unsere Handlungsmacht in unsere eigene körperliche Erfahrung einbeziehen, müssen wir die Komplexität annehmen und unser Scheuklappendenken »Ein Gen – eine Krankheit – eine Pille« ablegen. Wenn Sie sich für diesen grundlegenden Wandel öffnen – den Wandel zu einer ökologischen Medizin, einer stärker kooperativen, gemeinschaftlicheren und vernetzten Art von Medizin –, dann können Sie an dem Freude empfinden, was uns die schönere Wissenschaft über unser Bedürfnis loszulassen, woran wir einst geglaubt haben, zeigt. Es hat uns gedient, aber seine Zeit ist vorbei. Jetzt ist es an der Zeit zu erkennen, dass es uns nicht passiert, sondern dass wir es *sind*, um Heilung bittend.

»Das Schönste, das wir erleben können, ist das Geheimnisvolle.
Es ist das Grundgefühl, das an der Wiege von wahrer
Wissenschaft und Kunst steht … Das Mysterium der Ewigkeit
des Lebens und das Bewusstsein und die Ahnung von dem
wunderbaren Bau des Seienden sowie das ergebene Streben
nach dem Begreifen eines noch so winzigen Teiles der in der
Natur sich manifestierenden Vernunft.«
ALBERT EINSTEIN, MEIN WELTBILD

UNWÄGBARKEITEN AKZEPTIEREN: VIELLEICHT, VIELLEICHT AUCH NICHT

Wie können Sie also Ihre Einstellung von einer Haltung der entmächtigenden Angst zu einer Haltung der ermächtigenden Überzeugung ändern? Es ist nicht so schwer, wie Sie möglicherweise denken. Zuerst müssen Sie sich bewusst dafür entscheiden, Ihre alten Überzeugungen über Bord zu werfen und neue anzunehmen. Dies ist einfacher, wenn Sie durch die Absolvierung des in Kapitel 6 beschriebenen einmonatigen Reset-Programms eine gefühlte Erfahrung der Heilungskraft Ihres Körpers gemacht haben. Danach können Sie damit beginnen, Ihr Glaubenssystem umzuprogrammieren, indem Sie eine einfache Methode namens *Vielleicht, vielleicht auch nicht* praktizieren.

Was meine ich damit? Wir haben eine natürliche Neigung, Einfachheit und Sicherheit zu bevorzugen. Der Grund dafür ist, dass unser Geist gern Kontrolle ausübt. Damit sich der Geist wohlfühlen kann, muss er spüren, dass er eine bestimmte Situation oder bestimmte Umstände beherrschen kann. Und wenn die Dinge einfach sind, fühlen sie sich überschaubar und vertraut an, was uns ein sicheres Gefühl gibt.

Im Grunde genommen ist dies eine Angstreaktion, die wir alle kennen, und »im Nebel sitzen« ist eine erlernte Fähigkeit, die wir alle anstreben können.

Eine bekannte chinesische Parabel zeigt, wie wertvoll es ist, das Leben zu akzeptieren, wie es ist, und gleichmütig auf Ereignisse zu reagieren, in dem Wissen, dass man ihre Konsequenzen nicht kennt.

Es war einmal ein chinesischer Bauer. Eines Tages lief ihm sein Pferd davon. An dem Abend kamen alle seine Nachbarn vorbei, um ihr Mitgefühl zu bekunden. Sie sagten: »Es tut uns sehr leid, dass dein Pferd weggelaufen ist. Das ist schrecklich!«

Der Bauer sagte: »Vielleicht.«

Am nächsten Tag kehrte das Pferd zurück und brachte sieben Wildpferde mit. Wieder kamen am Abend die Nach-

barn vorbei und drückten nun ihre Freude aus:»Jetzt hast du acht Pferde! Was für ein Glück!«
Worauf der Bauer antwortete:»Vielleicht.«
Am darauffolgenden Tag versuchte der Sohn des Bauern, eines der Wildpferde zu reiten. Das Pferd warf ihn aber ab, und er brach sich ein Bein. Die Nachbarn meinten dazu: »Oje, das ist ja furchtbar«, was der Bauer kommentierte mit:»Vielleicht.«
Einen Tag später kamen Einberufungsoffiziere ins Dorf, um die jungen Männer zur Armee zu holen, denn ein Krieg bahnte sich an. Den Sohn des Bauern wollten sie nicht, weil er ja ein gebrochenes Bein hatte. Erneut kamen alle Nachbarn vorbei und sagten:»Toll, was du für ein Glück hast!« Und wiederum sagte er nur:»Vielleicht.«[13]

Der chinesische Bauer erlebt Glück und Unglück gleichermaßen als »vielleicht gut, vielleicht schlecht«, wobei jedes Ereignis die potenzielle Energie für eine unerwartete Folgewirkung oder einen unerwarteten Nutzen birgt. Die Botschaft hier ist, dass es vielleicht ein System gibt, das zu komplex ist, um es aus dem persönlichen Blickwinkel erfassen zu können, dass nichts einfach oder sicher ist und dass einzelne Ereignisse mehreres bedeuten können – auch dann, wenn sie zunächst düster und beunruhigend erscheinen.

Die Natur ist ein umfassender Prozess von immenser Komplexität, und es ist unmöglich zu sagen, ob etwas, das in ihr geschieht, gut oder schlecht ist. Man weiß nie, was die langfristigen Folgen eines Unglücks- oder Glücksfalls sein werden, also sollte man am besten eine Haltung des Im-Nebel-Sitzens einnehmen und die Ungewissheit akzeptieren.

DAS OPFER UND DER ANTHROPOLOGE

Erzählen Sie: Wenn sich ein schwarzer Schleier über Ihre Weltsicht legt, ist es an der Zeit für ein Spiel, das Ihnen den Blick durch verschiedene Wahrnehmungsbrillen eröffnet. In meinen Workshops nenne ich dieses Spiel »Das Opfer und der

Anthropologe«. Hier sind die einzelnen Schritte, um die ich meine Teilnehmer bitte:

1. Konzentrieren Sie sich auf eine schwierige Erfahrung in der Vergangenheit.
2. Erzählen Sie das Erlebte, in Ihrem Kopf, auf Papier oder einem Zuhörer, *durch die Brille des Opfers* – das heißt der Person, die Pech hat, die schon viele schreckliche Dinge erlebt hat und die grundsätzlich hilflos ist, irgendeinen Aspekt dieses hoffnungslosen Lebens zu ändern.
3. Erzählen Sie die gleiche Geschichte, aber jetzt *durch die Brille des Anthropologen.* Was würde jemand sehen, der die Situation sachlich beurteilt? Können Sie eine andere Perspektive einnehmen? Können Sie neugierig werden und sich vorstellen, dass sich vielleicht nicht alles um Sie dreht und dass die Menschen aus unzähligen Gründen ständig Entscheidungen treffen?
4. Werden Sie noch neugieriger und fragen Sie nach: Vielleicht haben Sie eine Dynamik geschaffen – zum Tango braucht es immer zwei – und diese Art von Energie, Aufmerksamkeit oder Behandlung in irgendeiner Weise eingeladen. Wie können Sie Ihren Teil der Verantwortung übernehmen, selbst wenn es sich um einen Glauben an Gefahr, Unterdrückung oder Ungerechtigkeit handelt, der einfach unter realen Umständen auf Sie zurückgespiegelt wurde?

Hier ist ein Beispiel: Ihr Haus ist vor einiger Zeit abgebrannt. War dies ein schrecklicher, sinnloser Albtraum, der nur wieder bestätigte, dass Sie vom Unglück verfolgt werden? Oder war es vielmehr der Grund dafür, dass Sie vorübergehend bei Ihrer Tante eingezogen sind, die eine Freundin hat, deren Sohn Rob eines Tages an der Tür klingelte, um ein Paket abzugeben? … und jetzt sind Sie und Rob ein Paar und reden bereits über die Gründung einer Familie!

KATIES GESCHICHTE

Als Katie 19 Jahre alt war, diagnostizierte ihr Hausarzt eine Angst- und Zwangsstörung bei ihr. Und so begann ein Jahrzehnt mit dem, was sie als »Umgang mit meiner psychischen Störung« bezeichnete, mit einer Unzahl von verschreibungspflichtigen Medikamenten: von Venlafaxin über Fluoxetin, Lisdexamfetamin, Escitalopram bis Sertralin. »Und obendrein immer Alprazolam, wenn nötig«, erzählte sie. Aber keiner dieser Arzneistoffe hat sie je »repariert«.

Während dieser Jahre suchte Katie endlos nach dem einen Zaubermittel, das ihre Angst und ihre Zwangsstörung endlich unter Kontrolle bringen würde. Sie schilderte mir ihren Leidensweg: »Eine Therapeutin verbrachte unsere gesamte erste Sitzung damit, mir Beschreibungen meiner Diagnosen aus ihrem Buch über Zwangserkrankungen vorzulesen: Ich versank immer mehr im Sessel, während sie die Abschnitte über allgemeine Ängste, soziale Ängste, Depressionen und Zwangsstörungen vorlas. Und am Ende war ich am Boden zerstört, nachdem sie gesagt hatte: ›Ja, das passt zu Ihnen! Sie werden all diese Dinge nie ganz loswerden, aber wir werden gemeinsam an Strategien arbeiten, die Ihnen helfen, damit umzugehen.‹ Als ich die Praxis verließ, fühlte ich mich kränker als vorher. Ein zweites Mal ging ich nicht mehr dorthin. Heute ist mir klar, dass ich mich nicht wegen ihrer düsteren Prognose so schlecht fühlte, sondern weil ich wusste, dass sie sich irrte.«

Katie weigerte sich an diesem Tag nicht aus Sturheit oder Nichtwahrhabenwollen, ihrer Therapeutin zu glauben. Es war vielmehr so, dass etwas in ihr die Wahrheit kannte: eine Wahrheit, die sie nicht aufgab, auch wenn niemand sonst etwas davon wissen wollte. »Ich hatte keine Ahnung, wie genau sie aussieht, aber mein Körper und mein Geist wussten es tief im Inneren. Und sie warteten liebevoll ab, bis ich diese Wahrheit sehen konnte«, sagte sie mir.

Es waren zarte Pflänzchen der Wahrheit, mit denen Katies Transformation begann. Los ging es mit einem Podcast-Beitrag von mir, der die Medikamente zum Thema hatte, die auch sie nahm. Er öffnete ihr endgültig die Augen. Katie schildert diesen Moment wie folgt:»Innerhalb weniger Minuten begann alles, was mir zu diesen Themen gesagt worden war und was ich geglaubt hatte, auseinanderzufallen. Ich war verwirrt und wütend, saß im Auto und weinte, weil ich mich so getäuscht fühlte. Aber auch, weil Dr. Brogans Worte mir so viel Hoffnung machten.« Sie fährt fort:»Die Hauptsache, die ich von Dr. Brogan gelernt habe, ist, dass mein Geist und meine Überzeugungen der wichtigste Schlüssel zur Heilung sind. Als sie mir sagte, dass eine Pille mich nicht heilen wird und dass ich ganz sicher nicht ›kaputt‹ bin, brach ich vor Erleichterung fast zusammen. Ich brach zusammen, weil all die Ärzte mich nie geheilt hatten und ich tief im Inneren gewusst hatte, dass sie das nie tun würden. Alle hatten mir immer nur erzählt, ich würde an einer Störung, einer Krankheit leiden. Dr. Brogan war die erste und einzige Person, die mir etwas anderes sagte.«

Von diesem Tag an ließ sich Katie von der Erkenntnis leiten, dass ihr Körper komplex ist und dass er heilen will. Sie hörte auf ihn und begann, ihm das zu geben, was er braucht, um gut zu funktionieren. Und wenn der Körper gut funktioniert, verändert sich der Geist. Ein ganz neues Du taucht auf.

Katies Worte sind ein Zeugnis dafür:»Die größte Veränderung bei mir hat sich im Geist abgespielt. Ich fühle mich jetzt ruhig. Keine rasenden Gedanken verfolgen mich mehr. Das Gefühl der Panik, das mich die meisten Tage vor sich hergetrieben hat, ist nicht mehr da. Die Ungeduld, Reizbarkeit und Härte, mit der ich oftmals reagierte, sind weg. Ich habe die Kontrolle über meine Gedanken. Ich bin präsent und glücklich, hoffnungsvoll und optimistisch. Ich genieße die alltäglichen Dinge und lebe nicht mehr in Angst, Furcht und Überforderung.«

Katie wurde vor Kurzem vollständig von Sertralin entwöhnt und erlebte keine Rückkehr der Symptome während des Ausschleichens. Stattdessen fühlte sie sich mit jedem Tag klarer und präsenter. Früher war ihre Angststörung ebenso ein Teil von ihr wie ihr Name; die Angst definierte sie und ihre Zukunft.»Ich habe seit Monaten nicht mehr über ›meine Angst‹ gesprochen«, sagte sie mir.»Das bin nicht mehr ich. Ich habe das Gefühl, dass ich zurückgekehrt bin, aber ›ich‹ ist ein Ich, das ich bisher noch gar nicht kennengelernt hatte.«

Bei Katies Geschichte denkt man vielleicht, dass es sicher anstrengend ist, so viele Veränderungen im Leben vorzunehmen, aber dazu meint sie: »Das einzig Schwierige ist der Anfang. Der Geist weiß schon, was zu tun ist, man muss ihn nur etwas anstupsen, dann macht er sich von ganz allein auf den Weg – und man fühlt sich endlich wieder frei!«

Reisetipps

Tipp 1: Die 17-Sekunden-Regel

Die Idee hinter der 17-Sekunden-Regel ist, dass, wenn man sich gedanklich 17 Sekunden auf etwas konzentriert, eine den Gedanken entsprechende Schwingung aktiviert wird.

Diese Technik macht es leichter, sich von negativen Gedanken zu befreien. Sobald Ihre Gedanken positiver sind, folgen Ihre Emotionen und Ihre Gesamtschwingung beginnt, sich zu heben. Es braucht Übung, aber wenn Sie den Dreh raushaben, kann die 17-Sekunden-Technik Ihnen helfen, von einer Einstellung, die Sie daran hindert, dass sich Ihre Wünsche erfüllen, auf eine Denkweise umzustellen, die Wunscherfüllung unterstützt.

Dies ist eine kraftvolle Praxis, weil sie eine gewisse Zeitspanne vorgibt, in der Sie sich auf Ihre positiven Gedanken konzentrieren. Sie können die 17-Sekunden-Regel anwenden, indem Sie den Gedanken laut aussprechen (sich selbst oder jemand anderem gegenüber) oder ihn aufschreiben. Der wichtigste Punkt – und nur so funktioniert es – ist, dass Sie während der 17 Sekunden Ihrem Gedanken nicht widersprechen.

Ich wende die 17-Sekunden-Regel folgendermaßen an: Bei jedem für mich positiven Ereignis schließe ich für

17 Sekunden die Augen und entzünde ein emotionales Feuerwerk, um mich ganz auf die Tatsache zu konzentrieren, dass dieses Ereignis wirklich stattgefunden hat, bevor ich mich dem nächsten, noch nicht eingetretenen Ereignis zuwende. Und ich versuche auch, mich ausdrücklich zu bedanken, wenn mir jemand ein Kompliment macht (statt zu sagen: *Oh, das? Ist nichts Besonderes, war im Kaufhaus heruntergesetzt*).

Tipp 2: Stellen Sie sich vor, dass es Ihnen gut geht
Nutzen Sie das Prinzip der morphischen Resonanz aus der Quantenmechanik, um Ihre weitere Heilung zu visualisieren und dann zu manifestieren.
Versuchen Sie es: Meditieren Sie über Ihr Wohlbefinden; darüber, wie es sich anfühlen würde, sich endlich frei und in der eigenen Haut wohlzufühlen, unbesorgt zu sein und Ruhe zu spüren. Fragen Sie sich selbst:

• Wie würde mein Körper aussehen? Meine Haut, meine Haare, meine Augen, mein Muskeltonus?
• Was würde mir mein Geist in diesem positiven Zustand sagen?
• Was würde mein Herz fühlen: Frieden? Freude? Liebe?
• Wo ist die Energie in meinem Körper am intensivsten, wenn es mir gut geht? Steigt sie nach oben? Hat sie einen festen Platz?
• Wie fühlt sich die Energie um mich herum an? Leicht? Sicher? Klar?

Versuchen Sie, dies alles so zu spüren, als wäre es schon so, und schon – schwupp! – befinden Sie sich mitten im Erleben Ihres Wohlbefindens.

Tipp 3: Meditation, um sich
mit der Intuition zu verbinden

Wenn Sie Hilfe brauchen, mit Ihren Überzeugungen und Ihrer Intuition in Kontakt zu kommen, versuchen Sie die folgende Kundalini-Atemübung, ein zweigeteiltes Atmen, mit dessen Hilfe Sie sich besser mit Ihrem Unterbewusstsein und Ihrer Intuition verbinden können.

Beschreibung:

* **Körperhaltung:** Sitzen Sie im Schneidersitz mit gerader Wirbelsäule. Legen Sie die Oberarme am Oberkörper an und beugen Sie die Arme an den Ellbogen, sodass die Fingerspitzen nach oben zeigen. Ober- und Unterarme verlaufen also fast parallel und sind beieinander; Hände und Unterarme bilden eine vertikale Linie vom Ellbogen bis zu den Fingern. Die Handflächen zeigen nach vorn. Bilden Sie an beiden Händen mit Daumen und Zeigefinger einen Kreis (Gyan-Mudra), die anderen Finger sind locker gestreckt. Achten Sie auf eine sehr gerade Haltung.
* **Augen:** Die Augen sind zu neun Zehnteln geschlossen und zu einem Zehntel geöffnet.
* **Atem:** Atmen Sie auf folgende Weise (Dreiheitsatem): Die Einatmung ist zweigeteilt, wobei jeder der beiden Atemzüge etwa eine Sekunde dauert (die Lippen sind dabei gespitzt). Dann atmen Sie in einem Zug durch die Nase aus (eine Sekunde). Das Ein- und Ausatmen soll kräftig erfolgen.

Zeit: Führen Sie diese Meditation 15 Minuten durch.

Zum Schluss: Atmen Sie tief ein und führen Sie die Hände zur Gebetsmudra zusammen: Die Hände werden vor die Brust geführt, Handflächen fest zusammen, Fingerspitzen nach oben, die Daumen etwa auf Herzhöhe; die Unterarme werden links und rechts nach außen geführt, parallel zum Boden. Halten Sie den Atem 15 bis 20 Sekunden lang an, während Sie die Hände mit aller Kraft zusammendrücken, was bedeutet, dass Sie so kräftig drücken, bis die Hände zittern. Dann atmen Sie aus und wieder ein. Halten Sie erneut den Atem 15 bis 20 Sekunden lang an und drücken Sie die Hände wie oben beschrieben zusammen. Dann ausatmen, wieder einatmen und dabei die Arme über den Kopf nach oben strecken, wobei auch auf die Streckung der Wirbelsäule zu achten ist. Den Atem 15 bis 20 Sekunden lang anhalten, ausatmen und entspannen.[14]

◊

WIE ES WEITERGEHT

Das Thema von Kapitel 9 wird sein, wie Sie eine Bestandsaufnahme der wichtigen Beziehungen in Ihrem Leben und Ihres Lebens in der Gemeinschaft machen, damit Sie zu sich selbst heimkehren können. Dafür kann es notwendig sein, das neue Ich an eine neue Realität anzupassen. Möglicherweise sind auch Anpassungen in Ihrem Beruf beziehungsweise in Ihrer Karriere sowie in Ihrer Reaktion auf eine medizinische Behandlung erforderlich. Ich werde Ihnen zeigen, wie Sie dabei vorgehen und wie Sie sich ein neues Leben mit neuen Alltagsrealitäten erschaffen.

Kapitel 9

HEIMKEHR ZU SICH SELBST

*»Du veränderst Dinge nicht, indem du die bestehende Realität
bekämpfst. Um etwas zu verändern, musst du ein neues Modell
erschaffen, das das bestehende Modell überflüssig macht.«*

R. BUCKMINSTER FULLER

Wenn Sie sich darüber klar werden, woraus Ihr gefühltes Glaubenssystem besteht – Ihre *wirkliche* Wahrheit –, ist es an der Zeit, bei allem, was Sie tun und sagen und dem Sie sich widmen, die Brille Ihrer neuen Überzeugungen aufzusetzen. Das ist die Arbeit, die jetzt vor Ihnen liegt: eine Bewertung wichtiger Bereiche Ihres Lebens vorzunehmen und zu entscheiden, was die Prüfung der Authentizität besteht und was nicht. Alles, was dabei durchfällt, wird dem hellen Licht des Sie-selbst-Seins nicht standhalten, das jetzt leuchtet. Zeit für eine Erneuerung! Und dabei geht es nicht um ein einmaliges Ausmisten, sondern vielmehr um eine dauerhafte Integrität in der Lebensführung, von einem Moment zum anderen.

In diesem Kapitel werden wir die wichtigsten Bereiche für eine Neubewertung und Integration untersuchen: Familienbeziehungen, Ehe beziehungsweise Partnerschaft, Unterstützung durch die Gemeinschaft, gewohnheitsmäßige Reaktionen auf Krankheit sowie die Berufswahl, die Wahl der Arbeitsstelle. Bei der Auslotung all dieser potenziellen Schmerzpunkte werde ich Sie anleiten, wie Sie lernen können, sich in Ihrer neuen Realität zurechtzufinden.

FAMILIE: IN EINKLANG KOMMEN

Es gibt das Bonmot, dass, wer glaubt, erleuchtet zu sein, erst einmal versuchen solle, zwei Wochen mit seiner Familie zu verbringen ... Auf der Reise in ein neues Leben kann die Familie das schwerste Gepäck von allem sein, voll mit alten Verletzungen, Gefühlen von Scham und Vernachlässigung.

Wenn Sie jemand anderes werden, als Sie waren, wird Ihre Familie das vielleicht nicht mögen. Ihre neue Ernährungsweise löst ein Augenrollen bei Ihrer Mutter aus, oder Ihre Schwester will nichts mehr mit Ihnen zu tun haben, weil Sie Ihr Baby nicht impfen lassen. Familienmitglieder sind einerseits ein Spiegelkabinett für vergangene Erfahrungen und fordern andererseits von Ihnen, sich einzugliedern. Wenn Sie mit ihnen in Kontakt bleiben, müssen Sie nicht nur *sie* als Blutsverwandte akzeptieren, sondern auch, wer *Sie* sind, wenn Sie mit der Familie zusammenkommen.

Ich glaube, dass unsere Familien dazu da sind, uns existenzielle Lektionen über Heilung zu geben: Heilung von Wunden der Unzulänglichkeit und der an Bedingungen geknüpften Selbstliebe, die uns die Familienmitglieder selbst in unserer frühen Kindheit zugefügt haben mögen. Die Präsentation des neugeborenen Erwachsenenbewusstseins vor Ihren Familienmitgliedern ist ein Akt der Selbstliebe und des Schutzes Ihres Kindselbst, der Ihnen letztendlich ein tiefes Gefühl der Sicherheit vermittelt. Es ist an der Zeit aufzuhören, die Rolle zu spielen, die Sie im Dienste eines Trugbildes dessen, für wen Sie sich gehalten haben, innehatten.

»Wir selbst zu sein bewirkt, dass wir von vielen anderen ausgeschlossen werden. Andererseits aber führt die Gefälligkeit gegenüber dem, was andere wollen, dazu, dass wir von uns selbst ausgeschlossen sind. Es ist eine quälende Spannung, die ausgehalten werden muss. Aber die Wahl ist klar.«
CLARISSA PINKOLA ESTÉS, DIE WOLFSFRAU

Vor allem Frauen sind Experten darin, die imaginären Bedürfnisse anderer zu erfüllen, bevor sie sich ihren eigenen zuwenden. Das kann aber leider eine hochgradig toxische Dynamik zur Folge haben, weil wir nicht wissen, wie wir angemessene Grenzen setzen können (Nein sagen, wenn wir Nein meinen), und nicht wissen, was wir fühlen, sodass wir immer insgeheim hoffen, dass jemand unsere Gedanken liest und unsere Bedürfnisse erfüllt, von denen wir nicht einmal wussten, dass wir sie haben. In ihrem neuesten Buch *Vom Schatten ins Licht: Wie Sie Energieräuber erkennen und sich von ihnen befreien können* schreibt meine Freundin und Kollegin Dr. Christiane Northrup, die sich während ihrer gesamten Karriere für die Heilung und Befreiung von Frauen eingesetzt hat, was ihrer Meinung nach einer der Hauptgründe ist, warum EmpathikerInnen (hochsensible Menschen) krank werden: ungesunde Beziehungen.

Wenn Sie anfangen, gesunde Grenzen zu Ihrer Familie zu setzen und zu zeigen, wer Sie wirklich sind, wird dies möglicherweise erhebliche Ängste bei Ihnen auslösen. Sie werden Vergeltung, Verurteilung oder Enttäuschungen befürchten. Stellen Sie sich dieser Furcht, in dem Wissen, dass sie alt ist. Lernen Sie sie kennen und erkennen Sie ihr Wesen, damit Sie Ihr Erwachsenenbewusstsein nutzen können, um Ihrem Kindselbst zu sagen: *Ich sehe dich und bin hier, um dich zu beschützen.* Indem Sie auf eine authentischere Dynamik mit Familienmitgliedern hinarbeiten, werden Sie auf sich selbst stolz sein ... das ist die Art und Weise, wie sich Ihr Kindselbst bedankt.

Eines wird Ihnen vielleicht klar, bevor Sie sich von Ihrer Familie verabschieden und ihnen allen sagen, dass sie ihr nicht erwachtes Leben genießen sollen: Wenn Sie sich noch immer von ihnen genervt fühlen, geben Sie ihnen Ihre Energie. Schließen Sie Frieden und durchtrennen Sie dadurch energetische Verbindungen – *bevor* Sie die Beziehungsstränge durchtrennen.

Die östliche Philosophie sagt uns, dass wir im alltäglichen Leben Frieden, Zufriedenheit und sogar Freude finden sollen. Ich glaube, hier liegt eine tiefe Wahrheit. Zuerst müssen wir mit dem einverstanden sein, was ist. Wenn Sie das nicht sind und Ihre ganze Energie auf das konzentrieren, was Sie wollen, was Ihrer Meinung nach sein sollte oder was Sie unbedingt zum Ausdruck bringen möchten, verlieren Sie eine Gelegenheit, die energetische Anziehungskraft der Umstände, vor denen Sie weglaufen wollen, zu neutralisieren. Und diese Umstände – ob es sich um eine Beziehung, ein Zuhause oder eine Arbeitsstelle handelt – werden Sie durch Ihre Angst, Ihren Widerstand und Ihre negativen Emotionen weiterhin an sich ziehen.

Wenn Sie sich Ihre Entscheidungen und Überzeugungen zu eigen machen, den Wunsch aufgeben, jemanden von Ihren Ansichten zu überzeugen, und wenn Sie wissen, wie Sie Ihre Bedürfnisse als ruhiger, klarer, selbstbestimmter Erwachsener vertreten können, wird sich die Energetik Ihrer alten Familiendynamik verschieben, um Platz für Ihr neues Ich zu schaffen.

»Ihre Familie, das sind die Menschen, die wissen, wer Sie sind, die schätzen, wer Sie sind, die nicht wollen, dass Sie jemand anders sind, und die Sie lieben, unabhängig davon, was Sie letztendlich tun, wohin es Sie verschlägt oder welche Richtungsänderungen Sie vollziehen.«
DR. NICHOLAS GONZALEZ

DIE WUNDEN DER KINDHEIT HEILEN: VIER SCHRITTE

- **Schritt 1: Schreiben Sie Ihre frühesten Erinnerungen auf.** Eine nach der anderen. Drehen Sie alle Steine im Garten Ihrer Kindheit um und sehen Sie sich die gruseligen Krabbeltiere an, die darunter herumkriechen. Schreiben Sie sich beunruhigende Erinnerungen von der Seele (wenn Sie möchten, können Sie die Aufzeichnungen hinterher wieder vernichten), erzählen Sie sie einer Vertrauensperson oder auch einfach nur Ihrem Spiegelbild. Wichtig ist, Ihre Erfahrungen und Überzeugungen in Worte zu fassen, damit es nicht nur diese drohende dunkle Macht über Ihr Bewusstsein gibt.

  Nehmen Sie sich eine Minute Zeit, um aufzuschreiben, was man Ihnen als Heranwachsende(r) über Geld, Sex, Liebe, Ihren Körper, Krankheiten, die Umwelt und die Natur erzählt hat. Welche negativen Dinge über sich mussten Sie sich anhören? Sie haben alles geglaubt, und all diese Überzeugungen stecken noch tief in Ihnen. Sie bilden den

Rahmen für die Bühne Ihres Lebens, wählen die Schauspieler aus und dirigieren die Musiker im Orchestergraben.
* **Schritt 2: Kultivieren Sie Dankbarkeit.** Das beste Gegenmittel gegen Ärger und Groll ist das Gefühl der Dankbarkeit. Ich erinnere mich an meine Skepsis, als ich zum ersten Mal die Daten des HeartMath Institute über das Potenzial von Dankbarkeit las, Herz, Lunge und Gehirn in elektrische Resonanz oder einen »Kohärenzzustand« zu bringen.[1] Aber es ist eben tatsächlich so, dass dieses Gefühl etwas Kraftvolles hat. Versuchen Sie es. Konzentrieren Sie sich auf Ihr Herz, wählen Sie sich eine beruhigende Farbe und stellen Sie sich vor, dass diese Farbe aus Ihrem Herzen strömt und sich über die Elemente Ihres Lebens ergießt, für die Sie am dankbarsten sind. Das Dach über dem Kopf, Ihre gesunden Beine, die klebrigen Hände Ihrer Kinder, Ihr iPhone. Spüren Sie im Geiste die noch feuchte Farbe.

    Probieren Sie die folgende Meditation von Louise Hay aus, bei der es darum geht, die Tatsache anzuerkennen, dass wir alle Opfer von Opfern sind: Sehen Sie sich zuerst Ihren Vater, dann Ihre Mutter und dann sich selbst als verängstigtes, weinendes Kleinkind oder Kind an. Trösten Sie die Kleinkindversion jeder Person zuerst und schrumpfen Sie sie dann auf eine Größe, die in Ihr Herz passt.[2]

    Indem Sie die seelischen Schmerzen in Ihr Herz aufnehmen, integrieren Sie sie und geben ihnen eine menschliche Gestalt, anstatt Groll zu hegen. Damit wird nicht ein Elternteil für ein möglicherweise abscheuliches Verhalten aus der Verantwortung genommen. Es geht einfach darum, dass Sie Ihre harten Stellen aufweichen, damit Sie heilen können.
* **Schritt 3: Lassen Sie Emotionen durch Ihren Körper frei.** Wut und Schmerz sind real. Sie müssen gefühlt und anerkannt und dann wieder freigegeben werden. Das Unterdrücken von Emotionen raubt Ihnen Ihre Lebensenergie. Also fordern Sie diese Energie zurück – Sie brauchen sie!

    Um Emotionen loszulassen, empfehle ich Ihnen die Methode *Clarity Breathwork*.[3] Dabei handelt es sich um einen kraftvollen Prozess der Heilung und Transformation, der in einer begleiteten Erfahrung oder in einer Gruppenerfahrung stattfindet, bei der durch stundenlange Atemsitzungen Zustände der Befreiung erzeugt werden. Er unterstützt auf einer tiefen Ebene die Beseitigung von alten Energien, Mustern, Konditionierungen, negativen Gedanken und Emotionen und macht die Türen weit auf für neues Leben und ein größeres Bewusstsein.

- **Schritt 4: Arbeiten Sie mit einem Familientherapeuten.** Ich bin eine große Verfechterin von Familientherapien. Für viele von uns kann sich die Auseinandersetzung mit tieferen Familienthemen anfühlen, als renne man nackt auf ein Schlachtfeld. Bei mir selbst war die Familienarbeit die für mich absolut ergiebigste Arbeit zur Würdigung meines Kindselbst. Ein Familientherapeut kann Ihnen helfen, den Mut zu finden, sich durch neue Räume zu bewegen.

FAMILIENTREFFEN

Bei einem Zusammentreffen hegen Sie vielleicht die Hoffnung, dass Ihre Familie endlich Ihr wahres Ich sieht. Aber anstatt auf diese Hoffnung zu vertrauen, ist es besser, sich mit den folgenden Gedankenstützen vorzubereiten:

- **Wenn starke Emotionen aufkommen, lassen Sie sie durch sich hindurchgehen.** Hängen Sie keine Geschichte an Ihre Emotionen, denn sonst verstärken diese Ihre Überzeugungen über Ihre Familie nur noch weiter. Denken Sie daran, dass die Emotionen Sie daran erinnern sollen, dass Ihre Wunde noch offen ist, und dass Sie in der Lage sind, sie als bewusster Erwachsener zu versorgen. Wenn Gefühle hochkommen, verlangsamen Sie bewusst Ihre Atmung, um Ihre Stressreaktion beherrschen zu können.
- **Erwähnen Sie nicht, dass Sie Ihre Medikamente absetzen, wenn Sie sich gerade mitten im Ausschleichprozess befinden.** Warten Sie lieber darauf, dass man Sie vielleicht später darauf anspricht. Dies ist ein zu komplexes Terrain,

als dass es die Menschen in seiner physischen und spirituellen Natur so einfach erfassen könnten. Debattieren und Argumentieren funktionieren in diesem Fall nie. Fahren Sie einfach damit fort, sich immer und immer wieder selbst um Ihr Wohlbefinden zu bemühen, und die Familienmitglieder werden letztlich das Ergebnis bemerken.

- **Segnen Sie Ihre Familie.** Tun Sie dies, weil Ihr Segen der energetische Kipppunkt in einer ansonsten festgefahrenen Dynamik alter Muster sein könnte. Wenn Sie jemanden segnen, zeigen Sie damit Größe und dass Sie Frieden möchten. Sie lassen einen anderen auf seiner Reise so sein, wie er ist, und zwar auf die beste Art und Weise. Indem Sie andere Menschen segnen, lassen Sie jede Erwartung los, dass diese Sie endlich retten, heilen oder Ihre Bedürfnisse auf eine Weise erfüllen werden, wie sie es noch nie getan haben und wahrscheinlich auch nie tun werden.
- **Bringen Sie Ihre eigene Verpflegung mit.** Lassen Sie sich nicht durch alte Muster und die Unwissenheit anderer vom Weg abbringen. Bleiben Sie mit Überzeugung und Stärke, nicht mit Besserwisserei oder Selbstgerechtigkeit bei Ihrer Haltung. Und das kann eben auch bedeuten, dass Sie in der Tasche versteckt gesunden Proviant dabeihaben.
- **Kehren Sie heim zu Ihren Wahlverwandten.** Nehmen Sie nach einer Familienzusammenkunft wieder Kontakt zu denjenigen auf, die Sie als Prüfstein sehen, nachdem Sie herausfordernde Familieninteraktionen überstanden haben. Teilen Sie Ihre Erfahrungen mit ihnen und lassen Sie diese dann los.

Reisetipp für Familienharmonie: Abnabelungsmeditation

Wenn ich hineingezogen werde in das Aufrechnen, in Beschuldigungen oder Ressentiments, halte ich inne, lasse mich fallen und mache eine »Abnabelungsmeditation«, um mich zu befreien und Grenzen wiederherzustellen. Diese Meditation wurde für mich von einem meiner geliebten Lehrer, Joseph Aldo, aufgenommen und ist auf meiner Website in englischer Sprache verfügbar.[4] Wenn das Finden von Harmonie mit Ihrer Herkunftsfamilie Ihre Priorität ist, wird der Weg, sich selbst anzunehmen und gleichzeitig andere zu akzeptieren, offensichtlich und Sie müssen ihn nur noch gehen. Egal, ob Sie die Erfahrungen mit Ihrer Familie sich passiv entfalten lassen oder Sie sich abnabeln müssen – wenn Ihr Körper geheilt und Ihr Geist klar ist, werden Sie *wissen*, was zu tun ist (statt reflexartig zu reagieren). Verpflichten Sie sich deshalb immer wieder zur Selbstfürsorge. Dann werden Sie stark genug sein, um auch mit Dingen zurechtzukommen, die Sie sich bisher immer vom Leib gehalten haben.

LIEBESBEZIEHUNGEN

»Ich bin mir nicht sicher, dass wir beide diesen Weg zusammen gehen ... Ich denke eher, dass wir uns hier trennen müssen. Er sieht, dass ich mich verändert habe. Aber ich glaube nicht, dass es auch nur eine Zelle in seinem Körper gibt, die sich bewusst ist, dass unsere Beziehung nicht mehr funktioniert.«

Als ich meiner Patientin Lucy an diesem Tag zuhörte, fiel mir auf, dass kaum jemals eine Frau mit einer wirklich intakten Beziehung zu mir in die Praxis gekommen war, um ihre Medikamente auszuschleichen. Die Scheidungsrate während eines solchen Transformationsprozesses ist auffallenderweise außerordentlich hoch.

Ich rate meinen Patientinnen, von denen die meisten Kinder haben, ganz sicher nicht, sich von ihrem Partner oder Ehemann zu trennen, und ermutige sie auch nicht dazu. Aber es kann eine natürliche Konsequenz sein, sich im Zuge der Transformation des Selbst auch von Beziehungen zu verabschieden, die das frühere Selbst eingegangen war. Im Prozess muss der Kokon einer Paarbeziehung bisweilen durchbrochen werden, damit sich das neue, selbstbestimmte Selbst herausschälen kann. Wie können Sie feststellen, ob das auch auf Sie zutrifft? Das hängt davon ab, was Sie wollen.

Wie Harville Hendrix, Helen LaKelly Hunt, David Deida, Kim Anami, Robert Augustus Masters und andere glaube ich, dass die Hülle des romantischen Zweiergespanns ein perfektes Labor für zwei Dinge sein kann: die Heilung von Kindheitswunden und die Erfahrung der transzendenten Kraft der erotischen Energie, die uns mit dem Göttlichen verbindet. Mit der richtigen Art von Unterstützung kann Ihnen diese primäre Beziehung ein Gefühl tiefer Sicherheit und sinnlicher Heilung vermitteln und gleichzeitig Ihre ursprünglichsten Wunden offenbaren, damit Sie die Möglichkeit haben zu heilen.

Der Autor und Psychotherapeut John Welwood beschreibt Beziehungen als eine einzigartige menschliche Gelegenheit zur alchemistischen Transformation, eine Chance, unseren latenten Ängsten vor unserer eigenen Schattenenergie zu begegnen. Er schreibt: »Die Öffnung zum anderen lässt auch alle möglichen konditionierten Muster und Hindernisse an die Oberfläche treten ... unsere tiefsten Wunden, unser Festhalten und unsere Verzweiflung, unsere schlimmsten Ängste, unser Misstrauen, unsere stärksten emotionalen Auslöser.«[5]

Ungeheilte Wunden aus der Kindheit können zu Instabilität in einer Beziehung führen. In einer faszinierenden Studie untersuchten die Forscher die Zusammenhänge zwischen Erziehungsstil einerseits und Entzündungen und Depressionen der Kinder im späteren Leben andererseits.[6] Sie kamen zu dem Schluss, dass Menschen, deren Eltern sich ihnen gegenüber ablehnend verhalten hatten, im Erwachsenenalter vielfach sowohl Entzündungen als auch depressive Symptome entwickelten und sich mit einer hohen Wahrscheinlichkeit die Entzündungen und Depressionen noch verstärkten, wenn sie dann Probleme in ihrer Paarbeziehung hatten. *Liebesbeziehungen sind wichtig,* weil sie heilen oder in Form von sogenannten depressiven Episoden die Seele zum Aufbegehren treiben können. Die Autoren der genannten Studie verweisen auf eine andere Studie, laut der Probleme in der Paarbeziehung mit einem 2,7-fachen Anstieg der schweren depressiven Episoden in den folgenden zwölf Monaten einhergehen. Beziehungen können ein Käfig oder ein Tempel sein. Das mag der tiefere Grund dafür sein, dass meine Patientinnen, wenn sie zu ihrem wesentlichen Selbst erwachen, aus der Paarkonstruktion ausbrechen müssen, die sie während der Zeit ihrer medikamentösen Behandlung aufgebaut haben ... und die hohe Scheidungsrate von Anfang bis Ende der Genesungsarbeit ist ein Beweis dafür, dass die Beziehungsauflösungen oft Teil eines notwendigen Abstoßungsprozesses sind.

Wie können Sie also Ihre Vergangenheit in einer gegenwärtigen Beziehung heilen? Vielleicht haben Sie unter schwerem sexuellem, körperlichem oder emotionalem Missbrauch gelitten. Oder vielleicht sagte Ihre Mutter eines Tages, als Sie sieben Jahre alt waren, etwas zu Ihnen, das die zelluläre Programmierung für ein angstvolles Leben festlegte. Wie integriert man eine solche Dissonanz und wird wieder ein Ganzes? Sollten Sie sie ignorieren? Um des lieben Friedens willen medizinisch behandeln? Einfach durchhalten?

Nein. Sie wollen Ihren Überzeugungen auf den Grund gehen und sie mit Ihrem mitfühlenden Gewahrsein transformieren, denn das Kindheitstrauma hallt in den Beziehungen (auch den platonischen) im Erwachsenenalter nach. Nachstehend finden Sie einige Anregungen für die Heilung von Wunden aus der Kindheit, mit denen Sie in Ihrer Zweierbeziehung konfrontiert werden könnten.

HEILEN IN BEZIEHUNGEN

Erkennen Sie Ihre Auslöser. Ist es Ihnen schon einmal passiert, dass Sie völlig unverhältnismäßig auf das Verhalten des Partners reagiert haben? Vielleicht hat Ihr Mann Kekse gegessen und das Kaugeräusch hat Sie förmlich zur Weißglut gebracht, Sie wären ihm am liebsten an die Gurgel gegangen? Wir alle haben verschiedene Knöpfe, die gedrückt werden können, insbesondere wenn wir uns gestresst, überfordert oder verletzlich fühlen. Diese »Auslöser« (Trigger) wurden durch Ihre Kindheitserfahrungen gesetzt, all die kleinen Traumata, die im Nervensystem definieren, wie Gefahr für Sie aussieht.

Achten Sie auf die Muster, wenn Sie aus dem Gleichgewicht gebracht, verletzt, beleidigt oder defensiv werden. Wann wollen Sie unbedingt recht haben, weil Sie sich ins Unrecht gesetzt fühlen? Auslöser sind oft durch das Gefühl »Das ist nicht gerecht« gekennzeichnet – der Schlachtruf der Opfermentalität. Das verwundete Kind aktiviert seine Abwehrreaktionen der Kontrolle, Manipulation und des Verlangens, im Recht zu sein. Sich dieser Trigger bewusst zu werden ist wesentlich, um die damit verbundenen Abwehrmechanismen zu erkennen und die Verantwortung für Ihre Heilung zu übernehmen. Verwundbarkeit kann sich schrecklich anfühlen und sie ist der direkte Weg zu genau dem, was wir wollen – Kontakt, Verbindung, Intimität und Liebe.

Halten Sie das Gefäß instand. Der Schmelztiegel einer monogamen Liebesbeziehung schafft die Verpflichtung, die notwendig ist, um nicht vor dem auftauchenden Schattenmaterial zu fliehen. Man kann nirgendwohin laufen, sich nirgendwo anders Aufmerksamkeit oder Intimität beschaffen und es gibt keine Hintertür-Bedingungssätze. Das ist der Grund, warum und wie eine solche Zweierbeziehung die Energie der Verwundungen in der Kindheit radikal umwandeln und alle im Schatten liegenden Schwachpunkte erhellen kann, damit auch sie geliebt werden können.

Achten Sie darauf, ob irgendwo Energie aus dem Schmelztiegel austritt. Für viele mit einer Vorgeschichte von sexuellem

Missbrauch zum Beispiel sind Flirten und sexualisierte Dynamiken zu einem Mittel geworden, um sich in der Welt sicher zu fühlen, das Gefühl der Kontrolle über eine ansonsten ungewohnte Machtdynamik zu haben. Überlegen Sie, bei welchen Gelegenheiten Sie flirten, das Potenzial vergangener Beziehungen einbeziehen, sich die Möglichkeit einer sexuellen Energie außerhalb der Beziehung offenhalten. Fragen Sie sich auch, ob Sie Energie bei Ihrer Arbeit, bei grenzenlosen platonischen Beziehungen oder anderen zwanghaften Objekten der Aufmerksamkeit verlieren. Stellen Sie Ihre Beziehung an die erste Stelle, und sie wird Sie während Ihrer Transformation halten.

Sprechen Sie in Gefühlen. Es kann unwiderstehlich sein, alte Abwehrmaßnahmen einzuleiten, sobald der Beziehungspartner auf einen der Auslöseknöpfe drückt. Wenn Sie die Fähigkeit kultivieren, die Auslösung zu beobachten, und Ihr Körper immer mehr zu einem Informationsgefäß wird, das Ihre Herzenergie übersetzt – spüren Sie eine Beklemmung in der Brust? Einen Knoten im Bauch? Müssen Sie schlucken? –, werden Sie die Fähigkeit entwickeln, in Bezug auf Ihre Auslöser und über Ihre Gefühle zu reden. Sie werden sagen können: *Ich spüre plötzlich Wut in meiner Brust aufsteigen*, statt: *Ich hasse es, wenn du das tust!* Oder auch nur: *Jetzt merke ich, wie etwas in mir ausgelöst wird* – als eine Einladung, sich durch einfache Berührung oder Blickkontakt zu verbinden und dann respektvoll miteinander zu diskutieren. Die Gefühle sprechen eine sehr einfache Sprache. Als jemand, der sich auf die Kunst versteht, das eigene Kindselbst und dessen Verletzlichkeit in einem dunklen Keller zu verstecken, kenne ich die Macht von ausgeklügelten Geschichten und Erzählungen als Reaktion auf so einfache Empfindungen wie »Liebst du mich?«. Wenn Sie den Mut haben (denn diese Stufe der Verletzlichkeit kann sich peinlich und äußerst unangenehm anfühlen), sich mit Ihrem Kindselbst in Ihrem Herzen zu zeigen und seine einfache Kleinkindsprache zu übersetzen, dann kann der Schwertkampf der Egos genau an diesem Punkt enden.

POLARITÄT IN BEZIEHUNGEN

Ein kritischer Aspekt für die Energetik einer heilenden Liebesbeziehung ist das Konzept der Polarität oder eines komplementären Kräfteverhältnisses. Damit dieses Gleichgewicht zustande kommt, *müssen Sie sich entscheiden, ob Sie die männliche oder die weibliche Polarität sein wollen.* Wie C. G. Jung lehrte, haben wir alle eine *Anima* und einen *Animus* in uns, einen weiblichen und einen männlichen Archetyp. Es ist ein omnipräsentes Ziel, beide Seiten zu fördern, aber eine Seite ist wahrscheinlich Ihr dominanter Ausdruck, unabhängig von Ihrem Geschlecht, Ihrer sexuellen Orientierung oder Ihren Beziehungsvorlieben.

Laut dem weisen und leidenschaftlichen David Deida, Autor von zehn Büchern über die sexuellen und spirituellen Beziehungen zwischen Männern und Frauen, können Sie Ihren Wesenskern durch die Beantwortung einer einfachen Frage ergründen: *Möchten Sie sich lieber hingeben oder sexuell selbst die Oberhand behalten?* Die Person mit weiblicher Essenz wird den tiefen Wunsch hegen, sich hinzugeben und genussvoll ihrem vollen Ausdruck der Empfänglichkeit zu öffnen. Da Menschen akzeptiert und geliebt sein wollen und polares Verhalten von der Außenwelt zurückgewiesen wird, bilden sie laut Deida als Schutzmechanismus komplementäre Persönlichkeitsschichten, sogenannte Zwiebelschalen. Diese umhüllen den sexuellen Kern im Wechsel zwischen maskulin und feminin. So kann zum Beispiel eine weibliche Schale des Sich-Schmückens die männliche Schale des Strebens und der karriereorientierten Unabhängigkeit umhüllen, und diese umhüllt wiederum einen zarten weiblichen Kern, der sich danach sehnt, wegen seiner hellen Energie wahrgenommen zu werden.

Deida erörtert die verschiedenen Bewusstseinsstufen für das Feminine und das Maskuline. Seiner Ansicht nach wächst das weibliche Bewusstsein von der ersten Phase der Bedürftigkeit über die zweite Phase der Unabhängigkeit *(Ich brauche keinen Mann* und *Alles, was er kann, kann ich besser)* bis hin zur dritten Phase der Öffnung zur hingebungsvollen Sehnsucht nach der männlichen Ergänzung, durch die man mit dem Göttlichen in Kontakt treten kann. Das Weibliche, so Deida, will Fülle und Liebe. Die erste männliche Stufe ist ein Fokus auf Macht und Finanzen. Die zweite Stufe markiert die Entwicklung zum Dienstleister in der und für die Welt. Die dritte Stufe ist die Hingabe an spirituelles Wachstum um jeden Preis, eine furchtlose Verpflichtung, in bewusster Gegenwart im Licht des Weiblichen zu ruhen. Das Maskuline will Leere und Freiheit.

Zusammen schaffen diese beiden Kräfte, weiblich und männlich, die Verschmelzung von Bewusstsein und Licht und sind selbst eine Methode zur Kanalisierung der mystischen Energie des Quantenfeldes.

Die Arbeit innerhalb des Konzepts der Polaritäten hilft uns, uns an den vielen Schichten von Abwehrmechanismen und Aspekten unserer gewohnheitsmäßigen Tendenzen zu orientieren. Sie stellen eine Ausdehnung der Verwundung und des Verbergens der Wunde unserer Essenz dar.

DAS WERK DER FRAUEN

Frauen wie ich und die meisten, die ich kenne, übernehmen seit Jahrtausenden die Vergötterung der männlichen Prinzipien des Tuns, der Beherrschung und der Kontrolle. Und auch die Männer machen sich diese unausgewogene Männlichkeit zu eigen und führen Leben, in denen Verwundbarkeit, Emotionen und tiefere intuitive Antriebe als Schwächen angesehen werden.

Wenn Sie sich dafür entscheiden, das weibliche Prinzip zu pflegen, können Sie nicht darauf bestehen, Ihren Partner zu kontrollieren, zu verplanen, zu überlisten, zu kritisieren und zu korrigieren. Mit einer solchen männlichen Energie machen Sie es ihm schwer, in Erscheinung zu treten, und letztendlich wird dies entweder zu einer Feminisierung seiner Energie oder einem Duell der männlichen Pole führen. Lernen Sie, tief durchzuatmen und nachzugeben, auch wenn Sie das Gefühl haben, etwas besser zu wissen oder zu können oder klüger zu sein. Das ist nicht immer leicht, aber es verhilft Ihnen dazu, weicher zu werden und eine neue Art von intuitiver, aufnahmefähiger und kreativer Kraft zu entwickeln, die zum Handeln inspiriert, ohne zu lenken. Sie dient dem Verzicht auf die Heilung sabotierende Notwendigkeit, recht zu haben. Wenn dies die Art von Wachstum ist, die Sie für sich selbst als Individuum anstreben, kann es sehr wohl sein, dass eine Liebesbeziehung die Grundlage für Ihre eigene spirituelle Entwicklung ist.

Ich glaube, was Frauen (oder die weibliche Polarität in der Beziehung) wollen, ist Schutz. Man könnte annehmen, dass dies ein Schutz vor den Gefahren draußen in der Welt wäre, aber in Wirklichkeit wollen wir, dass das heilige Männliche aufsteht und uns hilft, uns vor unserem eigenen Schatten zu schützen. Wenn ich mich zum Beispiel verletzlich fühle (das Gefühl habe, ich könnte verurteilt, verlassen oder nicht geliebt werden), gehe ich in die männliche Rolle, denke nach und suche nach Argumenten dafür, dass ich ein besseres, tieferes oder genaueres Verständnis für das habe, was vor sich geht. Mein persönliches Schattenmerkmal ist, dass ich den Drang verspüre, meine Perspektive zu vermitteln (also die Geschichte zu kontrollieren). Dadurch verliere ich die Verbindung zu meinem Herzen, und dies hält mich davon ab, die Angst vor dem Verlassenwerden, das Gefühl der Unzulänglichkeit oder die Scham zu empfinden, die das Abwehrverhalten antreibt. Wenn mein Partner nicht klar genug oder nicht präsent genug ist, um mir zu helfen, diese Schwachpunkte zu sehen, bemerke ich sie möglicherweise selbst nur schwer. Ich verliere vielleicht die Gelegenheit zu lernen, wie ich auf meine Auslöser nicht reaktiv reagieren kann, um endlich zulassen zu können, dass die Gefühle meines Kindselbst von meinem erwachsenen Bewusstsein gefühlt, anerkannt und gezügelt werden.

Die meisten mächtigen Frauen haben nicht gelernt, bewusst mit unserer emotionalen Energie (und Sensibilität) zu arbeiten (weil wir in der Angst erzogen wurden, uns verletzlich zu fühlen), und wir wollen von jemandem geleitet werden, der uns genug liebt, um uns im Zaum zu halten, uns herauszufordern und dabei zu helfen, dass wir Rechenschaft über unsere höchste Ausdrucksform geben, nichts weniger. Wenn wir also unsere

Abwehr- und Kontrollmechanismen aktivieren, sagt das Maskuline: *Hör auf und spüre, wogegen du dich zu verteidigen versuchst. Ich kann dir helfen, diese Emotion zu erleben und anzuerkennen, anstatt auf sie zu reagieren.* Es handelt sich um eine Art Verschmelzung, die sich aus Grenzen – was brauche ich und wie kann *ich* arbeiten, um dieses Bedürfnis zu verstehen und sogar zu erfüllen? – und einem immer stärker werdenden Gefühl der persönlichen Verantwortung für unsere Erfahrung ergibt. Je weniger wir urteilen, desto weniger erwarten wir, und je neugieriger wir auf die Erfahrung des anderen werden können, desto ausgeprägter ist die Fähigkeit zum heiligen Kontakt durch die Beziehung.

Erwachsen zu werden und sich von Mustern zu befreien, die uns das Gefühl geben, nur ein halber Mensch zu sein, erfordern eine erweiterte emotionale Kapazität. Insbesondere geht es um ein sich vertiefendes Okaysein mit unglaublich intensiven Gefühlen von Angst, Wut, Scham, Ablehnung und Verlassenheit. Anstatt in die alte Abwehrstruktur hineingezogen zu werden, die Sie davon abhielt, die gegenwärtige Realität vollständig zu spüren oder zu erleben – essen, vermeiden, sich zurückziehen oder in meinem Fall mentalisieren und meine Perspektive geschickt verteidigen –, *entscheiden* Sie sich einfach dafür zu fühlen. Sie haben die innere Bestätigung, sicher zu sein, dass Ihr Kindheitsschänder nicht vor Ihnen steht, dass Ihre Eltern nicht im Raum sind und dass Sie erwachsen genug sind, um den Sturm im Inneren zu bewältigen und ihn einfach existieren zu lassen. Erwachsen zu sein bedeutet, dass Sie stark genug sind zu beschließen, zuzusehen und sich zu öffnen, auch wenn Ihre Persönlichkeit eigentlich zurückschrecken und sich verschließen möchte. Auf diese Weise werden wir zu Erwachsenen und sind keine Kinder mehr, die sich als Erwachsene verkleiden.

Paarbeziehungen können eine unglaublich starke Methode zur Vervollkommnung sein, aber auch ein Kanal für das Entstehen des organisierenden Prinzips der Göttlichkeit, in kleinen Etappen überall auf der Welt. Ich glaube fest daran, dass die Kultivierung des heiligen Männlichen und des göttlichen Weiblichen diesen Planeten retten wird, eine heilende Beziehung nach der anderen. Und das liegt daran, dass der Eros das Gegenmittel zum rationalen Materialismus ist, der uns sagt, dass wir auf taubem Gestein mitten im Nirgendwo treiben und willkürlich zuschlagenden Kräften von Gefahr und Vernichtung ausgesetzt sind. Emotion, Sinnlichkeit und Vergnügen entstehen aus einer Weltanschauung, die uns sagt, dass wir hier sind und eine menschliche Erfahrung machen, einfach um die Kraft und das Geheimnis dessen, was ist, zu sein, zu fühlen und zu kennen.

Reisetipps für gemeinsames Unterwegssein

Tipp 1: Neugierig sein

Wenn Sie sich ungerecht behandelt, beleidigt oder anderweitig missverstanden fühlen, ersetzen Sie Vorwürfe durch Neugierde. Fragen Sie, was los ist, und verpflichten Sie sich, Zeuge der Erfahrung Ihres Partners zu sein. Es können tatsächlich zwei Wahrheiten gleichzeitig existieren. Die Entscheidung, Liebe und Vertrauen in den Vordergrund zu stellen, wird wahrscheinlich zu Erfahrungen führen, die die Weisheit dieser Entscheidung widerspiegeln. Anstatt Ihre Überzeugung für gut gerechtfertigt zu halten, verpflichten Sie sich, die Möglichkeit in Betracht zu ziehen, dass Ihr Partner Ihnen etwas zeigen kann, das Sie noch nicht sehen. Am Ende ist das, was Sie fühlen, wahrscheinlich eine lang vernachlässigte und sehr reale Emotion aus Ihrer Kindheit oder sogar von Ihren Vorfahren. Können Sie also möglicherweise Dankbarkeit für die Chance empfinden, die dieser Konflikt bietet? Er ist eine Gelegenheit, das zu fühlen, was Sie bereits in sich tragen.

Tipp 2: Die Wahrheit sagen

Nehmen Sie sich eine Stunde pro Woche Zeit, um sich gegenseitig in die Augen zu sehen und sich das zu sagen, was sonst vielleicht ungesagt geblieben wäre. Teilen Sie etwas mit, das auszusprechen Sie bisher nicht gewagt haben, und verpflichten Sie sich, alles anzunehmen, was Ihr Partner Ihnen mitteilen möchte, wobei der Schwerpunkt auf den Gefühlen und nicht auf den Details liegen sollte.

Tipp 3: Die Auslöser (Trigger) des Partners erkennen

Wir alle empfinden Liebe auf unterschiedliche Weise. Erkennen Sie die Verwundbarkeit Ihres Partners beziehungsweise Ihrer Partnerin in Bezug auf sein beziehungsweise ihr vergangenes Trauma. Lernen Sie, dass Sie Liebe auf eine Art und Weise zeigen können, die sich für Sie weniger natürlich anfühlt oder Ihnen sogar merkwürdig vorkommt. Bei einem männlichen Partner ist vielleicht ein rauer Tonfall ein Auslöser, bei einer Frau eine unbeantwortete Nachricht. In einem Klima der persönlichen Verantwortung und der Verpflichtung zur Selbstliebe ist die Erfüllung solcher Bedürfnisse durch einen Partner das spirituelle Sahnehäubchen. Erforschen Sie diese Muster gemeinsam, damit die Geister der Vergangenheit anstandslos die Beziehung verlassen können.

GEMEINSCHAFT: DIE MAGIE DES STAMMES

Wenn sich Ihr neues Leben entfaltet, werden Sie sich mit Spiegeln Ihres höchsten Potenzials umgeben wollen, um das richtige (neue) Unterstützungsnetzwerk zu organisieren. Nach der anfänglichen Arbeit während des einmonatigen Reset-Programms haben Sie die Energie freigesetzt, die Sie brauchten, um Ihre Beziehungen endlich in Ordnung zu bringen. Niemand kann allein eine tief greifende Transformation durchlaufen. Wir brauchen uns gegenseitig, um uns zu erholen – und um aufzublühen.

Das von mir empfohlene Ernährungsprogramm ist mit Sicherheit eines der Portale zum Wohlbefinden. Die VMR-Teilnehmer sagen aber, dass darüber hinaus die Gemeinschaft vielleicht das wichtigste Element ihrer Heilungsreise ist. Die Onlinegruppe ist ein unglaublich kraftvoller Heilungsraum, und ich werde täglich von den in diesem Forum hinterlassenen Nachrichten der Teilnehmer inspiriert. Andere finden eine Gemeinschaft durch ihr bewusstes Leben: eine ganzheitliche Selbsthilfegruppe, eine Yoga- oder Meditationsgruppe am Wohnort, die Waldorfschule ihrer Kinder oder vielleicht sogar durch das Teetrinken mit jemandem, mit dem man in der Buchhandlung ins Gespräch gekommen ist. Wie auch immer Sie Unterstützung erhalten mögen – wenn Sie zu Ihrem wahren Selbst erwachen, hört Ihre Seelenfamilie diesen Ruf und eilt herbei. Diese neuen Freundschaften, Dynamiken in Liebesbeziehungen und partnerschaftliche Zusammenarbeit entstehen aus dem Gewebe Ihrer neuen Lebenserfahrung. Und Sie werden es merken, wenn Sie solche Menschen finden, denn Sie werden das Gefühl haben, in ihrer Anwesenheit ganz Sie selbst sein zu können. Die Menschen werden in Ihre Sphäre kommen, sobald Sie dies zulassen. Sie werden Ihnen Ihr höchstes Potenzial widerspiegeln und ein Bild von Ihnen festhalten, selbst wenn Sie sich verloren und davon getrennt fühlen.

WUNDEN DER GEMEINSCHAFT

Wir sind gesellige Tiere, unsere Gesundheit und unser Wohlbefinden hängen von dem Erleben von Gemeinschaft ab. Früher war es normal, dass viele Menschen unter einem Dach zusammenlebten, aber heute, mit unseren Einfamilienhäusern und -wohnungen und den digitalisierten Welten, haben wir nicht mehr das Gefühl, dass unser Stamm uns hält. Durch unser digitales Leben sind wir mehr miteinander verbunden und doch gleichzeitig weniger erfüllt, denn das Bedürfnis nach Gemeinschaft wird nur oberflächlich gestillt, während die Wunde darunter eitern kann. Diese Realität wird zum Beispiel in dem Artikel »The Effect of Mobile Phone Use on Prosocial Behavior« (Der Einfluss der Mobiltelefonnutzung auf prosoziales Verhalten) beschrieben.[7]

Unsere unbefriedigten Grundbedürfnisse können sich als suchtähnliche Verhaltensweisen manifestieren, wenn wir versuchen, Mängel wie das Fehlen eines Stammes zu heilen. Diverse Studien haben gezeigt, wie mächtig die Gemeinschaft bei der Lösung von Suchtproblemen sein kann. Bereits 1978 führte der kanadische Psychologe Bruce K. Alexander das berühmte »Rat-Park-Experiment« durch, das einen völlig neuen Blick auf Drogenabhängigkeit eröffnete.[8]

In Alexanders Experiment hatten Ratten, die mit anderen Artgenossen im sogenannten Rat Park (Rattenpark), einer sehr großzügigen Laborumgebung, gehalten wurden, die Wahl, entweder reines Leitungswasser oder mit Morphin versetztes Wasser zu trinken. Andere Ratten, die isoliert in engen Käfigen gehalten wurden, hatten die gleiche Auswahlmöglichkeit. Alexander stellte fest, dass die in Gemeinschaft lebenden Ratten das Morphin im Großen und Ganzen verschmähten und das Wasser bevorzugten, während die isolierten Ratten viel größere Dosen der Morphinlösung aufnahmen – etwa 19-mal mehr als die Tiere im Rattenpark. Auch Ratten, die an 57 aufeinanderfolgenden Tagen nichts anderes als Morphinwasser erhalten hatten, wählten nach ihrer Verlegung in den Rattenpark das pure Wasser und gingen sozusagen freiwillig auf Entzug. Egal, was Alexander und sein Team auch sonst noch versuchten, sie schafften es nicht, bei den im Rattenpark lebenden Tieren so etwas wie eine Sucht zu erzeugen.

Auf der Grundlage der Studie kam das Team zu dem Schluss, dass Drogen an sich keine Sucht hervorrufen, sondern dass Sucht vielmehr durch Gefühle der Isolation, Einsamkeit, Hoffnungslosigkeit und mangelnden Kontrolle aufgrund unbefriedigender Lebensbedingungen verursacht wird. Dies sagt uns, dass Gemeinschaft selbst bei Tieren die beste Prävention und Behandlung von Drogenmissbrauch ist (auch das Zwölf-Schritte-Programm der Anonymen Alkoholiker ist wahrscheinlich vor allem deshalb so erfolgreich, weil es den Teilnehmern eine Gemeinschaft bietet).

»Erst wenn uns diese Dinge endlich gewährt werden, werden wir erkennen, dass wir die ganze Zeit ohne diese Liebe, diese Anerkennung und die Unterstützung des Dorfes gelebt haben.«
FRANCIS WELLER, AUTOR VON THE WILD EDGE OF SORROW

Unsere Gesundheit ist auf viele Arten mit unserer Erfahrung menschlicher Bindungen verflochten. Die Wissenschaft sagt uns, dass gesellschaftliche Isolation zu chronischen, tödlichen Entzündungen führt.[9] Warum fühlen sich dann so viele von uns, obwohl wir doch auf Verbundenheit und Gemeinschaft bedacht sind, verloren und allein und leiden unter den psychischen und physischen Folgen der »Wunde der Gemeinschaft«?

Das Pulsierende dieser Wunde wurde mir bei einem Workshop bewusst, als ich eine Übung machte, bei der ich einem mir Fremden zwei Minuten lang in die Augen sah. Bereits innerhalb der ersten 30 Sekunden flossen Tränen. Dies ist die nahezu universelle Erfahrung dieser Art von Intimität, denn wir alle sind in der Gemeinschaft verwundbar. Aber die einfache Verbindung mit einem Fremden kann uns zeigen, wie wenig erforderlich ist, um die Maske zu entfernen und zu spüren, was fehlt; um uns in einem anderen zu sehen und um tiefes Mitgefühl mit uns selbst aufsteigen zu lassen.

Die Wunde der Gemeinschaft ist in meinem Fall eine tiefe Wunde. Ich wollte zeit meines Lebens unabhängig sein und habe es durchgezogen. Andere um Rat, Anleitung oder Unterstützung zu bitten, war für mich immer eine Form von Schwäche. Ich wusste nicht, dass ich mit dieser Einstellung einfach nur ein starkes Verlangen tief in mir vergrub, das mich, sobald ich es ans Tageslicht befördern würde, mit unerfüllten Bedürfnissen und Trauer in Berührung bringen würde.

Eine tiefe Heilung dieser Wunde habe ich durch die Waldorfschule meiner Töchter erfahren, in der sich Eltern, die sich der Lehre Rudolf Steiners, des Begründers der Anthroposophie, verschrieben haben, im Dienst des geistigen Kerns ihrer Kinder zusammenfinden. Ich war bereit, diese Gemeinschaft wirklich zu umarmen, weil ich während meiner vielen dunklen Nächte Seelenschwestern an meiner Seite gehabt hatte, die mich darauf vorbereiteten, mehr Liebe in meinem Leben zu empfangen.

TRENNUNG ODER VERBINDUNG?

Mein Freund Charles Eisenstein, Autor von *Die schönere Welt,
die unser Herz kennt, ist möglich* und anderen seelenerweiternden Texten, hat eine Erklärung dafür, warum wir alle so leiden.
Unsere Entfremdung hat ihren Ursprung in der von ihm so bezeichneten »Geschichte der Entfremdung«. Die Geschichte der
Entfremdung ist die kartesianische Geschichte des Dualismus:
Leib-Körper einerseits und Seele-Geist andererseits. Es ist eine
Geschichte der Menschen als getrennt von der Umwelt, Gott
und ihrer Seele. In dieser Geschichte verbirgt sich der kollektive
Schmerz, den diese Trennung und ihre unzähligen Folgen und
Auswüchse verursachen.

Eisenstein fordert, dass wir uns in eine andere Geschichte begeben, eine, die er das Prinzip des »Interseins« nennt, mit einem
intelligenten Universum, das auf Kooperation und Mitgestaltung,
nicht auf Dominanz, basiert. Es ist die Geschichte einer weiblicheren Kraft, die perfekt zur uralten Weisheit passt; diese Kraft
bricht falsche Grenzen auf und beleuchtet die miteinander verbundenen Systeme innerhalb des Körpers, zwischen Körper und
Umwelt und sogar zwischen uns und unserer göttlichen Macht.

Wir müssen uns alle entscheiden, an welche Geschichte wir
glauben wollen. Sind Sie, wie es laut Alan Watts die herrschende
Ansicht ist, ein »zufälliger Mikroorganismus, der ein winziges
kugelförmiges Gestein besiedelt, das sich um einen unbedeutenden Stern am äußeren Rand einer der kleineren Galaxien dreht«,
und streben Sie die Herrschaft über die Natur, über die Bösen
und über Ihre schadhaften und mangelhaft funktionierenden
Körperteile an? Oder sind Sie ein Wesen mit einzigartigen Gaben und erheben Sie die Erfahrung anderer durch Ihre eigene
Verbundenheit mit dem Geist in Ihnen und um Sie herum in
einem Netz bewusster, intelligenter und zielgerichteter Energie?

Es ist an der Zeit, zu einer gefühlten Erfahrung unseres
Menschseins zurückzukehren, und das erste Zeichen der Bereitschaft ist der Schmerz der Belastung dieser Verbindung, ihre Abwesenheit. So viele von uns suchen nach dem einen Menschen,
der sie bei diesen Bemühungen anleitet, aber es kann sehr gut

sein, dass wir es gemeinsam tun müssen. Der vietnamesische buddhistische Lehrer Thich Nhat Hanh erinnert uns daran, dass der Guru der Zukunft die Gemeinschaft ist. Er meint damit, dass die einzigartige Alchemie unseres Zusammenseins letztlich dazu dienen wird, uns zu befähigen zu heilen und zu leiten. Der Guru ist nicht der Experte und der Guru ist vielleicht nicht einmal einfach »im Inneren«. Stattdessen ist der Guru das Geflecht, die Vereinigung, das Ganze, das größer ist als die Summe seiner Teile, und es kann sein, dass wir nicht vollständig heilen können, ohne dass die Heiligkeit dieser Realität jeden unserer Momente prägt.

Aus diesem und weiteren Gründen habe ich als Ergänzung zu diesem Buch das *Vital Life Project* ins Leben gerufen, eine Gemeinschaftsbewegung, die einen sicheren Raum für das Bewusstsein der Selbsterneuerung schafft (Einzelheiten finden Sie auf meiner Website und am Schluss dieses Buches). In dem Projekt durchlaufen wir jeden Monat einen Schritt einer gefühlten Veränderung der körperlichen Gesundheit, um die angeborene Heilungsreaktion zu wecken, wobei die Energie einer Gruppe die Dynamik der Veränderung antreibt.

MEDIZINISCHE BEHANDLUNG: ERHÖHTES GEWAHRSEIN FÜR UNSERE ENTSCHEIDUNGEN

Wenn wir an Beziehungen denken, denken wir an miteinander kommunizierende Menschen. Wir pflegen aber Beziehungen zu allem um uns herum, zur Welt der Natur ebenso wie zu Systemen und Institutionen. Wir alle haben eine Beziehung zum dominanten medizinischen System. Für die meisten von uns ist die gewohnte Reaktion auf medizinische Behandlungen von Angst und Reaktivität bestimmt. Wir haben unser Vertrauen an Autoritäten ausgelagert, die uns das mit erschreckenden Prognosen über unsere Gesundheitsaussichten und einer neuen Normalität chronischer Krankheiten danken. Wir haben in unserer kollektiven Liebesbeziehung mit unserem Intellekt und dem Versprechen, die Welt, die Natur und unseren Körper zu beherrschen, unser wesentliches Selbst verloren.

Und es gibt eine unbewusste Botschaft, die jedes Mal, wenn Sie zu einem Arzt gehen oder ein Rezept einlösen, eingebettet ist: Sie lautet, dass etwas mit Ihnen nicht stimmt, und Sie sich selbst nicht helfen können. Wenn Sie glauben, Ihre körperlichen Symptome, Ihr Verhalten, Ihre Stimmung oder Ihr Verstand müssten »repariert« werden, sagen Sie *Nein* zu sich selbst und suchen bei anderen Hilfe und die Bestätigung, sich als Opfer Ihres eigenen Körpers zu erleben.

Aber es gibt noch einen anderen Weg, den Sie einschlagen können, und dazu gehört *Wissen*, nicht Denken.

Stellen Sie die Verbindung zu Ihrem inneren Kompass wieder her, um in innigeren Kontakt mit dem zu treten, was Ihre Seele als wahr empfindet: dass Ihre *Antwort* auf Krankheit, von einem Ort tiefen Glaubens im Körper aus, und ein achtsames Leben Ihre beste Behandlung sind. Angesichts dessen bedarf jede einzelne Interaktion mit dem medizinischen System einer bewussten Bewertung: Was sagt das über meine Überzeugungen rund um Gesundheit und Körper aus? Im Zeitalter der Konsensmedizin ist es unerlässlich, jede Annahme über schulmedizinische Behandlungen in das grelle Licht der Wahrheit zu tauchen.

Es läuft auf Folgendes hinaus: Wenn Sie sich stark, frei und echt fühlen wollen, müssen Sie gesundheitliche Entscheidungen treffen, die das Bewusstsein widerspiegeln, das Sie verkörpern möchten. Es bringt nichts, einerseits hingebungsvoll Yoga zu praktizieren und andererseits die Nummer des Hausarztes eingespeichert zu haben, um ihn bei jedem beängstigenden Symptom zu kontaktieren. Sie müssen sich entscheiden, ob Sie glauben, dass Ihr Körper eine angeborene Weisheit besitzt, eine Lebenskraft, die ihn leitet und harmonisiert. Dass Krankheit ein Beweis für ein Ungleichgewicht ist – körperlich, geistig, spirituell, zwischenmenschlich oder ernährungsbedingt – und dazu einlädt, im Dienst des Gleichgewichts Veränderungen umzusetzen.

Die andere mögliche Perspektive wäre, dass wir mit unserem Schicksal, das von unseren Genen bestimmt wird, geboren werden. Dass unsere Körper fein kalibrierte Maschinen und dementsprechend anfällig für Störungen sind, die eine Reparatur, Wartung und Instandhaltung erfordern. Dass »wissenschaftlich alles geklärt« ist. Dass Ärzte über jeden Vorwurf erhaben sind. Dass es besser ist, auf Nummer sicher zu gehen.

Sie können nicht beides haben: Entweder Sie sind mit Ihrem Körper verbunden und unterstützen ihn oder Sie kontrollieren und bekämpfen ihn, weil Sie und Ihre Mitmenschen Angst vor seinen Reaktionen haben. Denn jedes Mal, wenn Sie zu Tabletten greifen, sagen Sie dem Körper: *Du Armer, du hast es selbst nicht im Griff, du brauchst Hilfe.* Sie erzwingen eine Botschaft der Unterdrückung durch ein System, das sagt, *Fühlen* sei prinzipiell gefährlich, obwohl Sie genau wissen, dass Ihre wahre Macht im Gefühl liegt.

»Jegliche Krankheit wird zuerst im Geist geschaffen.
In eurer Welt existiert nichts, was nicht zuerst als reiner
Gedanke vorhanden war. Gedanken sind wie Magneten, die
Auswirkungen anziehen. Der Gedanke ist als verursachendes
Moment vielleicht nicht immer so klar und deutlich erkennbar
wie zum Beispiel im Fall von ›Ich werde mir eine schreckliche
Krankheit zuziehen‹. Er kann sehr viel subtiler sein (...): ›Ich
bin es nicht wert zu leben.‹«
NEALE DONALD WALSCH, GESPRÄCHE MIT GOTT

EIN MEDIKAMENTENFREIES LEBEN

Wie sieht das Ganze in der Praxis aus? Was macht jemand mit Insulinresistenz, Diabetes, chronischen Kopfschmerzen, Reflux oder Allergien? Was tun, wenn Sie an einer schlimmen Erkältung, einem Muskelriss oder einer Magenverstimmung leiden und am liebsten zur nächsten Apotheke gehen würden, um ein Schmerzmittel oder Ähnliches zu kaufen?

Mein Rat: Informieren Sie sich, bevor Sie sich entscheiden, das ist das Allerwichtigste! Es ist nicht meine Aufgabe, anderen zu sagen, was sie zu tun haben, aber es *ist* meine Aufgabe, meinen Patienten und Lesern ihre Überzeugungen zu reflektieren, damit nicht den Horrorgeschichten erliegen, die ihr Verstand (ihr Arzt, ihre Mutter, die Medien) ihnen erzählen.

Eine informierte Einwilligung setzt voraus, dass Sie mehr wissen als das, was die Hersteller und Anbieter eines Produkts an Informationen herausgeben. Mehr als die Arzneimittelbehörden Sie wissen lassen. Und mehr als die Medien, diese einstigen Kontrollbastionen, veröffentlichen. Nur dann können Sie sich vom Lieber-auf-Nummer-sicher-gehen-Reflex befreien, der Sie bisher bei jeder medizinischen Entscheidung geleitet hat.

In Anhang B biete ich ein naturmedizinisches Instrumentarium an, das Sie bei der Neueinstellung Ihres Körpers in Bezug auf Stressoren, Konflikte und Entgiftung unterstützen soll. In ganz vielen Fällen dienen Symptome, die als erkennbare Infektionen auftreten, dazu, uns zu beruhigen und die grundlegende Selbstfürsorge zu verbessern. Die Verfügbarkeit dieser Instrumente kann dazu beitragen, reflexartig auftretende Ängste zu mildern und die Überzeugung zu erschüttern, dass wir »etwas nehmen müssen«, um gesund zu werden.

Resetter: Lucy

Es ist wirklich wahr: Wir sind die Experten in Sachen unseres eigenen Körpers und unserer Gesundheit. Nach Abschluss des Programms ist meine Angst jetzt *weitaus* geringer. Ich habe Fluoxetin, das ich 30 Jahre lang genommen hatte, fast vollständig abgesetzt, und ich fühle tiefen inneren Frieden.

In Zukunft habe ich vor, mir Informationen, die mir präsentiert werden, zwar erst einmal anzuhören beziehungsweise sie zu lesen, aber dann zu prüfen, ob sie mit meiner Erfahrung übereinstimmen oder ob es sich nicht eher so anfühlt, als sagte jemand anders »Du sollst« zu mir. Ich glaube daran, dass wir alle auf diesem Planeten das Beste tun, das wir können. Zu meinem zukünftigen Plan für mein Wohlbefinden gehört es, mich vollwertig zu ernähren, mich auf positive Gedanken zu konzentrieren und mich mit unterstützenden Menschen zu umgeben.

KINDER BRAUCHEN KEINE MEDIKAMENTE

Ich lebe komplett pharmafrei, und auch meine Töchter waren noch nie wegen einer Krankheit beim Arzt oder im Krankenhaus. Trotzdem verbrachte ich nach meiner Ausbildung in der Funktionellen Medizin Jahre damit, sie zur Einnahme von Nahrungsergänzungen mit Fettsäuren, Probiotika, Mineralien und Kräutern zu überreden. Aber irgendwann wurde mir das zu anstrengend, und ich merkte auch, dass ich, je mehr ich ihnen die Vitamine aufzwang, desto stärker die Botschaft vermittelte, dass ihr Körper diese brauchte und ohne unvollständig wäre. Und so einigten wir uns auf die Energiemedizin. Meine beiden Töchter nehmen bei Bedarf und in eigener Verantwortung Bachblüten und Homöopathie ein.

Durch die Diskussionen zu Hause war ich besonders inspiriert, den lehrenden Meister Mingtong Gu[10] während meines ersten Qigong-Trainings zu fragen, was diese kraftvolle Praxis Kindern bieten kann. Wenn die konventionelle Medizin das Newton'sche Körper-als-Maschine-Gesundheitsmodell repräsentiert, so steht Qigong für das Gegenteil, ein nicht lineares Seele-als-Körper-Gesundheitsmodell. Die uralte Praxis aus Visualisierung, Klängen und langsamen Bewegungen ermöglicht es jedem Menschen, radikale Selbstheilung von festsitzender Energie und zellulären Erinnerungen an Traumata – auch bekannt als *Krankheit!* – zu betreiben.

Hier sind Mingtongs Empfehlungen, wie Sie die Praxis des Qigong und der Energiemedizin in Ihre Familie bringen können:

- **Körpervertrauen fördern.** Wenn ein Kind in Ihrer Gegenwart stolpert und stürzt, was tut es dann? Es schaut, wie Sie reagieren, und übernimmt Ihre Reaktion. Zeigen Sie sich entsetzt, wird es anfangen zu weinen. Wenn Sie aber gelassen bleiben, wird es aufstehen und weiterlaufen! Ermutigen Sie Ihr Kind zum Beispiel mit Sätzen wie »Das ist nicht schlimm, damit kann dein Körper umgehen ... er weiß genau, was er jetzt tun muss ... ich kann dir helfen zu verstehen, was dein Körper dir sagen will«.

- **Beim Körper bleiben.** Helfen Sie Ihrem Kind, indem Sie es fragen, wo genau es etwas fühlt. Es kann auf die Stelle zeigen und den Schmerz oder das Gefühl beschreiben. Sie könnten sogar eine Körperreise mit ihm unternehmen. Wie sieht es bei ihm darin aus? Was sieht es?
- **Die Liebe dorthin bringen, wo sie gebraucht wird.** Die Inneres-Lächeln-Meditation ist genau das, wonach es sich anhört: die Praxis, die Energie eines Lächelns dorthin zu bringen, wo es wehtut. Dies entspricht der grundlegenden Praxis, sich auf den Schmerz, den Kampf und die Herausforderung zuzubewegen, anstatt sich davon zu entfernen. Sich dem Unbehagen anzunähern, es sogar zu lieben. Leiten Sie Ihr Kind an, in etwa so: »Stell dir ein warmes Licht vor, das von deinem lächelnden Gesicht nach innen zum Herzen und dann zu jedem Organ und jeder Zelle im Körper wandert und allen ein Lächeln bringt.« Diese einfache Praxis kann als Grundlage für eine lebenslange Akzeptanz dessen, was ist, dienen.
- **Gemeinsam meditieren.** Lachi ist eine der grundlegenden medizinischen Praktiken des Qigong; Mingtong Gu demonstriert sie in einem Video, das Sie auf YouTube finden können.[11] Kinder lieben es zu meditieren! Und sie lieben den Gesang. Verbringen Sie also ein paar Minuten damit, den »Lichtball« zu visualisieren und zu spüren und »Hao-la« zu chanten, was bedeutet: »Alles ist gut ... wird besser«, oder »Kai-her« zur Erweiterung und Sammlung. Ermutigen Sie Ihr Kind, den Ball dorthin zu bringen, wo es in seinem Körper wehtut, um die dort stecken gebliebene Energie zu mobilisieren.

Wenn die Symptome neu formuliert werden, nicht als Belästigung, nicht als Problem, sondern als Ausdruck des Körpers, dann werden Aufmerksamkeit, Unterstützung und gezielte Ausrichtung benötigt, werden *Selbstbefähigung, Selbstbewusstsein und persönliches Vertrauen* gestärkt. Dies sind die Schlüssel, um eine ganz andere Beziehung zu Gesundheit und Heilung freizusetzen – eine schönere Geschichte. Wir Eltern haben durch diese einfachen Übungen eine wertvolle Gelegenheit, das Bewusstsein der nächsten Generation zu verändern und damit zum Kern unserer wahren Arbeit als Eltern vorzudringen: unseren Kindern zu helfen, ihre Gefühle wahrzunehmen.

Im Dienst dieses Ziels haben meine Tochter Sofia und ich ein illustriertes Kinderbuch mit dem Titel *A Time for Rain* veröffentlicht, um Eltern dabei zu unterstützen, die Kraft der Gefühle – nicht nur des Glücks – bei der Heilung zu lehren, und um uns in zielgerichteter Harmonie miteinander zu verbinden.

Reisetipp für die medizinische Behandlung von Kindern

Heilen Sie sich zuerst selbst. Die Krankheiten unserer Kinder können Ausdruck unseres eigenen unverarbeiteten Schattenmaterials sein und unsere Trauer und unsere Ängste in sich bergen. Deshalb sage ich Eltern immer, dass ihre eigene Heilung Priorität hat. Die eigene Heilung ist das Mächtigste, das Sie für Ihre Kinder tun können, und sie wird außerdem die Energie bei Ihnen freisetzen, die spirituelle Entwicklung Ihrer Kinder zu unterstützen. Das sagt auch Dr. Shefali Tsabary, die in ihrem Buch *The Awakened Family: How to Raise Empowered, Resilient, and Conscious Children* die Meinung vertritt, dass unsere Hauptverantwortung als Eltern darin besteht, die Seelen unserer Kinder zu begleiten und zu ehren.

IHR ARBEITSLEBEN: WAS IST IHR ZIEL?

Sie haben also eine Sicherheitsüberprüfung hinsichtlich Ihrer Familie und Ihrer engen Beziehungen durchgeführt und sich darauf eingestellt, auf den Wellen Ihrer gesundheitlichen Herausforderungen zu reiten. Und dann wachen Sie eines Morgens auf und wissen, dass Sie Ihren Beruf nicht mehr ausüben können. Nie wieder. Keine Minute länger.

Viele meiner Patienten arbeiten, wenn sie zu mir kommen, in konventionellen Strukturen wie Schulen, Finanzinstitutionen und Krankenhäusern und geben während der Therapie ihrem Leben eine neue Richtung, um heilend, künstlerisch oder als bewusste Unternehmerin tätig zu sein. Ich habe immer wieder beobachtet, dass unser erster Impuls beim Aufwachen darin besteht, andere glücklich zu machen. Zu dienen. Etwas von uns selbst und unserem vollen Kelch zu geben. Ein Gefühl der Sinnhaftigkeit zu haben. Wir wollen das Gefühl haben, dass die Arbeit, die wir tun, sinnvoll ist. Und so tun meine Patienten etwas, das sie vorher nie für möglich gehalten hätten: Sie schaffen sich ein neues Leben, mit einer neuen Aufgabe.

Natürlich kann auch ein Bürojob mit geregelter Arbeitszeit erfüllend sein. Das Bewusstsein der Freude lässt sich in fast jeden Lebensumstand einbringen. Es ist nur so, dass die meisten von uns gut daran tun, ihre täglichen Aktivitäten auf das auszurichten, was ihnen Freude macht, bevor sie konsequent Freude in die täglichen Aktivitäten einbringen können. Neale Donald Walsch beschreibt das in dem Buch *Gespräche mit Gott* wie folgt:

Wenn der »Mann, der seine Familie ernährt, um jeden Preis und selbst auf Kosten seines eigenen Glücks« das ist, wer ihr seid, dann liebt eure Arbeit, denn das erleichtert euch die Schöpfung einer lebendigen Aussage eures Selbst.

Wenn die »Frau, die Arbeiten verrichtet, die sie hasst, um Verantwortlichkeiten Rechnung so zu tragen, wie sie sie sieht«, das ist, wer ihr seid, dann liebt eure Arbeit, denn sie unterstützt durchwegs euer Selbstbild, eure Selbstvorstellung.

Jeder Mensch kann alles lieben in dem Moment, in dem er versteht, was er tut und warum. Niemand tut irgendetwas, was er nicht tun will.[12]

Die Berufe, die wir aufgrund der Wunden unseres Kindselbst ergreifen, erfüllen uns in aller Regel nicht. Das Leistungs-/Produktivitätsprogramm ist eine auf Angst basierende Abwehrstruktur, und das erklärt, warum es keine noch so große Leistung gibt, die uns jemals wirklich befriedigt. Das ist auch der Grund, warum Sie, wenn Sie diese Strukturen auseinanderfallen lassen und mutig die Schockwellen finanzieller Sorgen, die Sorgen, »was wohl die anderen denken«, und das Gefühl des freien Falls bei Identitätsverlust ertragen, endlich Erfahrungen machen, die Ihnen tatsächlich tiefe Erfüllung und innere Ruhe bringen.

Die Japaner haben ein Wort dafür: *Ikigai* – »das, wofür es sich zu leben lohnt«. Es handelt sich um eine Geisteshaltung, die an der Quelle des Wertes im eigenen Leben oder der Dinge, die das Leben lebenswert machen, liegt. Das *Ikigai* jedes Menschen ist nur für ihn persönlich und spezifisch für sein Leben und seine Werte und Überzeugungen. Ihr *Ikigai* spiegelt Ihr inneres Selbst wider und drückt dies ehrlich aus, während es gleichzeitig einen Geisteszustand schafft, in dem Sie sich wohlfühlen. Aktivitäten, bei denen man sich *Ikigai* fühlen kann, sind nie durch eine Verpflichtung erzwungen, sondern eher spontan und immer willentlich unternommen, wodurch sich ein Gefühl der Zufriedenheit und des Lebenssinns einstellt. In der japanischen Kultur gilt *Ikigai* als »ein Grund, morgens aufzustehen«.

In westlichen Begriffen könnten wir uns *Ikigai* so vorstellen, dass es sich direkt darauf bezieht, ein Gefühl für den Energiefluss zu haben, unsere ursprüngliche Lebensenergie anzuzapfen, die verfügbar wird, wenn wir wirklich unserer Bestimmung gemäß leben. Der hinduistische Begriff dafür lautet *Shakti* (Sanskrit für »Kraft« oder »Energie«).

Diese Urenergie ist *immer* in uns und wartet darauf, freigesetzt zu werden. Aber wir haben sie gewöhnlich auf Befehl unserer produktivitätsorientierten Systeme eingesperrt und tun so, als existiere sie nicht. Wir gehen zur Arbeit, haken Aufgabenlisten ab, tragen unseren kleinen, aber bedeutenden Teil zur Zerstörung des Planeten bei und verschließen die Augen vor allem, was zu viele *Gefühle* hervorrufen könnte. Und dann fragen wir uns, warum wir so müde sind!

Fragen Sie sich einmal: Was tun Sie, um Ihre Lebensenergie anzuzapfen? Was in Ihrem Leben begeistert Sie wirklich? Wenn Ihre Antwort »Nichts« lautet, heißt das vielleicht, dass Ihre Seele Nein sagt – und Sie nennen das *Erschöpfung*.

Nachstehend habe ich aufgeschrieben, was eine Teilnehmerin meines Onlineprogramms sagte, nachdem sie das Programm abgeschlossen und große Veränderungen in ihrem Leben vorgenommen hatte:

Resetter: Nina

Emotional fühle ich mich ausgeglichener, stabiler. Ich habe an diesem Wochenende damit begonnen, das Escitalopram auszuschleichen, und obwohl dies sicher noch mit größeren Herausforderungen verbunden sein wird, fühle ich mich bereit, mich dem zu stellen. Eine dieser Herausforderungen ist die Entscheidung, meinen stressigen Job mit einem langen Arbeitsweg zu kündigen und solide Pläne umzusetzen, um eine private Praxis in meiner Stadt zu eröffnen. Dies ist Teil meines radikalen Selbsthilfeplans: keine zehn oder mehr Stunden pro Woche im Auto, keine Sitzungen mit großem Stress, keine sinnlosen und belastenden Projekte, und kein Achtgeben mehr auf all die Leute in der Agentur. Mein Schwerpunkt lautet (heute mehr denn je): Ich kümmere mich intensiv um meine kleine Tochter und mich selbst – der Rest kommt von alleine.

ENERGIERÄUBER

Müdigkeit und Erschöpfung eignen sich perfekt für das multinarrative Modell der Medizin. Die Psychiatrie sieht Müdigkeit als ein hirnbedingtes Ungleichgewicht oder Defizit an, das sich durch ein Stimulans oder Antidepressivum beheben lässt. Die Funktionelle Medizin betrachtet Müdigkeit eher als eine Folge körperlicher Ursachen: Schilddrüsenunterfunktion, Vitamin-B$_{12}$-Mangel oder schlechte Methylierung, adrenale Erschöpfung oder allgemeine mitochondriale Dysfunktion, bei der eine geringe Nährstoffversorgung und eine übermäßige Schadstoffbelastung die Energie erzeugenden zellulären Zentren beeinträchtigen.

Auch ich glaube, dass man zuerst den Körper heilen muss, um Angelegenheiten des Geistes zu klären, aber ich fordere Sie trotzdem auf, neugierig zu werden und nach dem Sinn der Müdigkeit in Ihrem Leben zu suchen, anstatt sie einfach als Fakt hinzunehmen. Was sagt Ihnen Ihre Müdigkeit? Ist sie ein Anzeichen für eine unvollständige Ausrichtung auf sich selbst und/oder eine bestimmte Tätigkeit, sogar auf Ihre Berufsauswahl? Ich zum Beispiel hasse das Einkaufen von Lebensmitteln. Meine Seele weiß offensichtlich, dass es etwas Falsches ist, zu einem Gebäude zu fahren und Papier gegen Lebensmittel zu tauschen, die ich weder selbst angebaut noch hergestellt habe. Ich gähne den ganzen Weg bis zum Supermarkt. Jedes Mal. Aber an meinem Schreibtisch, an dem ich das tue, was ich am meisten liebe, fühle ich mich wie an einen Strom führenden Draht angeschlossen, so viel Energie habe ich.

Wenn Sie sich müde, gereizt oder unkonzentriert fühlen, sehen Sie sich Ihr Leben genau an. Leben und arbeiten Sie so, wie es in Ihrem besten Interesse ist? Wenn nicht, wie können Sie ausbrechen? Können Sie eine andere Wahl treffen? Was ist es, zu dem Sie Nein sagen, und wie können Sie die Voraussetzungen für ein Ja schaffen?

Reisetipp für die Arbeit:
Mit dem Fluss gehen

Eine neue Stelle oder Position, die Ihnen einen Mehrwert bietet, finden Sie nicht unbedingt über LinkedIn. Wenn Sie sich im Fluss des eigenen erwachten Selbst befinden, müssen Sie sowieso keine großen Entscheidungen treffen. Zu tun ist lediglich, sich von diesem und jenem fernzuhalten (denken Sie an die in Teil 2 beschriebenen Methoden!) und sich jeden Tag neu der Selbstfürsorge zu widmen, damit Sie in der Lage sind, die Einladungen, Gelegenheiten und »Zeichen« zu erkennen und zu empfangen, dass eine neue Berufung in Ordnung ist, eine, die Sie mit dem verbindet, wofür es sich für Sie zu leben lohnt.

ALICIAS GESCHICHTE: WEIT GEÖFFNETE AUGEN

Ihre ersten Medikamente hatte Alicia bereits in der Collegezeit erhalten, wegen ihrer Angstzustände damals. Sie kam im Alter von 33 Jahren zu mir, entschlossen, die Medikamente abzusetzen, weil sie, wie sie sagte, nie das Gefühl gehabt hatte, dass diese mit ihrem Glaubenssystem übereinstimmten. Durch den Reset löste sie die Symptome des chronischen Reizdarmsyndroms sowie das nächtliche Asthma, dessentwegen sie seit der vierten Klasse immer einen Inhalator dabeigehabt hatte. Sie hatte bereits einige Entzugsversuche hinter sich, aber dieses Mal, nach dem Reset, gelang es ihr.

Sie schrieb mir:

Heute ist es zwei Monate her, seit ich zum letzten Mal das Escitalopram-Fläschchen aus meinem Kühlschrank geholt, die Flüssigkeit abgemessen und die giftige Substanz geschluckt habe. Die Zeit seit jenem Tag ist wie im Fluge vergangen, unglaublich …

Diese Reise war eine der härtesten, aber auch schönsten, die ich je in meinem Leben unternommen habe. Ich habe so viel gelernt und ich kann das brennende Gefühl im Bauch, das mich ständig zu einem höheren Ziel zieht, nicht beruhigen. Im Gegenteil – je länger das Absetzen des Medikaments her ist, desto stärker wird dieses Gefühl.

Um dieses Gefühl zu befriedigen, habe ich einst alle Wege ausgelotet, die sich scheinbar in dem Bereich befanden, in dem ich sein wollte. Jeden dieser Wege beschritt ich mit einem Gefühl der Besorgnis, denn eigentlich wusste ich schon jeweils vor der Annäherung daran, dass etwas nicht stimmte. Das waren all die Wege, auf denen mir das Universum nie ein klares Zeichen gegeben hat, Ja zu sagen. Es waren diejenigen, die mein jetziges »Karriere-Ich« für die »richtigen« halten würde ... das meiner Karriere, die ich machte, während ich von den Medikamenten abhängig war. Aber jetzt, nachdem ich erwacht bin, gehe ich ganz andere Wege. Mein kreatives Ich, das über zehn Jahre lang geschlafen hatte, wachte wieder auf und sagte: Tut mir leid, aber das machen wir nicht noch einmal, und ich wusste, dass ich zuhören musste.

Im Laufe der Zeit haben sich mir zwei Visionen vorgestellt, von denen ich weiß, dass ich sie verfolgen muss, und eine davon betrifft irgendwie auch Sie ...

Inmitten der sehr turbulenten Zeiten während des Ausschleichens sah ich diese Lichtschimmer und begann, sie aufzuschreiben, aus Angst, mein vernebelter Verstand würde sie vielleicht wieder vergessen. Und als sich so immer mehr und mehr dieser Gedanken auf den Papierseiten zusammenfanden, wurde mir klar, dass ich etwas damit anfangen musste. Ich wollte sicherstellen, dass andere, die diesen Schmerz durchmachen müssen, wissen, dass es Momente des Friedens geben wird. Mitten in der Nacht erwachte ich mit einer Vision eines Buches. Titelbild, Text, Kapitel – alles stand mir klar vor Augen. Ich machte das Licht an, nahm das Notizbuch zur Hand und fing an, alles aufzuschreiben, was ich sah, weil ich wieder einmal Angst hatte, dass mein scheinbar entführter Verstand sich nicht mehr erinnern würde. Zu diesem Zeitpunkt befand ich mich immer noch mitten im Ausschleichprozess und wollte erst dann »richtig« mit dem Schreiben beginnen, nachdem ich das rettende Ufer erreicht hatte. Eines Freitagmorgens schließlich, nachdem ich die letzte Dosis hinter mir hatte, nahm ich mir die Handschellen selbst ab und fing sofort mit dem Schreiben an. Ich habe keine Ahnung, ob ich jemals etwas damit machen werde, aber ich bin dieser Berufung gefolgt, weil es unmöglich war, ihre Anziehungskraft zu ignorieren.

Eine zweite Vision kam mir erst kürzlich, wieder mitten in der Nacht, im Schlaf. Während der Ausschleichreise wurde meine Seele wieder lebendig, so, wie es bei vielen der Fall ist, die das durchmachen. Ich bin jetzt wieder der Mensch von früher, aber mit einem Wissen, das man mit Geld nicht kaufen kann. Diese Bewegung, den Menschen zu zeigen, dass sie ihre Gesundheit selbst in der Hand haben, spornt mich an. Ihre Arbeit, die darauf abzielt, die Menschen erkennen zu lassen, dass sie ein Leben ohne Medikamente führen sollten, bringt mich innerlich zum Leuchten. Ich weiß aus erster Hand, wie sich das anfühlt, und es ist unglaublich ermutigend. Es ist aber auch hart, weil man es eigentlich von den Dächern schreien will und überzeugt ist, dass einem alle folgen werden. Ich weiß aber inzwischen, dass man nur denen wirklich helfen kann, die bereit und offen dafür sind.

Laut der Vision jener Nacht würde ich einen Beitrag zu Ihrer Bewegung leisten. Es ist mir nicht ganz klar, wie sich diese Unterstützung nun manifestieren wird, und ich bin mir nicht sicher, ob Sie meine Unterstützung überhaupt brauchen oder wollen, aber weil mir diese Vision so deutlich vor Augen geführt wurde, dachte ich mir, ich sollte die Handschellen erneut abnehmen und etwas unternehmen – und da bin ich nun.

Als ich mich heute Morgen an den Schreibtisch setzte, um Ihnen zu schreiben, kam eine E-Mail in meinen Posteingang über ein sehr ähnliches Thema. In diesem Moment habe ich einfach nach oben in Richtung Himmel geschaut und gelacht. Das Universum ist wirklich göttlich, wenn wir nur lernen, uns ihm hinzugeben. Ich bin dankbar für die elf Jahre, in denen ich hart gearbeitet und eine beachtliche berufliche Karriere hingelegt habe, denn sie hat sicherlich ihren Zweck erfüllt und mich dahin gebracht, wo ich in diesem Moment bin. Jetzt aber habe ich erkannt, wie wichtig es ist, dass meine Arbeit auch aus meiner Seele kommt, so, wie ich es mir als junger Mensch vorgestellt hatte.

◊

WIE ES WEITERGEHT

Im letzten Kapitel wird es darum gehen, wie es ist, als erwachter Mensch mit geheiltem Kindselbst zu leben. Wenn alle Aspekte des neuen Lebens so ausgerichtet sind und fließen, dass sie die größte Harmonie und Leichtigkeit erreichen. Die Werkzeuge, die Sie an die Hand bekommen, können Sie für den Rest Ihres Lebens gebrauchen, um Zugang zum Feld der Möglichkeiten zu erhalten und das Geheimnis, die Ehrfurcht und die Freude des Lebens zu spüren.

Kapitel 10

GLAUBE: VERTRAUEN IN EINEN GROSSEN ENTWURF

*»Was sein wird, wird gut sein,
denn was ist, ist gut.«*
WALT WHITMAN

Wenn Sie bis hierher gelesen haben, haben Sie die Botschaft bereits verstanden: Gesundheit ist nicht einfach nur eine Frage von Medikamenten oder keinen Medikamenten; es geht vielmehr darum, die Frage zu beantworten, die Ihre Symptome stellen. Wenn Sie das getan haben, können Sie sich dafür entscheiden, die Aspekte Ihres Lebens, die Sie krank, festgefahren und orientierungslos machen, abzulegen. Die laufende Arbeit dieses Transformationsprozesses ist eine Arbeit der Integration, und sie erfordert, dass Sie Ihr Leben aus einer neuen Denkweise heraus leben und wichtige Elemente Ihres Lebensstils mit dieser neuen Einstellung in Einklang bringen.

In diesem Kapitel geht es vor allem um eine weitere Phase Ihrer Transformation: die Integration einer spirituellen Sichtweise in Ihr tägliches Leben. Tag für Tag immer mehr zu erwachen erfordert Glauben, ein Gefühl, dass die Gestaltung Ihrer Reise intelligent ist. Ich werde Ihnen nachstehend Hinweise geben, wie Sie sich selbst dabei unterstützen können, Vertrauen und Zuversicht zu haben, dass Sie von etwas Größerem gehalten werden, um ein Leben des Flusses, der Ausdehnung und der Leichtigkeit zu führen.

Wichtig ist, dass ich kein spiritueller Guru bin, dem Sie blindlings folgen sollen. Ich möchte einfach das mit Ihnen teilen, was ich auf diesem Weg selbst erfahren und von denen gelernt habe, die ich in ihrer dunklen Nacht während des Prozesses des Erwachens begleitet habe. Nehmen Sie diese Überlegungen in Ihr Werkzeugkastensystem auf und seien Sie gewiss, dass Sie genau das, was Sie brauchen, anziehen wird, jetzt, da Sie klar genug sind, um es wahrzunehmen.

EINE VERZERRTE SICHT DER SPIRITUALITÄT

Unser westliches Paradigma dessen, was »normal« ist, verbietet jeglichen Sinn für wahre Spiritualität in unserer Kultur. Die Psychiatrie tut sich diesbezüglich besonders hervor, indem sie medizinische Standards auferlegt, die definieren, was in unserer menschlichen Erfahrung wirklich und was unwirklich ist. Die Psychiatrie blendet sinnliche Erfahrungen außerhalb des Verstandes, die sich als visuelle oder auditive Bilder manifestieren, aus und hängt ihnen das Etikett *Halluzinationen* an. Unecht.

»Die unsere Kultur beherrschende Weltsicht, die von der traditionellen westlichen Wissenschaft geschaffen wurde, ist in ihrer strengsten Form mit jeder Vorstellung von Spiritualität unvereinbar.«
Dr. Stanislav Grof

Während meiner Ausbildung habe ich klinische diagnostische Begriffe wie »magisches Denken« gelernt, um ungewöhnliche Wahrnehmungserlebnisse als psychotisch abzutun. Der Begriff »Beziehungswahn« dient dazu, jede Erfahrung von Bedeutsamkeit oder Synchronizität schlechtzumachen, und als »größenwahnsinnig« werden diejenigen bezeichnet, die es wagen, sich zu überschätzen.

Wenn menschliches Verhalten medikamentös behandelt wird und wir an diesem medizinischen System teilhaben, stimmen wir stillschweigend den Klassifizierungen von normal und anormal, akzeptabel und inakzeptabel, krank und gesund zu. Einige Verhaltensweisen sind akzeptierbar, andere nicht. Und die Anpassung an diese Erwartungen – auch wenn sie aufgrund von Zwang und Medikamenten erfolgt – ist wesentlich, um das zu bestärken, was als normal angesehen wird. Diejenigen, die ihre erwartete

Rolle in der Maschinerie dieses Systems nicht erfüllen, werden als weniger oder nicht leistungsfähig angesehen. Zur diesbezüglichen Quantifizierung weist ihnen die klinische Psychiatrie einen numerischen Wert auf der Grundlage der Bewertungsskala GAF (Global Assessement of Functioning) zu.

Aber was, wenn »leistungsfähig« zu sein bedeutet, an eine ganze Matrix von Illusionen zu glauben, von denen viele eine völlige Trennung von der eigenen Seele erfordern?

In Kapitel 1 habe ich beschrieben, dass diejenigen, die als »psychisch krank« bezeichnet werden, wie Kanarienvögel in einer Kohlegrube sind: Bei ihnen reagieren Körper, Geist und Seele extrem sensibel auf alles, was verkehrt ist, nicht stimmt, fehlausgerichtet ist und von der Wahrheit abweicht. Mit diesem Verständnis können Krankheiten als eine besondere Einladung angesehen werden zu erwachen, etwas eine konkrete Form zu geben und sich durch eine dunkle Nacht zu bewegen, eine enge Passage, in der eine weitere künstliche Haut abgestreift und eine Schicht freigelegt wird, die einer ungezwungenen Erfahrung des Seins, der Freiheit und der Freude näherkommt.

In diesem Sinne sind in Wirklichkeit alle die, die immer noch glauben, dass wir einfach, wie der Philosoph Alan Watts die vorherrschende Ansicht beschreibt, »*fleischgewordene Roboter auf einem toten Felsen*« sind, »*die sich mitten im Nirgendwo ausbreiten*«, diejenigen, die halluzinieren. Sie glauben, dass die Welt eine gleichgültige Kulisse ist, die Zufallskräften ausgesetzt ist, vor denen wir uns schützen müssen. Sie glauben immer noch an die Newton'sche Physik – linear-kausales Denken (Ursache–Wirkung), was man herausbekommt, ist das, was man hineinsteckt – und nicht an die subtileren, nicht linearen Quantenprozesse. Die Quantenphysik führt alle möglichen unbequemen Konzepte für diejenigen ein, die die irreführende Meinung vertreten, dass es eine objektive, messbare Realität bekannter Variablen gibt, die völlig vorhersehbar ein empfindungsloses Universum regiert.

Genau dieser lineare, dualistische Glaube aber ist eine kollektive Halluzination. Wer schon mystische Erfahrungen gemacht hat, weiß, dass es eine Illusion ist, die Naturwelt müsse verwaltet und kontrolliert werden; dass wir vielmehr aus der Komplexität des Seins auf diesem Planeten *hervorgehen* und dass es kein objektives Gut oder Böse gibt und vielleicht sogar überhaupt nichts Objektives.

Dementsprechend stellt sich die Frage: Was, wenn Ihre sogenannte psychische Erkrankung in Wirklichkeit ein Zeichen geistiger Gesundheit ist, eine Gelegenheit, Ihre Gaben zu wecken und auszudrücken, und wenn Menschen, die den althergebrachten Überzeugungen und Verhaltensweisen anhängen, die Kriterien für eine psychische Erkrankung eher erfüllen als Sie?

Dr. Joan Borysenko, eine brillante Autorin und Visionärin auf dem Gebiet der Psychoneuroimmunologie und der Geist-Körper-Medizin, hat in ihrem Leben selbst entsprechende Erfahrungen gemacht. Ich durfte sie bei einem Workshop erleben, als sie ihre bemerkenswerte Kindheitsgeschichte erzählte: wie sie im Alter von zehn Jahren eine alternative Realität erlebte, die von den Ärzten als »Psychose« und »Zwangsstörung« bezeichnet wurde. Nach einigen Monaten erholte sie sich fast über Nacht durch eine tiefe spirituelle Erfahrung, die ihre Wahrnehmung des Lebens für immer verändern sollte. Ein paar Momente des Kontakts mit der eigenen Seele – mit ihrer inneren Ärztin, ihrem authentischen Selbst – verschafften ihr die innere Kraft und Führung, die sie zur Heilung brauchte. Dieser flüchtige Blick auf ihre Seele während einer dunklen Zeit kennzeichnete ihre frühe spirituelle Entwicklung, die direkt zu dem prismatischen Wesen führte, das sie heute ist.[1]

SPIRITUELLES AUFTAUCHEN

In schamanischen Kulturen werden Menschen mit Halluzinationen als in einem positiven Sinne besonders oder begabt betrachtet. Der *Schamanismus,* allgemein als eine alte Heiltradition definiert, soll den Zugang zu einem sonst verborgenen Bewusstseinsbereich ermöglichen, in den die Kranken durch den Heiler gebracht werden. Mit Seelenrückholung, Reinigung und sogar tiefem Abschied von verstorbenen Angehörigen auf Seelenebene haben Schamanen ein breites und hochwirksames esoterisches Instrumentarium.

Vor noch nicht allzu langer Zeit erfuhr ich durch die Dokumentarfilmerin Emma Bragdon, die für IMHU (Integrative Mental Health for You) tätig ist, von der Arbeit Malidoma Somés, eines westafrikanischen Schamanen.[2] Somé spricht von einem *spirituellen Notfall*, wenn eine Person von spirituellen Erfahrungen überwältigt wird und orientierungslos ist. Somé glaubt, dass Menschen, denen das Etikett einer schweren psychischen Störung angehängt wird, extrem sensibel, wenn nicht gar hellsichtig sind und eine Ausbildung und Unterstützung brauchen, um ihre Aufgabe als Heiler oder Medium wahrnehmen zu können. Sie sind die verwundeten Heiler.[3]

»In der westlichen Kultur werden wir nicht geschult, wie man mit der Existenz parapsychologischer Phänomene, der spirituellen Welt, umgeht, oder auch nur darin, die Existenz dieser Phänomene zu erkennen. Stattdessen werden übersinnliche Fähigkeiten verunglimpft. Wenn Energien aus der spirituellen Welt in einer westlichen Psyche auftauchen, ist dieses Individuum völlig unfähig, sie zu integrieren oder gar zu erkennen, was geschieht. Das Ergebnis kann erschreckend sein.«
MALIDOMA SOMÉ

Das Wissen um übersinnliche Verbindungen mit Geistern ist bei uns nicht ganz unbekannt. Vor über 100 Jahren hat Dr. William James, der Vater der amerikanischen Psychologie, mit Erforschern parapsychologischer Phänomene zusammengearbeitet.[4] Er sagte, wir müssten solche Phänomene erforschen und sie als eine entscheidende Rolle bei den Herausforderungen des Menschseins betrachten. Diese Botschaft hat in der heutigen Forschung und Praxis der Psychologie bisher nur ein schwaches Echo gefunden.

Glücklicherweise löst sich eine Halluzination auf, sobald wir uns bewusst werden, dass es sich um eine solche handelt. Im Fall des dominanten Glaubenssystems – der am meisten kollektiv verbreiteten Halluzination – wird die Auflösung als *Erwachen* bezeichnet. Wenn wir erwachen, wird uns bewusst, dass die Geschichte, die wir uns selbst erzählt haben, eine Geschichte ist, nichts weiter.

Nennen Sie es »Leben in der Matrix«, nennen Sie es »Halluzination« oder »die Illusion« – wenn Sie Ihr Leben nach dem richten, was die Massenmedien, die Regierung und die Behörden sagen, kann eine Zeit kommen, in der Sie zusammenbrechen und vielleicht das Etikett ADHS, generalisierte Angststörung, schwere Depression, Schizophrenie oder bipolare Störung angeheftet bekommen. Man wird Ihnen sagen, dass *Sie* der oder die Kranke sind, dass etwas mit Ihrer eingebauten Hardware nicht stimmt. Es wird sozusagen der schamanische Zeigeknochen auf Sie gerichtet, und das Kollektiv wird die Ihnen auferlegten Einschränkungen begrüßen und unterstützen, damit die Infrastruktur der Illusion intakt bleibt.

Aber der Mörtel bröckelt. Zu viele von uns haben die Wahrheit gespürt, die Spiritualität ist. Vom Geist durchdrungen sein. Die eigene Seele zu spüren. Innezuhalten, tief einzuatmen und zu verstehen, dass man ohne das *gesamte* System des Seins auf diesem Planeten selbst nichts ist. Wenn Sie einmal die Furchtlosigkeit dieses Glaubens gespürt haben, können Sie nie wieder kontrolliert werden und sind endlich frei.

»Glaube ist ein Zustand der Offenheit oder des Vertrauens. Zu glauben ist wie sich dem Wasser anzuvertrauen. Wenn man schwimmt, hält man das Wasser nicht fest, weil man sonst sinken und ertrinken würde. Stattdessen entspannt man sich und lässt sich treiben … Die Haltung des Glaubens ist es loszulassen und offen zu werden für die Wahrheit, was immer sie auch sein mag.«
ALAN WATTS

WAS ES BEDEUTET, ERWACHT ZU SEIN

Heute befinden wir uns trotz des vorherrschenden Glaubenssystems inmitten eines spirituellen Zeitgeistes. In jeder Stadt gibt es einen New-Age-Laden, der Kristalle und Tarotkarten verkauft, man schämt sich fast, wenn man noch nie Yoga gemacht hat, und jeder hat einen »Heiler«. Aber was bedeutet es, »wach« zu sein? Sicherlich kann es nicht einfach nur heißen, über ein ausreichendes Einkommen zu verfügen, das für das Zubehör für von östlichen Kulturen inspirierte Praktiken ausgegeben werden kann.

Der Weg meines eigenen spirituellen Erwachens war alles andere als vorhersehbar. Wie ich schon einmal erwähnte, war ich von dem Moment an Atheistin, als ich meine eigene Entscheidung treffen konnte. Ich blieb es und vertrat meine Ansicht streitbar nach außen, dass der Glaube an eine höhere Macht etwas für schwache Menschen sei, die abends eine Gutenachtgeschichte brauchen, um einschlafen zu können.

Mein Weg war voller Zusammenbrüche und Durchbrüche, intensiver und scheinbar unerbittlicher Arbeit an mir selbst, was mich vielfach veranlasste, der Leichtigkeit, dem Vergnügen und dem Weniger-Tun den Vorrang zu geben. Die Worte meines Mentors, Nicholas Gonzalez, spiegeln das Dilemma wider, in dem ich mich befand und in dem so viele stecken, wenn sie vom Unglauben zu einem größeren Verständnis gelangen. In einem Brief an mich schrieb er: »Atheismus ist für mich so etwas wie Akne im Jugendalter. Eine Phase, die viele durchlaufen und die dazu bestimmt ist, aus ihr herauszuwachsen und vergessen zu werden. Leider bleiben zu viele ›kluge‹ Menschen in den jugendlichen Ebenen des spirituellen Verständnisses stecken, was sie in ihrem persönlichen Leben einschränkt und in unserem speziellen Beruf, dem des Arztes, daran hindert, wirklich heilend zu werden.«

Im Westen scheint es, als hätten wir die Wahl zwischen zwei Lagern: Atheismus oder konfessionelle Religion, die die Spiritualität ins Unphysische und Nichtmaterielle verbannt. Aber in Wirklichkeit gibt es noch eine weitere Möglichkeit. Ein anderer Weg könnte ein wahrhaft spiritueller sein, ein Weg, auf dem man in allem, was ist, werdende Vollkommenheit findet und sich einem kosmischen Entwurf unterwirft, einem großen Metaorganismus, zu dem wir alle zelluläre Komponenten beitragen – voneinander abhängige Teile eines Ganzen, das paradoxerweise darauf angewiesen ist, dass jede Zelle intakte Zellwandgrenzen hat! Das Bemühen, die Schichten der illusorischen »Was du siehst ist alles, was es gibt«-Realität abzulösen, ist der spirituelle Weg. In diesem Prozess erkennen Sie das Gefühl wahrer Freiheit und auch, dass Ihr illusorisches Selbst nur ein aufwendiger Ausgleich für die Wunde war. Sobald Sie dazu in der Lage sind, sind Sie frei, sich an dem erwachsenen Bewusstsein von Klarheit, Stärke und Vertrautheit zu orientieren, mit emotionalen Zuständen aus der Perspektive des Zeugenbewusstseins. Sie verstehen, dass Sie im Schöpfungsakt das Universum selbst sind.

Aber mit Ihrer ersten mystischen Erfahrung kann eine Bindung an dieses Gefühl der Ausdehnung, des Lichts und der Einheit entstehen. Durch spirituelle Umgehung ignorieren und missachten auf raffinierte Art viele, die sich auf den Pfaden der Selbstentwicklung und metaphysischen Suche befinden, die Rolle der schmerzhaften Emotionen in der gesamten menschlichen Erfahrung.

Robert Augustus Masters, der oft als Experte für die Art und Weise zitiert wird, wie Menschen Spiritualität nutzen, um die Verantwortung für ihre Handlungen abzugeben, beschäftigt sich in seinem Buch *Spiritual Bypassing* mit der spirituellen Umgehung. Er lädt uns dazu ein, unsere Schattenelemente im Schoß der Spiritualität willkommen zu heißen. Und er mahnt, dass jede Art von Selbstgerechtigkeit hinsichtlich der eigenen Spiritualität nur eine weitere Form von Schattenmaterial ist. Tiefe Spiritualität ist das Aufgeben des Bedürfnisses, vor etwas zu fliehen oder auf etwas zuzulaufen, und stattdessen das Akzeptieren dessen, was ist, und dann das Erkennen, was dieses »Was« für einen persönlich bedeutet. Masters schreibt: »Die spirituelle Umgehung zu durchtrennen bedeutet, sich den schmerzhaften, verzerrten, geächteten, unerwünschten oder anderweitig verleugneten Aspekten unserer selbst zuzuwenden und so viel Vertrautheit wie möglich mit ihnen zu entwickeln.«

Resetter: Risa

Vor fünf Jahren war mein Körper durch Stress und eine von Zecken übertragene Infektion so kaputt, dass ich inkontinent war und mich außerdem nicht mal mehr auf eine Fernsehsendung oder das Lesen des Kindergartenbuchs meiner Tochter konzentrieren konnte. Ich wurde sogar auf die früh auftretende Unterform von Alzheimer getestet. Nachdem ich nun aber das Reset-Programm abgeschlossen habe, verbessern sich meine kognitiven Funktionen allmählich wieder und ich kann Dinge tun, die vorher nicht mehr möglich waren. Ich fühle Freude, Hoffnung und Energie, die aus mir in das Universum strömen, und ich fühle, dass ich Teil von etwas Großem, etwas Positivem bin, das ich noch nie zuvor gefühlt habe. Das ist nicht nur »Esoterik-Kram«. Das sind echte Veränderungen, die geschehen, und sie sind unglaublich kraftvoll und befähigend.

EIN NEUES LEBEN: ZEIT ZUM AUFSTEHEN

Es kommt ein Moment in jedem Erwachen, in dem es Zeit ist, wie ein Erwachsener das Ruder des eigenen Lebens zu übernehmen. Erst dann wird das wirkliche, *erwachsene* Du geboren. Sie müssen der Chef/die Chefin Ihrer Erfahrung werden, denn in der Quantenrealität, mit der Sie jetzt in Einklang stehen, schaffen Sie mit Ihren Überzeugungen und Absichten, was Sie selbst wollen – Sie sind verantwortlich.

Wenn Sie durch die Gefühlserfahrung hindurchgegangen sind, diese mächtigen Kräfte zu mobilisieren (dies geschieht in Wellen), können Sie sich von einem Ort erwachsener Autorität aus auf Ihr Kindselbst beziehen. Sie beginnen den lebenslangen Prozess der Selbsterziehung auf eine Art und Weise, die Ihnen als Kind wahrscheinlich nie zuteilgeworden ist. Das nennt sich Selbstermächtigung.

Sie entscheiden sich dafür, nicht mehr wie ein erwachsenes Kind durch das Leben zu rennen: anmaßend, emotional reaktiv und Dynamiken ausspielend, die in der fernen Vergangenheit hätten bleiben sollen. Dort wurzeln unsere Opfergeschichten – weil wir herabgesetzt, beschämt, verletzt und vernachlässigt wurden, zu einer Zeit, in der wir Schutz und bedingungslose Liebe gebraucht hätten, in der man uns hätte ermutigen und sagen sollen, dass wir okay sind. Wenn Sie beginnen, diese Wunden zu heilen, müssen Sie die Opferhaltung hinter sich lassen. Vergessen Sie niemals: Die Schulmedizin ködert Sie, indem sie die Opfermentalität bei Ihnen bestärkt, dass Sie schließlich nichts anderes tun können, als Medikamente zu nehmen. Dann fühlen Sie sich vielleicht gut und bestätigt, aber letztendlich bleiben Sie dadurch auf der Kindheitsstufe und werden nie zu einem mündigen und initiierten Erwachsenen.

Als ich einen großen Schritt in meinem Leben machte und mir alle Mühe gab, um nach einem einschneidenden spirituellen Erwachen meine erwachsene Identität bewusst zu erschaffen, bekam ich eine wichtige Chance wahrzunehmen, dass keine Reparatur des Äußeren das Innere in Ordnung bringt. Es stellte sich heraus, dass nicht das Wohnen in New York City mich zu einer neurotisch getriebenen Workaholic-Produktivitätssüchtigen gemacht hatte. Nein, dafür war ich ganz allein verantwortlich.

Die ersten drei Monate nach dem Umzug verbrachte ich damit, mich auf das zu konzentrieren, was trotz all der Hebel, die ich in Bewegung gesetzt hatte, um an den neuen Ort zu gelangen, im großen Rahmen meines Lebens *noch immer* nicht ganz richtig war. Ich konzentrierte mich darauf, was noch nicht stimmte. Wer musste noch mitkommen? Was musste zusammenpassen, was es bisher noch nicht tat? Es war eine Liste, auf der ich beharrte, wie der CEO eines unprofitablen Unternehmens. Mein Scheinwerfer leuchtete alles aus, wodurch letztendlich die »Ich fühle mich gut, wenn …«-Illusion aufrechterhalten wurde, dass mein Okaysein davon abhängt, das Leben so und nicht anders zu gestalten, anstatt endlich die Teile von mir zusammenzutragen, vor denen ich immer noch gewohnheitsmäßig weglief.

Eines Tages hatte ich genug. Genug von meiner Mangelmentalität. Meiner Negativität. Das Rauschen des Unbehagens, das die Bindung an zukünftige Ergebnisse erzeugt. Und ehrlich gesagt hatte ich auch genug davon, nicht alles *fühlen* zu können, das richtig war, die Perfektion aller Dinge, die ich durch meinen unglaublich komplizierten und unmöglichen Prozess der Auflösung und des Wiederaufbaus zu schätzen gelernt hatte.

Und dann sagte meine beste Freundin Tahra, ein intuitives Medium und meine so vielseitige Seelenpartnerin: »Wenn du etwas in deinem Leben nicht hast, dann nur, weil du es nicht willst.« Sie hatte recht; ich war süchtig danach, ein Opfer zu sein, und wählte freiwillig die Opferrolle, anstatt den Kontrollprogrammen gegenüberzutreten, die sich aus dieser Opferhaltung ergaben.

Hier sind zwei Strategien, die Sie anwenden können, um Ihr Leben selbst in die Hand zu nehmen und sicherzustellen, dass Sie auf dem Weg der erwachsenen Selbstbestimmung bleiben.

STRATEGIE NUMMER 1: UNBEHAGEN AKZEPTIEREN UND AUFHÖREN ZU KLAGEN

Wir Menschen im Westen neigen dazu, negativer zu sein als die Menschen der östlichen Kulturen, und beschweren uns über Dinge, bei denen Letztere nicht einmal auf die Idee kämen, darüber zu klagen. In Indien, einem Land, das ich besucht und in dem ich am Alltagsleben teilgenommen habe, haben die Menschen durch die Brille des westlichen Materialismus gesehen sehr wenig, worüber sie sich freuen können, und es ist fast unfassbar für uns, wie fröhlich, großzügig und dankbar sie trotzdem sind.

Es ist möglich, dass unsere westliche Negativität den Wunsch widerspiegelt, sich ganz zu fühlen. Im Gegensatz zu den Menschen in den Ländern der Dritten Welt spüren wir den Schmerz dessen, was uns unsichtbar fehlt; eine der Wurzeln des Wortes »klagen« (englisch: *complain*) ist das lateinische Wort für »trauern«. Wir spüren, wenn auch unbewusst, dass die Gemeinschaft, die Verbindung zur Erde und die intergenerationelle Weisheit aussterben. Wir haben klaffende Wunden, die wir notdürftig mit sekundären Befriedigungen versorgen. Wir wollen immer mehr, weil wir glauben, dass das, was wir bekommen – Haus, Job, Sex, Geld –, den Schmerz im Inneren stoppen wird, nur um dann festzustellen, dass es das eben nicht tut. Es ergibt daher Sinn, dass wir ständig danach streben, Abhilfe zu schaffen, weshalb wir uns umso mehr auf das Problem konzentrieren – und endlos lamentieren.

Für mich ist unsere westliche Negativität der Ausdruck unseres *Unbehagens mit dem Unbehagen*.

Um diesen Kreislauf zu stoppen, müssen wir unsere Komfortzone ausweiten, um schwierige Emotionen wie Trauer, Kummer und Angst einzubeziehen. Wir müssen die Suche nach der magischen Pille und der endgültigen Schnelllösung beenden, und stattdessen Nuancen und Bedeutung erfassen. Es liegt ein tiefer Trost im Ausloten des richtigen Zeitpunkts und der zielgerichteten Gestaltung dieser menschlichen Erfahrung.

Wenn Sie Ihre Schwierigkeiten in Bedeutung übersetzen können, haben Sie die Chance, sich zu befreien und sie tatsächlich zu spüren, anstatt sie einfach zu umgehen oder zu beheben. Das ist nicht dasselbe, wie sich über Dinge zu freuen, bei denen Ihr Geist Ihnen sagt, dass Sie falschliegen. Es ist keine Beschönigung. Es erlaubt die Koexistenz der Basstöne in der Sinfonie der hohen Töne. Auf diese Weise können Sie scheinbar negative Emotionen als Teil eines größeren Prozesses besser annehmen. Tatsächlich hat eine Studie mit 1300 Personen gezeigt, dass das Akzeptieren negativer Emotionen – statt sie zu unterdrücken, zu bekämpfen oder anderweitig zu überspielen – diese letztendlich vermindert![5]

Wenn Sie aufhören, gegen das anzukämpfen, was Sie fühlen – Angst, Einsamkeit, Verlassenheit, Wut –, verbringen Sie weniger Zeit damit zu klagen und sich auf das zu konzentrieren, was im Leben falsch läuft und korrigiert werden muss. Nur durch das Portal der Akzeptanz haben Sie die Möglichkeit, endlich in das große Okaysein des Ganzen zu fallen und wirklich ein erwachtes Leben im Glauben zu führen.

STRATEGIE NUMMER 2:
DAS LEBEN SELBST GESTALTEN

Als ich mit meiner »Entwicklung zum Erwachsenen« begann, sagte mir die Familientherapeutin, ich solle mich hinsetzen und meinen idealen Tagesplan schreiben. *Was?* Aber was ist mit den 10 000 Variablen, die ich unterbringen müsste, und der Logistik und den Finanzen und … *Setzen Sie sich einfach hin und erstellen Sie Ihren Wunschplan,* sagte sie.

Und das tat ich, obwohl es viel schwieriger war, als man sich das so vorstellt. Denn es ist die Norm, dass wir den größten Teil unserer Energie auf das konzentrieren, was wir *nicht* wollen, anstatt auf das, was möglich wäre. Sobald ich angefangen hatte, mich stärker auf meine Wünsche zu konzentrieren, manifestierten sich die Möglichkeiten, die ich aufgeschrieben hatte, in der Realität, und es gab Entwicklungen, die mir vorher unmöglich erschienen waren. Insbesondere die Familiendynamik wandelte sich, und es entstand ein Fluss, der mich in mein bestes Leben führte. Alles, was ich getan hatte, war die Ausübung meiner schöpferischen Autorität.

Hier sind einige wesentliche Leitlinien, die Sie bei Ihrer eigenen Erwachsenenentwicklung unterstützen können:

Um Ihre Macht zu besitzen, versuchen Sie, Ihre Opfergeschichte in Worte zu fassen. Unser Leben wird durch Muster definiert. Es kann sein, dass wir immer wieder kämpfen und durch die Hand anderer leiden. Was auch immer es ist, das Ihnen wiederholt passiert, fassen Sie es in einem Satz zusammen, schreiben Sie es auf und sehen Sie dann, welche Themen sich ergeben. Werden Sie immer wieder außen übergangen? Ignoriert, als wären Sie unsichtbar? Haben Sie dauernd Pech? Werden Sie ständig ausgenutzt? Wahrscheinlich haben diese Geschichten ihren Ursprung in einem frühen Stadium Ihres Lebens, als Sie einen solchen Glauben über sich selbst entwickelten, um Ihre Kindheitserfahrungen zu verstehen.

Ein Beispiel aus meinem Leben war, dass ich einem Familienmitglied, zwischen dem und mir es schon seit Jahren große Spannungen und Kränkungen gab, die wir beide dem jeweils anderen nachtrugen, eine Voicemail-Nachricht schickte. In meiner Voicemail brachte ich meine Ängste und mein Bedürfnis, gesehen und akzeptiert zu werden, zum Ausdruck. Ich schickte die Nachricht ab und machte mit meinem Leben weiter. Zwei Wochen verstrichen ohne eine Antwort. Ich sprach dann mit Freunden darüber, wie erwartbar das war: *Natürlich hat er nicht geantwortet. Er ist so egozentrisch und unfähig, mit mir umzugehen oder bewusst zu kommunizieren.* Wieder einmal fühlte ich mich als Opfer. Bis ich dann noch mal nachsah und feststellte, dass der Text gar nicht durchgegangen war. Das kleine rote Ausrufezeichen ließ mich erkennen, dass ich selbst eine Situation geschaffen hatte – wenn auch, ohne es zu merken –, in der ich mich weiterhin als Opfer fühlen konnte. Als mein Verwandter nach meinem erneuten Versenden der Mail nur wenige Stunden später antwortete, war ich gezwungen, das Unbehagen zu erfahren, das ich als Reaktion auf seine Offenheit und Empfänglichkeit empfand.

In dieser Situation hatte ich die Gelegenheit, das Wirken meines Schattens zu beobachten und die Möglichkeit zu akzeptieren, nicht länger ein Opfer zu sein, diese Geschichte fallen zu lassen. Stattdessen konnte ich mich an einen Ort der persönlichen Verantwortung für meinen Teil in einer schmerzhaften Beziehung begeben, die sich wandeln kann. Ich konnte Mitgefühl für die Angst entwickeln, die mich in einer von mir eigentlich verhassten Erfahrung aus lauter Mustern festhielt.

Es gibt unzählige Manifestationspraktiken, um das Leben zu entwickeln, das Sie verdienen, und um eine Erfahrung von sich selbst zu machen, die von alten Mustern und Konditionierungen und der Rolle befreit ist, die Sie als Kind gespielt haben, um den Ansprüchen Ihrer Eltern (und anderer Autoritäten) zu entsprechen. Das Gesetz der Anziehung, Reality Transurfing und andere Methoden erzählen alle die gleiche Geschichte: Werden Sie im Inneren klar, nutzen Sie die Quantenkraft von Gefühlen wie Dankbarkeit, und das Äußere wird Ihnen zeigen, dass das Unmögliche durchaus möglich ist. Sie müssen es nur einfordern.

»Wenn Sie sich Ihren schmerzhaften Emotionen zuwenden, insbesondere denjenigen, die Sie eher als negativ bezeichnen, werden Sie beginnen, ein stärker verkörpertes Gefühl der Ganzheit, ein Gefühl der verinnerlichten Wiedervereinigung und Gemeinschaft zu empfinden. Anstatt das, was in Ihnen unerwünscht, verleugnet, geächtet oder anderweitig beiseitegeschoben ist, aufzugeben oder zu transzendieren, können Sie es in Ihr Wesen aufnehmen, und zwar so lange, bis es nicht mehr ein entferntes ›Es‹, sondern Ihr zurückgewonnenes Sie ist.«
ROBERT AUGUSTUS MASTERS, EMOTIONAL INTIMACY

GRENZEN ÜBERWINDEN

Sobald Sie Ihre wahre erwachsene Macht beanspruchen, beginnen Sie, sich über die begrenzten Messwerte einer quantifizierbaren Energiereserve hinaus zu bewegen. Sie begeben sich in Ihren Flow hinein.

Sie haben vielleicht schon von dem Begriff des Flow gehört und denken, dass er gleichbedeutend mit Erfolg ist. Das stimmt so nicht. Der Zugang zu Ihrem Flow ist das Anzapfen von Energie, die nicht nur Ihnen gehört. Sie gehört uns, gehört allen.

Ihre endliche Energie nach einem »Rein gleich raus«-Ansatz zu verteilen, hätte im Kontext der teilchenbasierten Newton'-schen Physik Sinn ergeben, als wir dachten, Masse sei, wie sie aussieht – solide und endlich. Aber die neue Wissenschaft der Quantenphysik verneint das lineare Prinzip von Ursache und Wirkung; vielmehr organisiert sich »das Feld« selbst und spendet den scheinbar festen Teilchen mystische und fast unsichtbare Energiequellen für Ergebnisse, die sonst nicht vorhersehbar gewesen wären. Die Regeln ändern sich: Je weniger Sie tun, desto weniger kontrollieren Sie; je zurückhaltender und leiser Sie werden, desto *mehr* wird auf magische Weise erledigt; und je *stärker* Ihr Gefühl der inneren Sicherheit ist, desto *reicher* werden Ihre Erfahrungen.

Wenn Sie sich für einen quantenorientierten Ansatz entscheiden, müssen Sie den gewohnten Weg verlassen, um einfach auf der Welle zu reiten. Bei dieser Art von Lebensweise ist nichts nur gut oder nur schlecht; vielmehr ist alles Teil eines größeren Entwurfs, den Sie sich von Ihrem Blickwinkel aus gar nicht vorstellen können. In diesem Modell werden Sie durch ein größeres Organisationsnetz unterstützt. Sie sind Teil eines größeren Ganzen. Und Sie erhalten genau das, was Sie brauchen, genau dann, wann Sie es brauchen. Es ist etwas, das Sie *fühlen*, weil Sie einen Energiefluss anzapfen, der universell ist.

Der Zugang zu diesem Fluss kann ein spontanes Erwachen oder, wie ich es täglich in meinem praktischen Heilungsansatz erlebe, ein natürliches Auftreten von körperlicher Heilung und ein Waffenstillstand mit Ihrem Körper sein. Es ist eine Möglichkeit, den Weg Ihres Lebens durch andere Portale als Ihre Augen und Ohren zu erspüren. Es geht um die Kraft Ihres klaren Geistes, Potenzial und Möglichkeiten zu erzeugen, die von der reinen Logik her nicht vorhanden sein sollten.

Machen Sie also eine Bestandsaufnahme Ihrer geistigen und emotionalen Mieter, Ihrer Gedanken und Gefühle. Überprüfen Sie, ob Sie ihren Mietvertrag verlängern möchten. Und finden Sie heraus, wie sich das Leben anfühlen würde, wenn Sie sie wegschicken und an der Stelle, an der die schäbigen Mietshäuser standen, von der Natur eine atemberaubende Szenerie erschaffen lassen würden.

Resetter: Ali

Es geschieht etwas mit mir, das mich an Orte bringt, die ich mir nie hatte vorstellen können. Ich betrachte das Leben aus einer existenziellen Sicht, anstatt alltäglich, wie früher, Stress und Panik zu erleben. Ich sehe, wie ich mit dem Universum verbunden bin, und höre und fühle, wo ich am meisten gebraucht werde. Zufälle passieren täglich, etwa die Begegnung mit der richtigen Person zur richtigen Zeit. Ich habe keine Angst davor – ich bin nicht einmal mehr überrascht, wenn es passiert, weil es so oft passiert. Ich höre zu, ich sehe zu, ich beobachte. Ich mache eine Pause, bevor ich reagiere.

Das ist besser als jede Droge, die man nehmen könnte – einfach fantastisch.

DER WEG ZU IHRER INNEREN UNENDLICHKEIT

Auf dem Weg, der Sie über Ihre dunkle Nacht hinausführt – derjenige, auf dem Ihr reines Kindselbst seine rechtmäßige Position in Ihrem Herzen eingenommen hat, in Harmonie mit Ihrem Erwachsenenbewusstsein, und Ihr illusorisches Selbst sich verabschiedet hat –, werden Sie feststellen, dass die Reise noch nicht ganz beendet ist. Der spirituelle Weg windet sich immer mehr ins wilde Unbekannte mit Prüfungen, Herausforderungen und Offenbarungen, die dazu dienen, Sie für alle Orte zu erwecken, die Sie bisher verschlafen haben. Es kann anstrengend sein und sich unerbittlich anfühlen. Deshalb kann es für manche Menschen unerlässlich sein, sich direkt mit der Energiequelle, dem Göttlichen oder dem, was manche den Gottesraum nennen, zu verbinden, um zu spüren und zu wissen, dass alles perfekt ist.

Nachstehend beschreibe ich Ihnen einige Werkzeuge, die Ihnen helfen, sich mit dem Mystischen im Inneren und Äußeren zu verbinden, damit Sie das Feld der Möglichkeiten erschließen und das Geheimnis, die Ehrfurcht und die Freude des Lebens spüren können. Solche Werkzeuge sind zum Beispiel stille Meditation, psychedelische Substanzen, Weißes-Tantra-/Kundalini-Yoga, Qigong, holotropes Atmen und Tanz.

WERKZEUG NUMMER 1: PSYCHEDELIKA FÜR THERAPIE UND MYSTIK

Psychedelische Drogen waren einst das Emblem einer revolutionären Gegenkultur; heute sind sie hinsichtlich ihrer therapeutischen Anwendungen Gegenstand der medizinischen Forschung.[6] Aber ihr Gebrauch kann uns auch viel über mystische Zustände sagen, die uns den Zugang zum Glauben an einen größeren Plan ermöglichen. Mystische Erfahrungen sind das Portal zu dieser größeren Perspektive und werden oft als realer beschrieben als die »Realität«, wie wir sie kennen, als lebensbestimmende Veränderung für immer in das Bewusstsein eingegraben.

»Mystische Erfahrungen sind jene eigentümlichen Bewusstseinszustände, in denen sich das Individuum selbst als einen kontinuierlichen Prozess mit Gott, mit dem Universum, mit dem Grund des Seins oder welchen Begriff es auch immer aufgrund kultureller Konditionierung oder persönlicher Vorliebe für die letzte und ewige Realität verwendet, entdeckt.«
ALAN WATTS

Das Potenzial psychedelischer Substanzen, solche Bewusstseinszustände herbeizuführen, ist schon seit Längerem bekannt. Dr. Stanislav Grof, einer der Begründer der transpersonalen Psychologie und bahnbrechender Forscher auf dem Gebiet der Bewusstseinserweiterung, schrieb in seinem Vorwort zu Albert Hofmanns Buch *LSD – mein Sorgenkind: Die Entdeckung einer »Wunderdroge«*, die potenzielle Bedeutung von LSD und anderen Psychedelika für die Psychiatrie sei vergleichbar mit dem

Wert, den das Mikroskop für die Biologie oder das Teleskop für die Astronomie habe.

Heute erleben Psychedelika eine Renaissance, und das mag an der Zeitqualität liegen, die Michael Pollan in seinem Buch *Verändere dein Bewusstsein* beschreibt: »Es gibt Zeiten in der Evolution einer Art, in denen die alten Muster keinen Vorteil mehr bieten und die radikalen, potenziell innovativen Wahrnehmungs- und Verhaltensweisen, die mitunter durch Psychedelika ausgelöst werden, die beste Möglichkeit zur Anpassung darstellen können.«[7]

Hinter der Anwendung von *Entheogenen* für Therapien steht eine Menge Wissenschaft (Entheogene sind medizinisch definiert als Substanzen, in der Regel pflanzlichen Ursprungs, die eingenommen werden, um für religiöse oder spirituelle Zwecke einen ungewöhnlichen Bewusstseinszustand zu erzeugen). Es gibt immer mehr Studien, die zeigen, dass Entheogene eine positive Wirkung auf Depressionen haben,[8, 9] wobei Psilocybin die am ausführlichsten untersuchte Substanz ist.[10]

Mit Ansprechraten von bis zu 80 Prozent bei Angstzuständen und Depressionen können Pflanzen wie der psychoaktive Pilz Psilocybin uns helfen, mehr zu empfinden. Antidepressiva dämpfen die Reaktionen der Amygdala auf negative Bilder, während Psilocybin, ähnlich wie Mitgefühlsmeditationen, solche Reaktionen noch verstärkt.[11]

Interessanterweise stellten die meisten Studien fest, dass bei der Behandlung psychiatrischer Patienten mit Entheogenen keine ernsthaften Nebenwirkungen, Toxizitäten oder Abhängigkeiten auftraten. Kaum zu glauben, aber wahr: Psilocybin wurde von der FDA sogar für Studien zur Behandlung von arzneimittelresistenten Depressionen zugelassen.

Mehrere Studien haben gezeigt, dass Entheogene achtsames und kooperatives Verhalten fördern. In einer Studie über das Potenzial von Ayahuasca, einer im Amazonasgebiet wachsenden Liane, die für einen Pflanzensud in rituellen religiösen Zeremonien verwendet wird, wurde festgestellt, dass Ayahuasca zu einem tiefen Zustand der Ruhe führen kann, wie er auch durch die Ausübung von Meditationspraktiken angestrebt wird.[12] Eine andere Studie zeigte, dass die Einnahme von Ayahuasca signifikant erhöhtes divergentes Denken und vermindertes konvergentes Denken zur Folge hat, was darauf hindeutet, dass dieses Entheogen die Kreativität fördert und das Gefühl der Begrenztheit vermindert.[13] Interessanterweise sind Menschen mit psychedelischen Erfahrungen eher geneigt, sich selbst als Teil der Natur zu betrachten, sich mit ihr verbunden zu fühlen und sich dementsprechend umweltfreundlich zu verhalten.[14]

Entheogene haben die Fähigkeit, ein tiefes Gefühl der Verbundenheit mit dem Netz des Lebens zu fördern – mit der natürlichen Welt, mit anderen Menschen, mit dem Kosmos. Diese Verbindung macht es unmöglich, einfach mit dem Leben im Sinne des vorherrschenden Paradigmas fortzufahren, laut dem die Natur von den Menschen verwaltet und benutzt wird, die Produktion von Gütern und die Beschaffung von Geld eine zentrale Bedeutung haben und man sich unsere Körper als Maschinen vorstellen muss, die anfällig für sinnlose Funktionsstörungen sind. Viele Menschen beschreiben einen Unterschied zwischen dem Leben vor einer psychedelischen Erfahrung – und sei es auch nur eine einzige – und dem danach. Das Danach ist durch ein tiefes Gefühl des existenziellen Angekommenseins und der Erleichterung gekennzeichnet – eine Erfahrung von Klarheit, vor der oft eine qualvolle Reise steht, während der das Ego abgeworfen und zurückgelassen wird.

Keine Schnellschusslösung. Auch wenn diese Schnellspurchancen eine verkörperte Erfahrung des Kontakts mit dem spirituellen Bereich bieten können, erfordern sie in der Regel immer noch spirituelle Arbeit und die Verpflichtung, Erleuchtungserfahrungen in das tägliche Leben zu integrieren. Genau genommen ist eine solche Integration der Grund dafür, warum und wie solche Substanzen für den unvorbereiteten Reisenden manchmal destabilisierend sein können. Aus diesen Gründen sind der richtige Kontext, Anleitung, Unterstützung und informierte Zustimmung ein wesentlicher und unabdingbarer Teil des Heilungspotenzials, das diese Erfahrungen bieten können.

Meine Patienten nehmen während ihres Ausschleichungsprozesses keine Psychedelika ein. Allerdings machen sie in dieser

Zeit ähnliche Erfahrungen von innerer Dunkelheit und Ich-Auflösung, wie dies bei psychedelischen Reisen der Fall sein kann. Die Grenze des Bewusstseins kann – wenn sie erreicht, überschritten und aufgehoben wird – eine Art Tod eines früheren Selbst und eine Wiedergeburt in eine neue, erweiterte Selbstorganisation darstellen. Das Überleben dieses Prozesses ist hochgradig störend für ein illusorisches »Normal«. Der Preis für das neue Leben ist das alte Leben. Und alles wird überprüft, abgeglichen und erneuert.

Ein entscheidendes Definitionsmerkmal mystischer Erfahrungen ist ein Gefühl der Einheit oder das Erleben, mit allem, was existiert, eins zu werden.

Man kann sich vorstellen, dass dieses Gefühl der Einheit für diejenigen schwer zu erreichen ist, die in der Vergangenheit sexuellen Missbrauch, insbesondere Inzest, erlebt haben. Ich hatte das Privileg, meine Patientin Sasha auf dem Weg des Ausschleichens begleiten zu dürfen, nachdem sie 21 Jahre lang Stimmungsstabilisatoren, Opiate, Antidepressiva und Benzodiazepine eingenommen hatte. Danach setzte sie nur noch auf pflanzliche Arzneimittel. Ihre bemerkenswerten Aufzeichnungen über ihre Erlebnisse werden demnächst veröffentlicht. Der folgende Auszug beschreibt ihre Erfahrungen mit pflanzlicher Medizin etwa ein Jahr nach dem Absetzen der Psychopharmaka:

In dieser Nacht habe ich so viele dunkle Dinge wahrgenommen – Dinge, vor denen ich mich zu sehr gefürchtet habe, sie anzuschauen. Vieles von dem, was ich sah, drehte sich um Kindesmisshandlungen oder andere, spätere Übergriffe, und ich konnte sie mit Distanz betrachten, ohne zu urteilen. An manche Übergriffe und Details erinnerte ich mich zum ersten Mal, aber das Erinnern hat mich nicht mehr wie in der Vergangenheit (das heißt während der Gesprächstherapie) förmlich zerlegt. Ich konnte nun viel weiter sehen, als es mir vorher möglich gewesen war.

Ich erkannte schnell, dass meine Krankheiten und verbleibenden Kämpfe (Schuppenflechte, Schamlippen-

schmerzen, Rückenschmerzen et cetera) alles Formen von Selbstbestrafung waren, die ich mir selbst auferlegt hatte. Mir war nicht klar gewesen, dass ich an Scham und Schuldgefühlen festgehalten hatte. Ich lernte sie besser kennen, als ich auf meiner Reise mit dem konfrontiert wurde, was ich am meisten gefürchtet hatte. All diese Dinge hatten dazu geführt, dass ich mich als Kind gegen mich selbst wandte, indem ich mich schlug und so weiter.

Während der Reise stellte ich mir die Gesichter meines Vaters und seines Freundes vor und vergab ihnen allen; es fiel mir leicht. Weniger einfach war es, diese Vergebung auf mich selbst auszudehnen.

Mir wurde klar, dass das, was ich am meisten fürchte, ich selbst bin. Nicht mein Vater oder irgendetwas im Außen, sondern ich hatte Angst davor, was ich mir selbst antun könnte, wenn ich mich gegen mich wende.

Außerdem realisierte ich, dass ich mich schon seit einiger Zeit immer selbst als Opfer betrachtet hatte. Dies war vorher nicht in meinem Bewusstsein, aber angesichts meiner Vergangenheitsgeschichte kam ich daran nicht vorbei. Jetzt kann ich sehen, wie meine Familie und ich im Wesentlichen gemeinsam eine Geschichte kreiert haben, und so hat sie sich abgespielt. Wir haben uns in diesem Leben auf einzigartige Weise gegenseitig herausgefordert. Und ich bin bereit, das Opferetikett abzulegen; es dient mir nicht mehr.

Es ist bemerkenswert, dass ich in der Lage bin, einige der dunkelsten und unfreundlichsten Erinnerungen zu formulieren und sie als reine Erinnerungen zu betrachten – nicht als etwas, an dem ich mich festhalten oder an dem ich zerbrechen muss. Sie sind ein Teil meiner Geschichte, meiner Vergangenheit, und haben dazu beigetragen, dass ich jetzt hier bin. Ich kann das jetzt ganz neutral sehen.

Nun empfinde ich nichts als mütterliche Liebe für meine Schänder, was ich nie, niemals, für möglich gehalten hätte. Ich habe es nicht einmal zu träumen gewagt.

Im Leben dieser Frau wurden neue, wunderbare Spuren gelegt, die ihr scheinbar das Unmögliche möglich machten. Aber Psychedelika sind nicht der einzige Weg, um neue Skispuren in frischem Pulverschnee zu hinterlassen. Auch tiefe Meditationspraktiken wie stille Meditation, Weißes-Tantra-/Kundalini-Yoga, Qigong, holotrope Atemarbeit und Trancetanz können das Konstrukt, das von unseren dominanten Überzeugungen geschaffen wurde, lange genug auflösen, um zu sehen, dass es einen Vorhang *gibt* – von dem, was dahinter ist, gar nicht zu reden.

Finden Sie erst sich selbst und dann die Gesamtheit. Ich glaube, dass diesen Portalen des beschleunigten Bewusstseins am besten eine Erfahrung von Selbstorganisation und körperlicher Heilung vorausgehen sollte und dass es eine natürliche Ordnung der Abläufe geben könnte, damit diese Werkzeuge nicht eine unreife Geisteshaltung mit Energien überwältigen, die keinen richtigen Kontext haben, um empfangen und bearbeitet zu werden. Durch körperliche Heilung kann eine Ausrichtung auf das Wunder des Körpers eine erweiterte Denkweise ermöglichen, die eine tiefere Transformation in Ihr authentischstes Selbst unterstützt.

WERKZEUG NUMMER 2: STILLE MEDITATION – EINFACH NICHTS TUN

Eines der wirksamsten Werkzeuge, die ich kenne, um Ihnen den Zugang zum Göttlichen zu erleichtern, ist die *stille Meditation* (auch *Ruhemeditation* genannt).

Vor einigen Jahren empfing ich immer mehr Hinweise – aus verschiedenen Quellen –, dass ich zur Ruhe kommen müsse. Zur Ruhe kommen? Nun, das sollte mir doch nicht schwerfallen, dachte ich – ich lese und schreibe gern und denke gern ungestört so vor mich hin. Ich praktiziere Yoga und SoulCycle und tanze, alles allein, ohne dabei mit jemandem zu sprechen. Ich dachte, das sei mit »ruhig werden« gemeint.

Dann verstand ich besser, was die Herausforderung war: zur Ruhe kommen und *nichts tun*. Zuerst flammte mein Widerstand auf wie bei einer Bärenmutter, die ihre Jungen schützt. *Auf keinen Fall. Dafür habe ich keine Zeit!*

Irgendwann aber zwang ich mich und wagte den Sprung ins Ungewisse. Ich reservierte mir einen halben Tag, gab meinem Team und meiner Familie Bescheid und ging nach draußen. Ohne Smartphone, ohne etwas zum Schreiben. Nur ich, meine Beine und meine plappernden Gedanken. Der Spaziergang dauerte mehr als drei Stunden, und zunächst fühlte es sich entsetzlich an. Mehrmals hätte ich am liebsten abgebrochen, während eine Flut von noch zu erledigenden Aufgaben, Gedanken und Ideen auf mich einstürmten. Ich erzählte mir eine Geschichte nach der anderen, wie ich diese Zeit wertvoll machen würde. Ich musste wenigstens etwas davon haben, wenn ich die Zeit schon nicht sinnvoll nutzte. Ich wollte mir zwar gern das Selbstverbesserungskostüm anziehen, aber dahinter verbargen sich weiterhin Produktivitätsbestrebungen.

In der letzten Stunde dann konnte ich endlich loslassen. Ich nahm bewusst die Bewegung meiner Füße wahr. Ich begleitete jeden Schritt mit dem Mantra *Sat Nam* – die Wahrheit ist meine Identität. Und schließlich begab ich mich in die Situation hinein, einfach nur da zu sein. Ich rührte an das flüchtige Gefühl, dass das Auto an sein vorgesehenes Ziel kommt, auch wenn ich nicht aufs Gaspedal trete. Dass ich vielleicht nicht einmal selbst lenken muss. Dass es ausreicht, bewusst im Auto zu sitzen, die Landschaft zu betrachten und die Fahrt zu genießen.

Inzwischen ist diese Art der stillen Meditation ein fester Bestandteil meines Lebens. Anfangs machte ich die Spaziergänge wöchentlich, jetzt noch einmal im Monat für ein bis drei Stunden. Diese unkomplizierte Maßnahme hat mein Bewusstsein dauerhaft verändert und gibt mir ein Gefühl der Ehrfurcht vor der Kraft der einfachen Dinge, die heilsam sein können: Essen, Bewegung, Schlaf, Sonnenlicht und Kontakt mit der Natur.

Shinrin Yoku (»Waldbaden«)

Die japanische Praxis des Shinrin Yoku, des Waldbadens, wurde in einer Versuchsanordnung untersucht, um die positiven Auswirkungen zu quantifizieren, nämlich ein verbessertes Gefühl der Vitalität, positivere Stimmung und verminderte Angst und Wut. Eine Überkreuzstudie zeigte, dass bereits nur 15 Minuten Waldspaziergang nach dem Aufenthalt in einer städtischen Umgebung zu »niedrigeren Cortisolkonzentrationen, geringerer Pulsfrequenz, niedrigerem Blutdruck, größerer Aktivität des Parasympathikus und geringerer Aktivität des Sympathikus« führen.[15]

Die Forscher gehen davon aus, dass das Einatmen von flüchtigen Verbindungen aus Bäumen und organischem Zerfall das Immunsystem verändert und die obigen Anpassungen hervorruft. Zwischen dem Menschen und dem Ökosystem Wald gibt es eine lange Geschichte der Harmonie. Ihr Körper wird es Ihnen danken, wenn Sie das beachten. Im Zeitalter der 5G-Netze, der Mobilfunkmasten und der allgegenwärtigen elektromagnetischen Verschmutzung war es noch nie so wichtig wie heute, festen Boden unter den Füßen und direkten Kontakt mit der Erde zu haben, um das eigene Energiefeld zu justieren. Die klinische Bedeutung des direkten Kontakts mit der Erdoberfläche wurde von aufgeklärten Ärzten wie Dr. Stephen Sinatra erforscht, der für das Wohlempfinden täglich 15 Minuten »Earthing« (heilenden Erdkontakt) empfiehlt; siehe auch sein Buch über dieses Thema.[16]

Am wichtigsten ist vielleicht zu wissen, dass wir unser Bewusstsein, unsere Psychologie und unsere Lebenserfahrung verändern können, indem wir uns selbst Metasignale senden. Dies sind bedeutende Botschaften, die durch scheinbar geringfügige Verhaltensumstellungen vermittelt werden. Wenn sich meine Patienten entschließen, das einmonatige Gesundheitsprogramm zu absolvieren – nährstoffreiche Lebensmittel essen, Blutzuckerspiegel senken, entzündliche Nahrungsmittel meiden –, vollziehen sie ein Ritual der Orientierung an der natürlichen Welt, der Würdigung ihres Organismus und des achtsamen Engagements.

Wenn Sie sich stundenlang aus Ihrer Geschäftigkeit herausnehmen, um ohne festes Ziel allein in der Natur herumzulaufen, geben Sie sich selbst das Signal, dass *genug Zeit da ist*. Sie gehen den Weg des Überflusses. Indem Sie durch Ihr Tun manifestieren, dass Sie offensichtlich genug Zeit haben, um die Schönheit der Natur genießen zu können, beginnen sich die Dinge zu verschieben, und es ist tatsächlich Zeit da. Beobachten Sie, was passiert, wenn Sie anfangen, sich so zu verhalten, als hätten Sie alle Zeit der Welt. Am Ende finden Sie heraus, dass es tatsächlich so ist.

Wer eine angeleitete Praxis der stillen Meditation bevorzugt, dem empfehle ich die Teilnahme an einem Vipassana-Retreat.[17] *Vipassana* ist eine der ältesten Meditationsformen Indiens und bedeutet, »die Dinge zu sehen, wie sie wirklich sind«. Buddha entdeckte sie vor mehr als 2500 Jahren neu und lehrte sie als universelles Heilmittel zur Überwindung aller möglicher Leiden.

Für Vipassana-Kurse werden in der Regel keine Gebühren erhoben – nicht einmal zur Deckung der Kosten für Verpflegung und Unterkunft. Alle Kosten werden durch Spenden von Personen gedeckt, die nach Abschluss eines Kurses auch anderen Menschen die Möglichkeit geben möchten, davon zu profitieren.

Die Teilnahme an einer intensiven, stillen Meditation wird von vielen als eine der herausforderndsten, aber lohnenswertesten Erfahrungen ihres Lebens bezeichnet. Fünf bis elf Tage in einem Raum voller Meditierender, ohne große Anleitungen, ohne Stift, Papier oder Bücher, ist gleich die Erwartung, sich frontal all den Blockaden zu stellen, die Geist und Körper errichten könnten, und einfach nur zu sein. Offen gesagt ist mir persönlich diese Praxis zu asketisch, aber das muss nicht auf Sie zutreffen. Alle Teilnehmer eines Vipassana-Kurses beachten die Stille auf der körperlichen, verbalen und geistigen Ebene und erklären sich bereit, nicht mit den anderen Meditierenden zu kommunizieren. Wenn Sie sich in der Lage fühlen, den Anweisungen geduldig und sorgfältig zu folgen, können Sie fast sicher sein, greifbare Ergebnisse zu erzielen.

WERKZEUG NUMMER 3: WEISSES TANTRA/ FORTGESCHRITTENES KUNDALINI-YOGA

Eine Reihe meiner Patienten und Onlineteilnehmer machen eine Kundalini-Lehrerausbildung, die jetzt weltweit angeboten wird. Diese tiefe Erfahrung ist nicht nur für die potenziellen LehrerInnen eine Selbstentwicklungserfahrung von unglaublichem Transformationspotenzial. Als Teil einer solchen Ausbildung oder unabhängig davon werden an verschiedenen Orten ganztägige Weißes-Tantra-Yogaveranstaltungen durchgeführt, die eine intensive Gelegenheit bieten, durch Partnermeditation (dies kann ein Freund oder ein Fremder sein) in einer großen Gruppe veränderte Bewusstseinszustände zu erfahren.[18]

Bei einem Weißes-Tantra-Yogaseminar können Sie Blockaden des Unterbewusstseins auflösen. Die Workshops dauern etwa acht Stunden und bestehen aus sechs bis acht Kriyas. Eine Kriya ist eine Meditationsübung, die aus einer Yoga- oder Handhaltung (Asana/Mudra), einer Konzentrationsform/Atemtechnik (Pranayama) und/oder einem Mantra besteht.

Manchmal werden die Kriyas von Musik begleitet. Die Länge der Kriyas variiert zwischen 31 und 62 Minuten, dazwischen gibt es Pausen. Die Umgebung ist ruhig und die Stimmung unterstützend und inspirierend. Mittags wird ein leichtes vegetarisches Essen serviert.

WERKZEUG NUMMER 4: QIGONG

Meister Mingtong Gu brachte die kraftvolle Selbstheilungsmethode des Qigong direkt aus dem chinesischen »Krankenhaus ohne Medikamente« in die USA. Die einfachen Bewegungen, Visualisierungen und Klänge der Qigong-Übungen stehen auf meiner Liste der Methoden zur Befreiung des Körpers aus festgefahrenen Krankheitsmustern ganz oben.

Die Ergebnisse des Krankenhauses ohne Medikamente sind hervorragend; es wurde eine Wirksamkeitsrate von 99 Prozent von 200 000 Fällen dokumentiert.[19]

Meister Mingtong Gu leitet inzwischen ein Retreat-Zentrum in Santa Fe, New Mexico, um auch Menschen in der westlichen Welt die Möglichkeit zu geben, diese uralte Methode zu trainieren und damit einen direkten Zugang zu dem Heilungsfeld zu bekommen, das uns in jedem Augenblick umgibt. Er lehrt außerdem online und bietet Klangheilung sowie eine Methode namens »Awakening Vitality« (Erwachende Vitalität) an, die die flüssige Bewegung der Energie durch den Körper aktiviert. Ich empfehle diesen Weg allen, die eine tief greifende Umorientierung und Verbindung zum heilenden Energiefeld brauchen, insbesondere auch Kindern und ihren Eltern.[20]

WERKZEUG NUMMER 5: HOLOTROPE ATEMARBEIT

Das holotrope Atmen ist eine kraftvolle Technik zur Selbsterforschung und zum persönlichen Empowerment, die sich auf unsere angeborene Fähigkeit stützt, uns in Richtung Ganzheit zu bewegen. Diese von den transpersonalen Psychologen Stanislav und Christina Grof entwickelte Atemtechnik wird normalerweise in Gruppen durchgeführt, obwohl auch Einzelsitzungen möglich sind.[21]

Der theoretische Rahmen integriert moderne Bewusstseinsforschung, Anthropologie, verschiedene Tiefenpsychologien, transpersonale Psychologie, östliche spirituelle Praktiken und allerlei mystische Traditionen. Der Begriff »holotrop« bedeutet wörtlich »sich zur Ganzheit hinbewegen« (vom griechischen *holos*, was »ganz« bedeutet, und *trepein*, »sich in Richtung von etwas bewegen«).

Der Prozess selbst kombiniert beschleunigtes Atmen mit spezieller Instrumentalmusik in einem besonderen Rahmen. Der Teilnehmer/die Teilnehmerin liegt mit geschlossenen Augen auf einer Matte und atmet unter Anleitung eines Therapeuten, begleitet von der Hintergrundmusik. Dadurch kann die Person in

Erfahrungsbereiche eintreten, die dem Bewusstsein im Allgemeinen nicht zugänglich sind und durch die der natürliche innere Heilungsprozess der Psyche des Einzelnen aktiviert wird. Die innere heilende Intelligenz leitet den Prozess, und die Qualität sowie die Inhalte, die hervorgebracht werden, sind bei jeder Person und für die jeweilige Zeit und den jeweiligen Ort einzigartig. Auch wenn durchaus bestimmte Themen wiederkehren können, verlaufen keine zwei Sitzungen jemals identisch.

WERKZEUG NUMMER 6: TRANCETANZ

Für mich persönlich ist der Tanz die beste Medizin und meine Verbindung zum Göttlichen. Wenn ich meinen Körper zur Musik bewege, betraue ich diese alte schöpferische Kraft damit, angestaute Emotionen zu klären und mich an einen einfachen Ort der Freude zu bringen. Ich habe nun endlich etwas im Leben gefunden, dem ich Vorrang vor allen anderen Verpflichtungen einräume, und ich plane meine Woche um die fast täglich stattfindenden Tanzstunden herum. In diesen Stunden weine ich oft und lasse dabei festsitzende Emotionen los, die sich sonst vielleicht anstauen würden. Ich fühle, wie meine Seele in meinem Körper landet. Und wenn ich nach dem Tanzen eine intensive Auslösung von Angst, Schmerz oder Wut bei mir beobachte, nehme ich mir etwas Zeit für mich und schalte Musik ein, von der ich weiß, dass sie mir hilft, die alte Energie umzuwandeln, vielleicht ein für alle Mal.

Sie können für sich allein tanzen oder in einer Gruppe. Es gibt viele Seminare und Workshops, die Formen von Trancetanz anbieten. Er wird auch ekstatischer Tanz genannt, weil er ekstatische Zustände hervorrufen kann. Jeder Mensch hat das Recht zu tanzen. Die Angehörigen indigener Völker, so erklärte mir meine afrikanische Tanzlehrerin, Kukuwa, lernen das Tanzen nicht, sie tun es einfach, und zwar jeden Tag. Kukuwa ist über 60 Jahre alt, hat Sixpack-Bauchmuskeln und verkörpert pure Lebensfreude. Sie tanzt jeden Tag, schon ihr ganzes Leben lang.

FAZIT: EIN AUFRUF

Wenn ich Sie überzeugen konnte, dass Herausforderungen – und auch echtes Unglück, echte Not – eine Bedeutung haben, dass der Körper eine angeborene Weisheit besitzt und der Kosmos nach den Prinzipien eines eleganten Plans funktioniert, dann sind Sie bereit, sich dem, was kommt, hinzugeben und sich mit der Strömung treiben zu lassen. Die Neugier zum Tragen zu bringen. Und ein Leben zu führen, das frei ist von Unglück, einem kaputten Körper und Notfällen.

Ich will offen sein: Wir brauchen Sie. Ich brauche Sie. Erwachend, vital und die Schwingung der Möglichkeiten im Griff behaltend. Denn aus dieser Energie werden Lösungen entstehen. Lösungen für das große Chaos, das wir angerichtet haben. Und Lösungen, die sich nicht aus den Programmen des Bewusstseins, das sie geschaffen hat, ableiten lassen. Wir müssen also ins Unbekannte gehen, neue Wege beschreiten und darauf vertrauen, dass der Stein unter jedem Fuß, den wir heben, erscheint.

Ich glaube, dass diejenigen, die sich auf diesem Weg befinden, die Wegmarkierungen sind, um diesen Prozess für die gesamte Menschheit zu unterstützen. Sie sind die imaginalen Zellen, aus denen der erwachsene Schmetterling bei der Verpuppung gebildet wird, während der Rest der Larve zugunsten des neuen Körpers eingeht.

Mit den Worten von Dr. Nicholas Gonzalez:

Wir befinden uns in »Zeiten der Not«, auf die das Licht des Friedens, die Ruhe der verwirklichten Hoffnung, die Transzendenz der Wahrheit folgen soll. Nicht jetzt, noch nicht, aber bald. Wir befinden uns in der Suntaleia, dem griechischen Begriff für die Vollendung der Welt, einer Zeit der Verwirrung, des politischen Streits, des Hasses auf die Wahrheit, der staatlichen Unterdrückung und des Entstehens einer Eine-Welt-Diktatur. Dann kommen die Vernichtung der Feinde der Wahrheit, die Instandsetzung der Erde und die Anerkennung derer, die tapfer für die Wahrheit und ihre immer gerechte Anwendung eintraten. Verzweifeln Sie also nicht, das ist nicht nötig; der Plan geht in Erfüllung, diese Zeiten sind nur die Geburtswehen der glorreichen Welt, die folgen wird.

Ich weiß, dass es vielleicht nicht klar ist, warum Sie für diese enorm wichtige Rolle bestimmt sind, aber ich weiß, dass Sie aufgrund Ihres erwachten Herzens jetzt in der Lage sind, sich mit den Schwächsten unter uns zu verbinden und ihren Schmerz zu fühlen, weil Sie diese Tiefen selbst ausgelotet haben. Ich weiß, dass der Preis für den Eintritt in dieses erwachte Leben hoch ist. Es ist die härteste Passage, die Sie jemals durchqueren werden. Es ist Ihre Initiation zu sich selbst, inklusive des Absterbens eines falschen Selbst, das auf Kindheitsprojektionen aufgebaut ist. Jetzt sind Sie bereit, sich aus Ihrem Erwachsenenbewusstsein heraus in der Welt zurechtzufinden, Ihre unerfüllten Bedürfnisse mit Mitgefühl und persönlicher Verantwortung zu erkennen und sich um Ihr Kindselbst als den tiefsten und zärtlichsten Teil dessen zu kümmern, was Sie stark und mächtig macht.

Und wenn Sie zögern, wenn Sie sich ohnmächtig fühlen, werden Sie Ihre Checkliste durchgehen: Kann ich Schlaf, Ernährung, Entgiftung und Meditation optimieren? Gibt es eine Beziehungsdynamik, die meine Lebenskraft aussaugt? Ist es an der Zeit, mir die Erlaubnis zu geben, meine Arbeit zu kündigen? Treffe ich auf emotionale Zustände, die mit unverheilten Wunden und unerfüllten Bedürfnissen in der Kindheit zusammenhängen? Durchbreche ich einen karmischen Kreislauf, der über Generationen weitergegeben wurde? Sie werden nun nicht mehr dem Glauben verfallen, dass Sie kaputt sind. Denn Sie wissen jetzt ... mit Ihnen war noch nie etwas nicht in Ordnung.

Sie werden auch wissen, dass das, was Ihnen begegnet, nicht mit Ihnen geschieht, sondern für Sie. Sie werden weiterhin Ihre Opfergeschichten fallen lassen, und Sie werden Ihre Heilung auf ein höheres Niveau bringen.

Und Sie werden auch im Dunkeln immer eine Hand bemerken, die sich Ihnen entgegenstreckt, um Sie nach vorn zu ziehen. Sie werden meine Hand spüren, ihre Hand, seine Hand, die Hand von jemandem, der die Kühnheit hatte, diesen Weg vor Ihnen zu gehen, der Sie nach Hause führt ... zu sich selbst.

FRIEDLICHE ELTERNSCHAFT

Das größte Geschenk, das Sie Ihren Kindern machen können, ist Ihre eigene Selbstfürsorge. Das größte Geschenk, das wiederum Ihre Kinder Ihnen machen, ist die Möglichkeit, Ihre emotionale Reaktionsfähigkeit zu trainieren – also den wahren Übungsweg zu Frieden und bedingungsloser Liebe.

»Ich hasse es hier! Dir war es einfach egal, als ich gesagt habe, dass ich nicht umziehen will!«

Es war spätabends, als meine Tochter anfing zu weinen, und ich war ziemlich verunsichert. Ich fühlte mich in etwas hineingezogen, das ich mir als ein emotionales schwarzes Loch ohne Wiederkehr vorstellte. Innerlich formulierte ich meine Verteidigung: *Aber bisher hat es dir doch ganz gut gefallen. Und wir haben das damals sehr wohl miteinander besprochen. Hast du eigentlich eine Ahnung, welche Opfer ich habe bringen müssen, um dir das Leben bieten zu können, das du jetzt hast?* Aber ich hielt den Mund und machte stattdessen ein paar lange, tiefe Atemzüge. Ich strich meiner Tochter über den Rücken und ließ sie weinen und wüten. Dabei sagte ich mir: *Sie fühlt einfach nur. Sie hat einfach nur Gefühle.* Irgendwann stand sie auf, holte ein Taschentuch und hüpfte ins Bett, während sie darüber lachte, wie sich das Nasenschnäuzen anhörte.

Diese Erfahrung machte mich stolz wie wenig in meinem Leben – dass ich an einen Punkt gekommen war, an dem ich die Gefühle meiner Tochter einfach zulassen konnte, ohne mich einzumischen, zu manipulieren oder ihre Erfahrung zu managen. Es forderte mir einiges ab: Ich musste mich stark genug fühlen, um den Sturm in mir zu überstehen. Und auch die Gefühle der Ablehnung und des Kontrollverlusts, die scheinbar durch ihre

Emotionen ausgelöst wurden, aber in Wirklichkeit den größten Teil meines Lebens in *mir* gelebt hatten. An jenem Abend zeigte ich meiner Tochter und mir, dass ich ihr Liebe geben konnte, auch wenn wir uns in diesem Moment uneins waren. Und sie zeigte mir und sich selbst, dass sie stark genug war, ihre Gefühle zu teilen und diese Energie durch sich hindurchfließen zu lassen.

WOMIT HAT ALLES ANGEFANGEN?

Die Begebenheit an jenem Abend hat mich eindringlich daran erinnert, dass die Elternschaft einer der intensivsten spirituellen Schmelztiegel ist. Sie wird nur noch übertroffen von der Beziehung zu einem Partner, der dem unbewusst existierenden Idealbild – Imago – von Vater oder Mutter entspricht. Und diese Begebenheit erinnerte daran, dass die Bereitschaft, sich dem geliebten Wesen mit offenem Herzen zu zeigen, immens ist.

Die Herausforderung ist besonders intensiv, weil die meisten von uns in der Kindheit keine bedingungslose Liebe erfahren haben. Im besten Fall wurden wir von »Schönwetter-Eltern« erzogen, die je nach unserem Verhalten nett und freundlich oder kalt und abweisend waren. Im schlimmsten Fall wurden wir missbraucht, manipuliert oder im Stich gelassen, bekamen das Gefühl vermittelt, wir seien wertlos oder ein zu benutzendes Objekt.

Auf diese Weise lernten wir, was »Liebe« ist. Wir lernten es von Menschen, die sich selbst mit dem Leben schwertaten, entfremdet und verängstigt waren, die von einer Kultur geprägt waren, die nur einen Weg kennt, mit mächtigen Energien umzugehen: zu versuchen, sie zu beherrschen und zu kontrollieren. Wie schon erwähnt befinden wir uns seit mehreren Hundert Jahren in einem medizinischen Paradigma, das im Grunde ein Schlachtfeld im Krieg gegen den Körper ist (Antibiotika, Antidepressiva, Blutdrucksenker). Das Warum ist uns egal, wir wollen nur, dass das Symptom verschwindet. Es ist also wohl kaum eine Überraschung, dass unsere Eltern und auch deren Eltern vor allem Wert darauf legten, dass sich ihre Kinder so verhielten, wie sie es für angemessen erachteten. Die Defizite eines Fokus, der keine Neugier auf das Erleben des Kindes beinhaltet, werden in dem wichtigen Buch *Liebe und Eigenständigkeit: Die Kunst bedingungsloser Elternschaft, jenseits von Belohnung und Bestrafung* von Alfie Kohn ausgelotet.

In diesem Ratgeber, in dem es darum geht, dass Elternliebe nicht an Bedingungen geknüpft sein sollte, klagt Kohn mitfühlend all die reflexartigen Redewendungen unserer Eltern an, die wir übernommen haben – *Weil ich es sage, darum! Du solltest dankbar sein, dass ich dir das erlaube! Wenn du nicht brav bist, gibt es keinen Nachtisch ... –*, und veranschaulicht das Versagen der üblichen Erziehungsmethoden am Beispiel der erzwungenen Entschuldigung. Durch erzwungene Entschuldigungen, so Kohn, lernen Kinder nur, Dinge zu sagen, die sie gar nicht wirklich meinen – mit anderen Worten: zu lügen.

Auf diese Weise schaffen wir ein Paradigma, in dem unsere Kinder deshalb Dinge mit anderen teilen, weil wir ihnen sagen: »Brav, dass du teilst«, und nicht, weil es sich gut anfühlt zu geben. Sie bekommen nicht deshalb gute Noten in der Schule, weil sie Spaß am Lernen haben. Und sie beginnen die Aspekte ihrer selbst zu verstecken, zu unterdrücken und anderweitig zu verleugnen, für die sie mit Liebesentzug und Bestrafung rechnen müssen.

Die Anreize für ethisches Verhalten werden auf ein Raster von Gut und Schlecht ausgelagert, gemäß dem von den Eltern vorgegebenen Wertesystem, das auf unserer Leistungsgesellschaft basiert. Verloren ist der innere Kompass, das innere Gefühl für die eigenen Bedürfnisse, auch in Hinsicht darauf, diese Bedürfnisse zu nähren und ihre Emotionen auszudrücken. Und letztendlich kann es dann trotzdem passieren, dass wir uns, obwohl wir alle Regeln befolgen und uns brav anpassen, unerfüllt, unbeliebt, unwillkommen und sogar ungeliebt auf der Seelenebene fühlen.

NICHT BESTRAFEN, NICHT BELOHNEN

Kohn vertritt die provokative These, dass jedes elterliche Verhalten, das Kindern das Gefühl gibt, weniger geliebt zu werden, auch wenn man ihnen die Liebe nur vorübergehend entzieht, zu einer internen Deformation des Kindes führt. Er geht sogar so weit zu sagen: »Diese Reaktionen – das Bewerten der Risiken, das Überlegen, wie man nicht erwischt wird, das Lügen, um sich selbst zu schützen – ergeben aus der Perspektive des Kindes einen Sinn. Sie sind vollkommen rational. Was sie nicht sind, ist moralisch, und das liegt daran, dass jede Bestrafung ihrem Wesen nach das moralische Denken behindert.«[1]

Belohnungen und Lob sind nach Kohn kontraproduktiv. Dazu schreibt er: »Je mehr die Menschen für etwas belohnt werden, desto eher verlieren sie das Interesse an dem, was sie tun mussten, um die Belohnung zu erhalten.«[2]

Während ich dies las, dachte ich über meinen Lebenslauf anhand konventioneller Maßstäbe in Bezug auf lobenswerte Leistungen nach. Ich stellte fest, dass keine von ihnen sich für mich so anfühlte, wie man es sich vielleicht vorstellen würde. Niemals, nicht als ich mein Studium am MIT oder das Medizinstudium abgeschlossen hatte, ein Stipendium erhalten oder meinen ersten Zeitungsartikel veröffentlicht hatte oder mein Buch auf die Bestsellerliste der *New York Times* gelangt war, fühlte ich mich so aufrichtig stolz wie an jenem Abend nach dem Gespräch mit meiner Tochter. Leistungsmotiviertes Verhalten ist eine erwachsene Kompensation für die Liebe, von der wir glauben, dass sie sonst nicht da wäre. Aber sie fühlt sich nicht wie echte Liebe an, sondern eher wie ein endloses schwarzes Loch.

Und genau dieses Gefühl vermitteln wir unseren Kindern, wenn wir sie glauben machen, dass das, was sie sind, was sie fühlen und wie sie sich zu verhalten beschlossen haben, unser Herz ihnen gegenüber verschließt. Diese Art von Ablehnung fühlt sich wie eine existenzielle Bedrohung für ein Kind an, das sich in dieser verrückten Welt bewegt. Sie konditioniert es dazu, das zu entwickeln, was Kohn als »bedingtes Selbstwertgefühl« bezeichnet.

Eine Menge Menschen fühlen sich nur dann gut, wenn sie positives Feedback erhalten. Wie viele von uns könnten ein Reservoir der Eigenliebe anzapfen, wenn es keine Anzeichen dafür gibt, dass von irgendwo in unserem Leben Liebe kommt? Selbstwertgefühl ist oberflächlich und flüchtig, wenn es von Rückmeldungen anderer abhängig ist.

Das versuche ich in mir selbst und in meinen Patienten zu klären, die eine tiefe Überzeugung hegen, dass das, was sie fühlen, falsch ist und dass sie letzten Endes nicht liebenswert sind. Es sei denn, sie sind gute Patienten, schlucken brav ihre verschriebenen Pillen und machen auch sonst alles, was von ihnen verlangt wird.

Kohn schreibt: »Es ergibt also durchaus Sinn, dass die auffälligste Langzeitwirkung des Liebesentzuges die Angst ist. Selbst als junge Erwachsene sind Menschen, die von ihren Eltern auf diese Weise behandelt wurden, oft immer noch ungewöhnlich ängstlich. Sie trauen sich nicht, Wut zu zeigen, und haben ausgeprägte Versagensängste. Hinzu kommen auch noch im späteren Erwachsenalter Bindungsängste, weil sie in der Angst leben, wieder verlassen zu werden.«[3]

Wie durchbrechen wir einen solchen Kreislauf? Die Mutterschaft hat mir die Gelegenheit gegeben, mit dem Abwälzen der Verantwortung aufzuhören und mich in jedem Moment meines erwachten Lebens dem Bewusstsein zu verpflichten. Immer und immer wieder, auch wenn es zwischendurch durchaus Ausrutscher gab. Diese freiwillige Verpflichtung hat es erforderlich gemacht, dass ich mich von meiner Produktivitätssucht und Leistungsorientierung abwende und mich den einfachen Aspekten des Lebens zuwende, von denen ich vorher dachte, sie seien irgendwie optional. Ich habe mein Lebenstempo heruntergefahren und musste erst lernen, wie ich einfach in einem Tag, in meinem Leben, in einem Raum mit meinen Töchtern sein kann, ohne einen Plan zu haben.

Das Ganze erforderte eine tiefe Hingabe an eine persönliche Meditationspraxis, Selbstfürsorge und die Arbeit mit meiner Herkunftsfamilie, damit ich stark genug werden konnte, auch während meiner emotionalen Stürme, in denen meine Töchter unweigerlich so einiges auslösten bei mir, präsent zu bleiben und die Kontrolle zu behalten. Um mir sagen zu können: *Kelly, du kannst damit umgehen … das sind Gefühle, die auftauchen, und es gibt nichts zu tun, als sie geschehen zu lassen.*

Dieses elternbedingte Wachstum scheint uns universell verfügbar zu sein, wenn wir uns dafür entscheiden, dazu Ja zu sagen. Eine Resetterin, eine Mutter, schrieb mir dazu:

Meine vierjährige Tochter Sara nahm ein Mobile auseinander, das ich für sie als Baby gebastelt hatte. Sie hatte einen totalen Tobsuchtsanfall und war sozusagen nicht mehr ansprechbar. Sie war übermüdet und lag schreiend am Boden, als ich versuchte, ihren kleinen Bruder zu beruhigen, damit wenigstens er schlafen konnte.

Ich fühlte das Feuer in mir lodern. Aber ... letztendlich behielt ich einen kühlen Kopf und wandte mich nach innen, obwohl meine Haut heiß wurde. Ich spürte, wie meine Trigger aktiviert wurden, aber anstatt gewohnheitsmäßig zu reagieren, ließ ich sanft los. Ich erkannte meinen Schmerz an, fühlte ihn und ließ ihn los.

Sara krabbelte schließlich zu mir auf den Schoß. Als ich begann, sie in den Schlaf zu wiegen, flüsterte ich ihr zu: »Du bist ganz, du bist okay, du bist vollständig.« Sie nickte, als ob sie es schon wusste, und trieb friedlich davon, wie ein Schiff, das in den sicheren Hafen einfährt.

Mein ganzes Wesen und meine Perspektive haben sich in diesem Moment verändert. Mein Körper kribbelte, und mir wurde klar: Das hatte ich nicht nur zu meiner Tochter gesagt, sondern auch zu mir selbst – zu meinem vergangenen, meinem gegenwärtigen und meinem zukünftigen Selbst.

Und ich sage es jedem von Ihnen: Kinder können unsere größten Lehrer sein, und wir, wir sind unsere größten Heiler.

Dies ist die härteste und lohnendste Arbeit, die ich je geleistet habe, und ich lade Sie ein, diese Verpflichtung für sich selbst und Ihre Kinder in Betracht zu ziehen. Weil wir in unserem Herzen wissen, dass unsere Kinder keine Gegner sind und dass es bei der Elternschaft um mehr geht als um Dominieren und Kontrolle.

Wie Kohn schreibt: »Es ist schwieriger, dafür zu sorgen, dass sich Kinder bedingungslos geliebt fühlen, als sie einfach nur zu lieben.«[4] Und ich würde sagen, dies gilt für alle Beziehungen. Wenn Sie sagen, Sie lieben jemanden, aber die andere Person spürt das gar nicht, liegt das vielleicht daran, dass Sie ihr bisher die Erfahrung vermittelt haben, nur unter bestimmten Bedingungen geliebt zu werden, und dass sich hinter den Ich-schenkedir-mein-Herz-Geburtstagskarten Unmut und Reserviertheit verstecken.

Wie können wir also unseren Kindern jederzeit ein Gefühl unserer Herzlichkeit, unserer Offenherzigkeit vermitteln? Diese Herzlichkeit ist das bestimmende Merkmal der göttlichen Verbindung, also wird es natürlich helfen, wenn Sie sich nach Ihren Kindern als Ausdruck des Göttlichen ausrichten. Als im Grunde genommen schon ganz und perfekt, egal, was passiert. Wenn Ihnen das schwerfällt, liegt es wahrscheinlich daran, dass Sie von unserer eher kinderfeindlichen Kultur einer Gehirnwäsche unterzogen wurden und annehmen, dass Kinder grundsätzlich schlecht sind und böse Absichten haben, die kontrolliert und bewältigt werden müssen. Das klingt so ähnlich wie unsere erwachsene Wahrnehmung von Gesetzen, Regeln und Gesundheit. Anstatt zu sehen, dass wir uns auf bestimmte Verhältnisse geeinigt haben, die Kämpfe und Leid verursachen, würden wir es vorziehen, unsere Lebensumstände als gerechtfertigt und diejenigen mit einer anderen Meinung als das eigentliche Problem zu betrachten.

Natalie Christensen, Leiterin des Center for Emotional Education,[5] hat folgende Empfehlungen für die Bewältigung der unvermeidlichen Herausforderungen, die die Elternschaft mit sich bringt:

1. **Wahrnehmen:** Nehmen Sie wahr, wenn Ihr Kind in einen unbeherrschbaren emotionalen Zustand umschaltet und die Fähigkeit, kognitiv zu funktionieren, die Impulskontrolle, die Fähigkeit zum Mitfühlen, den Optimismus, die Motivation und/oder die Gelassenheit verliert. Nehmen Sie diese Veränderung wahr und achten Sie auch darauf, wie sie sich für Sie anfühlt. Oft ist der erste Anhaltspunkt dafür, was Ihr Kind erlebt, die Art und Weise, wie Sie sich dabei fühlen. Wenn Sie sich machtlos fühlen, ist Ihr Kind es wahrscheinlich auch. Wenn Sie wütend sind, kann es gut sein, dass Ihr Kind es ebenfalls ist. Schauen Sie in sich hinein. Und beobachten Sie dann den Körper Ihres Kindes. Wo und wie zeigt es sich?

2. **Benennen.** Helfen Sie Ihrem Kind bei der Verarbeitung, indem Sie seine Gefühle benennen. Eine solche neuro-emotionale Co-Verarbeitung ist eine Methode, wie das Gehirn es uns ermöglicht, dass wir uns in traumatischen Zeiten gegenseitig unterstützen: Wir vernetzen unser Leiden, damit es nicht ein System überfordert. Im Laufe der Zeit schult die neuro-emotionale Co-Verarbeitung durch die Eltern das Gehirn des Kindes, damit es Gefühle und intensive Situationen besser bewältigen kann, ohne in eine totale Krise zu geraten.

3. **Berühren.** Geben Sie dem Nervensystem Ihres Kindes physiologische Signale, dass es seine Emotionen gefahrlos ausdrücken kann. Wenn das Gehirn sowie Parasympathikus und Sympathikus Ihres Kindes dafür sorgen, dass es sich in einem »Kampf-Flucht-Starre-Beschwichtigungs-Zustand« befindet, wird es möglicherweise keinen Körperkontakt wollen, aber es mögen, wenn Sie in der Nähe sind. In einem solchen Fall gehen Sie am besten so vor, als versuchten Sie, eine verwilderte Katze zu streicheln: langsam, sanft, beruhigend, manchmal fast bewegungslos, aber am Ort verweilend, mit Ihrem Körper und Gesichtsausdruck kommunizierend, dass Sie vertrauenswürdig sind und keine Gefahr von Ihnen ausgeht. Vielleicht dürfen Sie sich zunächst nur im selben Zimmer aufhalten, dann auf demselben Möbelstück, dann berühren Sie einen Zeh und am Ende kommt es womöglich und hoffentlich zu einer Umarmung.

4. **Warten/Wiederholen.** Nach Lesen des vorherigen Abschnitts werden Sie vielleicht erahnen, dass die eigentliche Arbeit für Sie jetzt erst beginnt. Es braucht Zeit, bis alle Tränen geflossen sind, alles gesagt worden ist, alle Umarmungen stattgefunden haben und die Physiologie die Gehirnchemie einholt. Betrachten Sie Ihre Zeit als eine Anfangsinvestition, denn wenn Sie diese Zeit nicht investieren, werden die Emotionen Ihres Kindes nur noch stärker. Früher oder später müssen Sie sich sowieso die Zeit nehmen, um sich damit auseinanderzusetzen. Es ist also am

besten, in solchen Momenten bei Ihrem aufgeregten Kind zu bleiben, ihm zuzuhören, sich über dieses Gefühl und all die Gefühle, die danach kommen, zu verbinden, Ihre Zeit in die Beziehung und in die Gehirnfunktion zu investieren.

Um diese Gesinnung in Familien zu unterstützen und zu kultivieren, haben meine Tochter und ich ein illustriertes Kinderbuch mit dem Titel *A Time for Rain* über die Bedeutung und den tiefen Sinn von schwierigen Gefühlen geschrieben. Beginnen wir doch mit einer neuen Art von Lehrplan: einem, der die Emotionen als den primären Anspruch eines Kindes anerkennt.

Anhang B

IHRE NATURMEDIZINISCHE HAUSAPOTHEKE

Nachfolgend habe ich Ihnen aufgelistet, was Sie zu Hause immer vorrätig haben sollten, damit Sie Ihrem Körper im Zusammenhang mit Stress, Konflikten und Entgiftung gegebenenfalls bei der Neueinstellung helfen können. Die Forschung stützt zwar die »antimikrobiellen« Wirkungen dieser Produkte und Lebensmittel, aber in Wirklichkeit interagieren sie auf eine Weise mit dem Körper, die wir erst ansatzweise verstehen und vielleicht nie quantifizieren können.

KRÄUTER, NAHRUNGSERGÄNZUNGS-MITTEL UND ANDERE HILFSMITTEL

Botanische Kräuter: Seit Jahrhunderten schon werden botanische Kräuter als Antibiotika verwendet. Da es zahllose pflanzliche Heilmittel für verschiedene Arten von Infektionen gibt,[1, 2, 3] werde ich nur ein paar gängige Kräuter auflisten, deren Wirkung durch die moderne Forschung gestützt wird. So hat sich zum Beispiel das Kraut *Inula helenium,* der Echte Alant, als zu 100 Prozent wirksam gegen 200 Isolate des Bakteriums *Staphylococcus aureus* (»Staphylokokkeninfektion«) erwiesen.[4] In ähnlicher Weise ergab eine Studie, die *Alpinia galanga* (Galgant), eine Pflanze aus der Familie der Ingwergewächse, die traditionell in asiatischen Ländern verwendet wird, bewertete, dass dieses Kraut gegen *Salmonella typhi* und *Escherichia coli* sowie gegen andere arzneimittelresistente Bakterienstämme wirksam ist.[5] Der Extrakt von *Nigella sativa* (Echter Schwarzkümmel), einer in Südasien heimischen Blütenpflanze, tötet MRSA, den methicillinresistenten *Staphylococcus aureus*,[6] während Zimt und Oregano starke selektive Antibiotika gegen viele arzneimittelresistente Bakterien sind.[7] Ähnlich sind überall erhältliche Gewürze wie Kreuzkümmel[8] und Rosmarin[9] starke antimikrobielle Mittel, ebenso wie kinderfreundliche Optionen wie die Holunderbeere.[10, 11] Viele hochwertige pflanzliche Kombinationsprodukte verbinden evidenzbasierte Kräuter wie Oregano[12, 13], Echinacea[14, 15, 16] und Gelbwurz (Kurkuma)[17, 18, 19] zu einer wirksamen Rezeptur zur Unterstützung des Immunsystems.

Pilze: Paul Stamets, eine Koryphäe auf dem Gebiet der Mykologie (Wissenschaft der Pilze), ist der Meinung, dass Pilze die Welt retten können.[20] Heilpilze hatten schon immer ihren festen Platz in den Heilpraktiken vieler Kulturen, weshalb es nicht überrascht, dass auch die heutige medizinische Literatur die positive Wirkung von Pilzen auf das Immunsystem bekräftigt.[21]

Pauls kürzlich veröffentlichte Forschungsarbeit[22] untersucht eine weitere grundlegende Art und Weise, wie Pilze mit den Menschen kommunizieren: über unser Verdauungssystem. Pilze sind präbiotisch und fördern nützliche Bakterien wie *Acidophilus* und *Bifidobacterium;* sie verbessern die Verdauung und die allgemeine Gesundheit.[23]

AHCC *(aktive hexosekorrelierte Verbindung),* hergestellt aus hybridisierten Myzelien des Shiitakepilzes (und manchmal auch anderen Pilzen), wird als Nahrungsergänzungsmittel klassifiziert; es enthält Polysaccharide und sowohl Alpha- als auch Beta-Glucane, die nachgewiesenermaßen das Immunsystem anregen. Außerdem hat sich herausgestellt, dass Shiitakepilze, möglichst täglich gegessen, die Bildung spezialisierter Immunzellen fördern können, zum Beispiel die der natürlichen Killerzellen und T-Helferzellen.[24]

Die meisten Pilzmischungen zur Unterstützung des Immunsystems umfassen mehrere gut erforschte Pilze. Paul Stamets schwört auf die folgende Mischung: Agaricus blazei Murrill (ABM), Zungenkernkeule, Enokitake (Gemeiner Samtfußrübling), Zunderschwamm, Agarikon, Flacher und Glänzender Lackporling, Oregon-Baumpilz, Affenkopfpilz, Sibirischer Chagapilz (Schiefer Schillerporling), Shiitake, Mesima, Perlmuschel, Gemeiner Spaltblättling, Birkenzungenporling, Schmetterlingsporling und Laubporling (Maitake).

Kolloidales Silber: Kolloidales Silber, auch *Nanosilber* genannt, wird seit über 2000 Jahren zur Bekämpfung bakterieller Infektionen eingesetzt.[25] Als solches kommt es in intravenösen Kathetern, Zahnfüllungen, Wundverbänden und Knochenimplantaten zur Anwendung.[26]

Die genauen antimikrobiellen Mechanismen von kolloidalem Silber sind noch nicht zur Gänze erforscht. Es wird aber angenommen, dass es die Zellmembranen von schädlichen Bakterien durchdringt und so im Zellinneren wirken kann. Abhängig von der Oberflächenladung der Silbernanopartikel werden die Bakterien, je nach Typ, durch die Bildung freier Radikale, die Akkumulation von Nanopartikeln in bakteriellen Zellwänden oder die Austrocknung der Zellen abgetötet.[27] Kolloidales Silber kann sowohl äußerlich angewendet (zum Beispiel zur lokalen Behandlung von Hautinfektionen wie MRSA[28]) als auch oral eingenommen werden (als »Antibiotikum«[29]).

Manuka-Honig: Roher Manuka-Honig ist eine der schmackhaftesten Möglichkeiten, gesund zu bleiben. Dieser Honig, der von Honigbienen aus dem Blütennektar des neuseeländischen Manuka-Strauches erzeugt wird, wird seit Tausenden von Jahren in verschiedenen Kulturen zur Förderung des Wohlbefindens und zu medizinischen Zwecken verwendet. Der hoch antioxidative goldene Honig ist ein beliebter Bestandteil in hochwertigen Hautpflegeprodukten, da er entzündungshemmend und antimikrobiell wirkt.[30] Durch den Verzehr von Manuka-Honig können antibiotikaresistente *Clostridium difficile*-Infektionen[31, 32], Halsentzündungen[33, 34] und Harnwegsinfektionen[35] geheilt werden. Darüber hinaus hat sich gezeigt, dass Manuka-Honig sogar imstande ist, antibiotikaresistenten Stämmen des Eiterbakteriums *Staphylococcus aureus,* das zum Beispiel Hautinfektionen wie MRSA hervorrufen kann, den Garaus zu machen.[36] Ein weiterer Vorteil des Verzehrs von Manuka-Honig ergibt sich daraus, dass er Propolis (auch Bienenleim genannt) enthalten kann, eine Mischung aus Bienenspeichel und Wachs. Propolis wird in einem breiten Spektrum von über 300 Anwendungsgebieten therapeutisch genutzt und soll sogar das Wachstum von Krebstumoren hemmen können.[37, 38] Auch eine antibakterielle Wirkung konnte nachgewiesen werden.[39, 40]

Thymusextrakte: In Form von Kapseln oder Tabletten angebotene Thymusextrakte werden aus den Thymusdrüsen von Jungtieren gewonnen. Daneben sind auch noch andere Extrakte aus tierischen Organen erhältlich, darunter aus Schilddrüse, Milz und Leber. Sie haben ihren Ursprung in der Esstradition unserer frühen Vorfahren, laut der das ganze Tier verzehrt wird, nicht nur einzelne Teile. Dr. Gonzalez verwendete solche Extrakte, um die Selbstheilungskräfte seiner Patienten anzuregen und spezifische Organfunktionen zu unterstützen. Thymusextrakte dienen speziell zur Stärkung des Immunsystems und können bei Bedarf drei- bis viermal täglich (jeweils drei Kapseln) eingenommen werden.

Acetylcystein (ACC): ACC ist ein Abkömmling der natürlich vorkommenden Aminosäure Cystein. Die Leber benötigt Cystein zur Bildung von Glutathion, dem wichtigsten körpereigenen Antioxidans. Außerdem ist ACC eine gute Wahl als Schleimlöser – in den Bronchien festsitzender zäher Schleim kann dann besser abgehustet werden. Die Dosierung beträgt bis zu 1 Gramm zwei- bis dreimal täglich zwischen den Mahlzeiten. Zu den positiven Nebeneffekten von ACC gehört die entzündungshemmende Wirkung.[41, 42]

Mineralerde Bentonit: Bentonit ist eine Mischung aus verschiedenen Tonmineralien, mit *Montmorillonit* als Hauptbestandteil. Es entsteht durch Verwitterung aus Vulkanasche und ist eine der wirksamsten und kraftvollsten Heilerden. Der Name stammt von der Fundstätte, an der man die heilsame Erde erstmals entdeckte: der amerikanischen Kleinstadt Fort Benton.

Die einzigartige entgiftende Wirkung von Bentonit rührt daher, dass es eine negative ionische Ladung aufweist. Wenn es mit einem Stoff in Kontakt kommt, der eine positive Ionenladung trägt – dazu gehören viele Schadstoffe, Schwermetalle und Chemikalien –, zieht es diesen Stoff wie ein Magnet an sich und hält ihn fest. Dementsprechend ist Bentonit ein häufiger Bestandteil von Entgiftungs- und Reinigungsprodukten und kann äußerlich als warme oder kalte Packung, als Badezusatz und zur Hautpflege angewendet werden. Bentonit fühlt sich feinkörnig und samtig an, ist geruchlos und hinterlässt keine Flecken. Für die innere Reinigung des Körpers empfehle ich Ihnen täglich einen Teelöffel Bentonit mit 400 Milliliter Wasser. Bei akutem Durchfall oder einer Magenverstimmung können Sie Bentonit zwei- bis dreimal täglich nehmen. Es ist auch in flüssiger Form erhältlich; rühren Sie dann einen Esslöffel der Flüssigkeit in ein Glas Wasser ein.

Vitamin D₃ und Vitamin A: In traditionellen Kulturen wurden hauptsächlich nährstoff- und fettreiche Nahrungsmittel wie Innereien, Fischeier und Milchprodukte verzehrt, die eine zweckmäßige Genexpression unterstützen. Diese Nahrungsmittel sind reich an den fettlöslichen Vitaminen D_3, A und K_2, die, so stellt sich immer mehr heraus, zusammenwirken, um die Gesundheit des Immunsystems und die zelluläre Signalgebung zu unterstützen.

Vitamin-D-Mangel wird neben der Lebensweise in geschlossenen Räumen auch durch eine glyphosatinduzierte Beeinträchtigung der Synthese in unserer Leber verursacht. Gemäß dem sehr plausiblen »Entzündungsansatz« des Autors und Moderators Dr. Alex Vasquez[43] gilt: Die Einnahme der fettlöslichen Vitamine D_3 und A in sehr hohen Dosen über einen Zeitraum von vier Tagen kann zur Besserung chronisch-entzündlicher Erkrankungen beitragen und einen Vitaminmangel beheben, der für eine ganze Bandbreite von Beschwerden ursächlich sein kann, von Schmerzen bis hin zu Virusinfektionen. Ich empfehle als Dosis am ersten Tag 50 000 IE (Internationalen Einheiten) Vitamin D_3 gefolgt von jeweils 10 000 IE an den vier darauffolgenden Tagen sowie an allen fünf Tagen jeweils 50 000 IE Vitamin A.

Vitamin C und Zink: Diese Kombination, die ursprünglich hinsichtlich ihrer Wirksamkeit gegen Malaria, Lungenentzündung, Durchfallinfektionen und mehr untersucht wurde, trägt zur Fähigkeit des angeborenen Immunsystems bei, sich selbst zu stärken.[44, 45, 46]

Dr. Suzanne Humphries[47], die über entsprechende Erfahrung in der Behandlung von Keuchhusten und anderen Infektionen verfügt, empfiehlt Vitamin C in der Natriumascorbat-Form in Dosierungen von 1 Gramm alle drei Stunden sowie Zinkpicolinat 10 bis 30 Milligramm täglich für die Dauer der Erkrankung.

Homöopathie: *Oscillococcinum* **und** *Arnica*. Die Homöopathie ist mein Ansatz für jedes körperliche Ungleichgewicht, denn sie hat die Fähigkeit, die energetischen Schichten einer Krankheit anzusprechen, die sich im physischen Bereich manifestiert. Ich selbst bin in klinischer Homöopathie ausgebildet, empfehle Ihnen aber dringend, sich einen klassischen Homöopathen zu suchen, da die für die Auswahl der Konstitutionsmittel zu berücksichtigenden Nuancen sehr wichtig sind. Abgesehen davon empfehle ich Ihnen zwei homöopathische Arzneimittel, die Sie griffbereit in Ihrer Hausapotheke haben sollten: das »Grippe«-Mittel *Oscillococcinum* sowie *Arnica*-Globuli, die Sie bei Verletzungen einnehmen können (zusätzlich empfiehlt sich zur äußerlichen Anwendung eine Arnika enthaltende Salbe gegen Schwellungen und Blutergüsse).

Ayurvedische Medizin: Nasendusche, Ölziehen und Zungenschaben. Zur Reinigung und Entgiftung bei Allergien sollten Sie bei den ersten Anzeichen einer Stauung oder sogar täglich ein Nasenspülkännchen verwenden, um Ihre Nebenhöhlen mit Salzwasser zu spülen. Mit Zungenschaben und Ölziehen (ich benutze Kokosnussöl), etwa 15 Minuten lang, stärken Sie Ihr Mikrobiom im Mund.

Heilender Tee: Zerdrücken Sie zwei abgezogene Knoblauchzehen und fügen Sie Honig zum Abschmecken (maximal einen Teelöffel voll) sowie etwa zwei Teelöffel gehackten Ingwer, eine Prise Cayennepfeffer und heißes Wasser hinzu. Trinken Sie diesen Tee drei- bis viermal am Tag, wenn Sie sich nicht gut fühlen.

Bonus-Rezept: Hühnerbrühe

Bereiten Sie sich jede Woche solch einen Topf Hühnerbrühe zu.

1 große Zwiebel, abgezogen und grob gehackt

2 große Bio-Karotten, gewürfelt

3 Stangen Sellerie, gewürfelt

1 Bio-Freilandhühnchen, gründlich abgespült und trocken getupft

½ EL Apfelessig pro Liter Wasser

naturbelassenes Meersalz und schwarzer Pfeffer, frisch gemahlen

1 Bund (oder 10 Zweige) Koriander oder Petersilie, gehackt
250 g Hühnerleber (optional; wenn sie fein gehackt ist, ist der
nicht jedem behagende Geschmack kaum wahrnehmbar; Hühnerleber ist sehr nährstoffreich)
Alle Zutaten in einen großen Suppentopf aus Edelstahl geben
und kaltes Wasser hinzugießen, bis das Hühnchen vollständig be-
deckt ist. Aufkochen lassen und danach auf sehr niedriger Stufe
zugedeckt etwa drei Stunden köcheln lassen. Ein Schnellkochtopf
halbiert die Garzeit. Nach dem Garen das Fleisch von den Knochen lösen und für ein anderes Hühnchengericht verwenden (dann
einfach in Olivenöl anbraten und mit Salz und Zitrone würzen).

NATURHEILKUNDLICHE HEILMETHODEN BEI HARNWEGSINFEKTEN

Harnwegsinfekte und Blasenentzündungen sind einer der häufigsten Gründe für eine Antibiotikabehandlung, obwohl es
eigentlich sehr einfach ist, den Harntrakt zu stärken. Abgesehen
davon, dass Sie besonders viel Wasser trinken sollten, um die
Bakterien herauszuspülen, rate ich Ihnen zur unterstützenden
Behandlung zu folgenden Maßnahmen:

- **D-Mannose** bindet Bakterien, die sich dann nicht mehr
  an der Blasenwand festhalten können. Zur Vorbeugung
  ist es nachweislich wirksamer als ein Antibiotikum.[48] Als
  Akutbehandlung nehmen Sie drei- bis fünfmal täglich je
  1 Gramm ein.
- **Vitamin C** kann auch in kleinen Dosen präventiv eingesetzt werden, auch in der Schwangerschaft.[49]
- **Apfelessig**, dreimal täglich ein Esslöffel, kann ebenfalls zur
  Unterstützung des Mikrobioms der Harnblase beitragen.[50]
- **Oreganoöl** ist ein starkes natürliches Antibiotikum, das
  auch in höher dosierter Form als Nahrungsergänzungsmittel erhältlich ist (etwa 200 Milligramm dreimal täglich).[51]
- **Cantharis C 30** bietet sich an, wenn Sie Homöopathie in
  die Therapie Ihres Harnwegsinfektes integrieren möchten. Nehmen Sie zunächst einmal drei bis fünf Globuli ein.

Wenn Sie sie gut vertragen, nehmen Sie die Globuli dann noch dreimal, im Abstand von einigen Stunden. Danach können Sie die Wirksamkeit schon etwas beurteilen.[52]

- **Meditation zur Befreiung von Ärger.** Harnwegsinfekte sind nach Louise Hay oft die körperliche Manifestation von Ärger, insbesondere im Zusammenhang mit (auch vergangenen) Beziehungsproblemen. Diese dreiminütige Meditation kann helfen:[53]
  - **Mudra:** Berühren Sie links und rechts jeweils mit dem Daumen den Ansatz des kleinen Fingers. Schließen Sie die restlichen Finger über den Daumen, um eine Faust zu bilden. Heben Sie die Arme an und machen Sie abwechselnd links und rechts Rückenkraulbewegungen.
  - **Atmen:** Beginnen Sie durch einen O-förmigen Mund mit einem starken, rhythmischen Ein- und Ausatmen synchron zu den Armbewegungen.
  - **Position:** Setzen Sie sich in den Fersensitz oder Schneidersitz und nehmen Sie die Jalandhara-Bandha-Stellung ein (Kinn gegen die Brust drücken). Die Augen sind geschlossen.
  - Denken Sie **bewusst** an alles und jedes, was Sie wütend macht. Konzentrieren Sie sich fest darauf und beschleunigen Sie währenddessen sowohl die Armbewegungen als auch den Atem.
  - **Am Ende:** Verschränken Sie die Finger und strecken Sie die Arme über dem Kopf, mit den Handflächen nach oben. Atmen Sie tief durch den O-Mund ein. Stellen Sie sich vor, Sie wären von weißem, heilendem Licht umgeben, und atmen Sie aus. Wiederholen Sie das dreimal.
  - **Zeitdauer:** 3 Minuten.

HEILENDE MEDITATIONEN UND ÜBUNGEN

Nachstehend finden Sie drei einfache Yogaübungen, die Sie in Ihr naturheilkundliches Instrumentarium zur Hilfe bei Kopfschmerzen, zur Stärkung der Immunabwehr und zur Selbstheilung einbauen können.

- **Bei Kopfschmerzen**[54]
  - Legen Sie sich flach auf den Rücken. Strecken Sie die Arme auf dem Boden über Ihrem Kopf aus. Spreizen Sie die Beine weit auseinander.
  - Atmen Sie ein und setzen Sie sich dabei auf – strecken Sie sich nach vorn und platzieren Sie die Hände zwischen den Beinen auf dem Boden. Atmen Sie aus und gehen Sie dabei wieder in die liegende Position zurück.
  - Machen Sie diese Übung 26-mal (Vorsicht: Wenn Sie Rückenprobleme haben, fragen Sie vorher Ihren Arzt, ob Sie diese Übung durchführen können).
- **Für allgemeine Immunität**[55]
  - Setzen Sie sich im Schneidersitz auf den Boden. Ziehen Sie das Kinn leicht an die gestreckte Brust.
  - Strecken Sie die Zunge ganz heraus und atmen Sie dabei schnell ein und aus. Dies wird als *Hundeatem* bezeichnet. Setzen Sie diesen keuchenden Zwerchfellatem für drei bis fünf Minuten fort.
  - Zum Schluss atmen Sie ein, halten 15 Sekunden lang den Atem an und drücken dabei die Zunge gegen den oberen Gaumen. Dann atmen Sie aus und wiederholen diese Sequenz noch zweimal.

FÜR DIE SELBSTHEILUNG[56]

Diese Heilmantra-Meditation dient der Aktivierung der Selbstheilungskräfte. Sie können damit aber auch einem anderen Menschen Heilungsenergie schicken.

- **Körperhaltung:** Setzen Sie sich im Schneidersitz auf den Boden oder auf einen Stuhl mit den Füßen fest auf dem Boden. Die Wirbelsäule ist gerade und der Nacken gestreckt; das Kinn wird leicht nach hinten gezogen.
- **Mudra:** Die richtige Mudra (Handhaltung) ist sehr wichtig. Die Ellbogen sind gebeugt und werden bequem, aber fest an den Oberkörper gestützt. Die Unterarme werden fast senkrecht zum Boden nach oben geführt und die Hände in

einem 45-Grad-Winkel von der Körpermitte zu den Seiten ausgestreckt. Die Handflächen sind flach nach oben gewandt, das heißt, die Handgelenke sind zurückgebogen. Sie sollten einen Zug im untersten Teil Ihres Unterarms spüren, wenn Sie die Handgelenke fast überstreckt haben, damit die Handflächen parallel zum Boden sind (dies ist in der Regel der herausforderndste Teil der Meditation; achten Sie unbedingt darauf, dass die Hände in dieser Position bleiben). Die vier Finger liegen jeweils aneinander, lediglich die Daumen sind abgespreizt.

- **Augen:** Die Augen sind geschlossen.
- **Mantra:** Dieses Mantra besteht aus acht Tönen/Silben: Ra, Ma, Da, Sa, Sa, Say, So, Hung. Sie haben die folgenden Bedeutungen:

Ra – Sonne

Ma – Mond

Da – Erde

Sa – unpersönliche Unendlichkeit

Sa Say – Gesamtheit der Unendlichkeit

So – persönlicher Sinn für Verschmelzung und Identität

Hung – das Unendliche, schwingend und real

Dieses Mantra zapft die Energien der Sonne, des Mondes, der Erde und des unendlichen Geistes an, um tiefe Heilung zu bewirken. Es ist wichtig, den Nabelpunkt beim ersten *Sa* und beim *Hung* kräftig einzuziehen. Die Silbe *Hung* ist nicht lang gezogen, sondern kurz und kräftig. Das gesamte Mantra sollte auf einen einzigen Atemzug gesungen werden. Dann tief einatmen und wiederholen. Denken Sie daran, den Mund bei jedem Ton präzise zu bewegen. Versuchen Sie, den Nachklang im Mund und in den Nebenhöhlen zu spüren.

- **Geistiger Fokus:** Sie können die Person oder die Personen, der/denen Sie heilende Energie senden möchten, geistig visualisieren. Das können natürlich auch Sie selbst sein.
- **Zeit:** Singen Sie das Mantra 11 bis 31 Minuten lang (diese genauen Zeitangaben haben mit der Bedeutung der Zahlen in der Tradition des Kundalini-Yoga zu tun).

- **Zum Schluss:** Um die Meditation zu beenden, atmen Sie tief ein und halten Sie den Atem an, während Sie ein Heilungsgebet sprechen. Stellen Sie sich die Person, die Sie heilen möchten, als völlig gesund, strahlend und stark vor. Sehen Sie die Person vollständig in ein heilendes, weißes Licht eingehüllt und vollständig geheilt. Dann atmen Sie aus und wieder tief ein, halten den Atem an und sprechen das gleiche Gebet noch einmal. Dann wieder ausatmen.

Um die Meditationssitzung abzuschließen, atmen Sie tief ein, strecken die Arme nach oben und schütteln die Hände und Finger mehrere Sekunden lang kräftig aus. Auch beim Ausatmen die Arme oben lassen und die Hände ausschütteln. Wiederholen Sie das noch zweimal und entspannen Sie sich.

Anhang C

REZEPTE IM RAHMEN DES ERNÄHRUNGSPROGRAMMS

Paläo-Pfannkuchen
Zubereitungszeit: 10 Minuten
1 Portion

- 200 g Süßkartoffeln oder Winterkürbis (z. B. Butternuss-, Eichel- oder Kabochakürbis), gekocht, oder 1 Banane
- 3 große Freilandeier
- 2 EL Hanfsamen, Leinsamen oder Nussbutter
- natives Kokosöl

Alle Zutaten außer Kokosöl im Mixer glatt rühren. Das Kokosöl in einer Pfanne auf mittlerer Stufe erhitzen. Mit einer kleinen Schöpfkelle etwas Teig aus dem Mixer in die Pfanne geben und ausbacken. Die Pfannkuchen sind schnell gar!

Blumenkohl-Karotten-Suppe
Zubereitungszeit: 35 Minuten
Garzeit: 45 Minuten
4 Portionen

- 2 EL Olivenöl extra vergine
- 1 mittelgroße Zwiebel, abgezogen und gehackt
- 2 Knoblauchzehen, abgezogen und gehackt
- ½ kleiner Kopf Blumenkohl, in Röschen geteilt
- 2 Karotten, geschält und gehackt
- 1 l Gemüsebrühe
- 2 EL Petersilie, gehackt
- 1 EL Schnittlauchröllchen

- 1 TL Rosmarin, gehackt
- 1 TL Dill, gehackt
- 1 TL Selleriesalz
- ½ TL Salz
- 350 ml Kokosmilch

Das Öl in einem 2-Liter-Kochtopf bei mittlerer Temperatur 1–2 Minuten erhitzen; es muss heiß sein.

Die Zwiebel bei mittlerer Hitze 3 Minuten in dem Öl anbraten, bis sie weich und leicht gebräunt ist. Knoblauch, Blumenkohl und Karotten hinzufügen und 5 Minuten mitbraten. Die restlichen Zutaten dazugeben, gut verrühren und die Suppe bei mittlerer bis hoher Temperatur zum Kochen bringen. Die Temperatur reduzieren und die Suppe 35 Minuten köcheln lassen.

Die Suppe im Topf mit einem Stabmixer glatt pürieren. Falls Sie keinen Stabmixer besitzen, können Sie die heiße Suppe auch in eine Küchenmaschine oder einen Standmixer füllen und darin pürieren.

Sofort servieren.

Hühnercurry
Zubereitungszeit: 20 Minuten
Garzeit: 40 Minuten
4 Portionen

- 2 EL Kokosöl oder Ghee
- ca. 700 g Hühnerschenkel, ohne Knochen und Haut, in mundgerechte Stücke geschnitten
- 1 mittelgroße Zwiebel, abgezogen und in große Stücke geschnitten
- 2 Zucchini, in dicke Scheiben geschnitten
- 1 EL Currypulver
- ½ TL edelsüßes Paprikapulver
- 3 Knoblauchzehen, abgezogen und gehackt
- 1 TL naturbelassenes Meersalz
- 400 ml ungesüßte Bio-Kokosmilch

- 200 g Kirschtomaten
- 15 g Korianderblätter, gehackt, zum Garnieren

Öl oder Ghee in einem Suppentopf auf mittlere bis hohe Temperatur erhitzen. Hühnchen hineingeben und anbraten, bis die Stücke auf beiden Seiten gebräunt sind (8–10 Minuten). Das Fleisch herausnehmen und beiseitestellen; das restliche Öl im Topf lassen.

Zwiebel und Zucchini in den Topf geben und etwa 5 Minuten leicht anbräunen. Mit Curry, Paprikapulver, Knoblauch und Salz würzen und ½ Minute mitdünsten.

Das Fleisch wieder in den Topf geben und die Kokosmilch angießen. Aufkochen, dann die Hitze reduzieren und alles zugedeckt köcheln, bis das Fleisch weich ist (etwa 30 Minuten).

In den letzten 5 Minuten die Tomaten mitgaren.

Mit Koriander garniert servieren.

Klassischer Schmorbraten mit Wurzelgemüse
Zubereitungszeit: 15 Minuten
Garzeit: 2 ½ Stunden
8–10 Portionen

- 1,3–1,6 kg Rinderfiletbraten
- grobes Salz
- 1 EL Olivenöl
- 2 Zwiebeln, abgezogen und gehackt
- 3 Knoblauchzehen, abgezogen und gehackt
- 750 ml Fleisch- oder Gemüsebrühe
- 3 EL Apfelessig
- mehrere Zweige Thymian
- 1 Lorbeerblatt
- schwarzer Pfeffer, frisch gemahlen
- 4 Bio-Karotten, in große Stücke geschnitten
- 2 kleine oder 1 große Bio-Süßkartoffel(n) oder -Pastinaken, geviertelt

Den Backofen auf 175 °C vorheizen.

Das Fleisch mit grobem Salz würzen. Einen großen Schmor-topf auf mittlerer bis hoher Stufe erhitzen. Das Öl hineingeben und das Fleisch pro Seite 5–6 Minuten darin anbraten. Heraus-nehmen und beiseitelegen.

Die Hitze auf mittlere Stufe reduzieren. Die Zwiebeln in den Topf geben und in 5–8 Minuten weich garen. Knoblauch hinzu-fügen und 1 Minute mitgaren.

Das Fleisch wieder in den Topf geben und Brühe, Essig, Thy-mian, Lorbeerblatt sowie Pfeffer dazugeben. Umrühren und et-was köcheln lassen. Anschließend den Topf zugedeckt in den vorgeheizten Ofen stellen und den Braten 2 Stunden schmoren lassen.

Karotten und Süßkartoffeln oder Pastinaken zum Braten ge-ben und diesen weitere 30 Minuten schmoren lassen.

Zum Servieren das Fleisch in Scheiben schneiden oder anders zerkleinern. Die Flüssigkeit im Topf als Bratensaft darübergeben (Reste können bei der nächsten Zubereitung des Schmorbratens als Brühe verwendet werden). Mit dem Gemüse servieren.

Honig-Nuss-Riegel
Zubereitungszeit: 15 Minuten
Backzeit: 20 Minuten
12 Riegel

- 140 g ungesalzene Cashewkerne
- 70 g ganze geschälte Mandeln
- 70 g Pekannüsse
- 50 g ungesüßte Kokosraspel
- 50 g Kakaonibs
- 1 TL naturbelassener Vanilleextrakt
- ½ TL Meersalz
- 8 EL Rohhonig

Den Backofen auf 175 °C vorheizen und eine quadratische Back-form (20 × 20 cm) mit Backpapier auslegen.

Die Nüsse von Hand oder im Mixer grob zerkleinern. Alle Zutaten außer dem Honig in einer großen Schüssel vermengen. Den Honig so unterrühren, dass alle Zutaten damit überzogen sind. Die Mischung in die vorbereitete Backform geben und andrücken, sodass sie gleichmäßig verteilt ist.

20 Minuten im Ofen backen, anschließend auf einem Kuchengitter auskühlen lassen. In 12 Riegel schneiden und genießen.

DANKSAGUNG

In Dankbarkeit gegenüber meiner neuen Familie im Hay House, darunter die kluge und weise Patty Gift, der unerschrockene und bescheidene Reid Tracy und die sanfte und brillante Anne Barthel. In Dankbarkeit gegenüber Nancy Marriot für ihren unaufhaltsamen kristallinen Geist und dafür, dass sie auf ihrem Weg so direkt auf meinen eigenen gegangen ist, sodass wir dieses Manuskript gemeinsam in perfekter Komplementarität erschaffen konnten.

In Dankbarkeit gegenüber Bonnie Solow, Kristin Loberg und Karen Rinaldi, die mir beim Schreiben von *Die Wahrheit über weibliche Depression* zur Seite standen und mich dann genug liebten, um mich gehen zu lassen.

In Dankbarkeit gegenüber Sayer, dass er in meinem Leben als viel atemberaubendere Verkörperung des heiligen Männlichen aufgetaucht ist, als ich sie mir je hätte vorstellen können. Danke, dass du mein falsches Selbst in tausend Stücke zerbrochen und die Risse mit Gold geflickt hast, während ich das Selbst erschaffe, das ich immer sein wollte, in hingebungsvoller Ehrung des göttlichen Wesens, das du bist.

In Dankbarkeit gegenüber meiner mütterlichen Abstammungslinie, meiner Mutter, Marusca, meiner Großmutter, Bianca, und all ihren Vorfahrinnen, dass sie die absolut beste Arbeit geleistet haben, um das Feuer der Schöpfung, das in der Frau brennt, aufrechtzuerhalten.

In Dankbarkeit gegenüber meiner Herkunftsfamilie, Marusca, Ron, Brendan und Sara, und gegenüber Mattie und den Familien Hatfield, Tognetti, Ojjeh und Fink, dass sie mich genau so geliebt haben, wie ich es brauchte, um zu einer umfassenderen Akzeptanz meines Selbst zu erwachen.

In Dankbarkeit gegenüber Sofia, der Göttin der Weisheit und einer unerschöpflichen Quelle von Witz, Kreativität und Tiefe.

In Dankbarkeit gegenüber Lucia, der Göttin des Lichts, der Empathin und Befreierin wilder Emotionen zum Wohle aller.

In Dankbarkeit für Andy Fink, der es unmöglich gemacht hat, etwas anderes als Liebe für ihn zu empfinden, immer.

In Dankbarkeit gegenüber Lisa, Mia, Bella, Sienna und Dottie Ji, dass ich in eure Herzen gekommen bin.

In Dankbarkeit gegenüber Tahra Collins, dass sie unseren Seelenvertrag eingehalten hat, uns durch die Transformation hindurch mit Strenge und bedingungsloser Liebe zu stützen, und dass sie jeden Tag als der strahlende Engel, der sie ist, erscheint. Es gibt kein Ich ohne dich!

In Dankbarkeit gegenüber Louise Kuo, dass sie mit mir im Dreck herumgewatet ist und unseren Aktivismus heilig gemacht hat.

In Dankbarkeit gegenüber Swaranpal, dass sie die Mutter war, die ich einstmals brauchte, und die Schwester, die ich jetzt und für immer brauche.

In Dankbarkeit gegenüber Leela Lorenzoni für ihre Standhaftigkeit, ihre Ehrlichkeit, ihre schlichte Unterstützung, ihre Hingabe an diese Mission und ihr reines Herz.

In Dankbarkeit gegenüber Alyssa Siefert, die mich mit ihren unendlichen Gaben gesegnet hat, insbesondere aber mit ihrer Herzensklugheit, ihrem neugierigen Verstand, ihrem Ja zu jeder Wendung auf unserem gemeinsamen Weg zur Spiritualisierung der Wissenschaft und ihrem kritischen Blick auf dieses Manuskript.

In Dankbarkeit gegenüber Katie Hess für ihre Magie, ihre Blumen und ihr goldenes Herz.

In Dankbarkeit gegenüber Sarah Kamrath für ihr Aussprechen der Wahrheit, ihr Lächeln und ihre Liebe zum Licht.

In Dankbarkeit gegenüber Christiane Northrup für das Geschenk ihrer Weisheit, ihrer Ausstrahlung und ihrer warmen Hand auf dem dunklen Pfad.

In Dankbarkeit gegenüber Carrie-Anne Moss für ihre Unterstützung und ihre tiefe Weiblichkeit, immer in der Nähe.

In Dankbarkeit gegenüber Whitney Burrell, die mich während meiner vielen Schritte geliebt hat, für ihren brillanten Verstand und ihr offenes Herz.

In Dankbarkeit gegenüber James Maskell und Gabe Hoffman, die eine Vision für die Zukunft der Medizin haben und mich darin einbeziehen.

In Dankbarkeit gegenüber Mary Beth Gonzalez und Dr. Linda Isaacs, die Nicks Vermächtnis unterstützt und mir geholfen haben, meinen Platz darin zu finden.

In Dankbarkeit gegenüber Charles Eisenstein für seine Seelenbegleitung und die Kanalisierung von Wahrheiten, die mich näher nach Hause bringen.

In Dankbarkeit gegenüber Maya Shetreat-Klein, dass sie mir den Raum der Hexen offengehalten hat.

In Dankbarkeit gegenüber Astrid Schmidt, dass sie diese neue Geschichte der psychischen Gesundheit mit mir gewürdigt hat, und für ihre Weisheit und Herzenstiefe.

In Dankbarkeit gegenüber Suzanne Moscovitch, dass sie unser karmisches Schicksal zur Unterstützung der gegenseitigen Heilung und im Dienst an der Welt akzeptiert hat.

In Dankbarkeit gegenüber Scott McDermott, dass er mir das Geschenk seiner Anwesenheit in meinem Leben gemacht hat, mit seinen kaleidoskopischen Talenten, seiner tiefen Freundlichkeit, seiner verfeinerten Sensibilität und seiner Hingabe, diese Botschaft zu verbreiten.

In Dankbarkeit gegenüber Tracy Bertrand für ihr Lachen, ihr Engagement und ihre Unterstützung.

In Dankbarkeit gegenüber Jamie Davidson für den Mut zur Heilung, um auf einzigartige Weise Licht zu verbreiten.

In Dankbarkeit gegenüber Mingtong Gu für das Teilen von strahlender Freude mit mir und dafür, dass er das Versprechen der Quantenheilung in dieses Land gebracht hat.

In Dankbarkeit gegenüber Joseph Aldo, der mir immer das tiefe Gefühl gab, gesehen und verstanden zu werden.

In Dankbarkeit gegenüber Alison Birnbaum, die mich in mein inneres Kind und viele der damit verbundenen Konzepte in diesem Buch eingeführt hat und das Gefäß für die Transformation von Generationen von Familienkarma zur Verfügung stellt.

In Dankbarkeit gegenüber Rachel Koenig, Shiva Schiff und Angelica Lemke, die meine Heilungsreise und die Verwandlung meines Feuers in den nun schwelenden Kessel der Weiblichkeit unterstützt haben.

In Dankbarkeit gegenüber Natalie Christensen, die mich daran erinnert hat, wie ich meine Arbeit mit Frauen auf meine Arbeit als Mutter anwenden kann.

In Dankbarkeit gegenüber Ron und Katya, die mir für meinen Kontakt mit dem Göttlichen exquisiten Raum zur Verfügung gestellt haben.

In Dankbarkeit gegenüber Louisa und Ilan Bohm für ihr Engagement auf dem herzeröffnenden Weg der Selbstfindung.

In Dankbarkeit gegenüber Luis Molinar und Claudia Morales für ihre Wärme, ihren Kakao und unsere gemeinsame Liebe zur Transzendenz.

In Dankbarkeit gegenüber Belinda Inman und Marguerite Insolia für das Kanalisieren der spirituellen Unterstützung, an deren Vorhandensein ich manchmal erinnert werden musste.

Zu den neuesten Mitgliedern meines Hexenzirkels gehören Kukuwa, Daniela, Nikki, Stacey, Rebecca, Tatiana, Mitzi, Pema, Vero, Susan und die Waldorfgemeinschaft. Unsere Verbindungen sind ein Beweis dafür, dass ich tatsächlich auf dem Weg bin.

Außerdem danke ich allen unseren VMR-Teilnehmern, -Botschaftern und -Trainern, den ehemaligen und gegenwärtigen Community-Managern, allen meinen Patienten und allen, die mir im Dienst einer neuen Geschichte beigestanden sind. Ihr Licht hat mir den Weg vorwärts erhellt.

ÜBER DIE AUTORIN

Dr. Kelly Brogan ist Psychiaterin mit dem Schwerpunkt Frauengesundheit und ganzheitliche Behandlungsmethoden sowie zertifizierte KRI-Kundalini-Yogalehrerin. Zudem ist sie die Autorin des *New York Times* und *Spiegel*-Bestsellers *A Mind of Your Own (Die Wahrheit über weibliche Depression)* und des Kinderbuchs *A Time for Rain* sowie Mitherausgeberin des bahnbrechenden Lehrbuchs *Integrative Therapies for Depression*. Sie schloss ihre psychiatrische Ausbildung am NYU Medical Center ab, nachdem sie das Cornell University Medical College absolviert hatte. Außerdem hat sie einen Bachelor-Abschluss in Systemneurowissenschaften des Massachusetts Institute of Technology (MIT). Sie ist staatlich anerkannte Fachärztin für Psychiatrie und psychosomatische Medizin und spezialisiert auf einen Ansatz zur Ursachenbewältigung von psychiatrischen Syndromen und Symptomen. Nicht zuletzt ist sie Mutter von zwei Kindern. Website: www.kellybroganmd.com

ANMERKUNGEN

Kapitel 1: Kanarienvögel in der Kohlengrube

1. Substance Abuse and Mental Health Services Administration, »Key Substance Use and Mental Health Indicators in the United States: Results from the 2016 National Survey on Drug Use and Health«, https://www.samhsa.gov/data/sites/default/files/NSDUH-FFR1-2016/NSDUH-FFR1-2016.pdf.
2. Graham Hancock, »The War on Consciousness — Banned TED Talk«, 30. September 2013, https://www.youtube.com/watch?v=X_hShqKn5cg.
3. Charles Eisenstein, »Psychedelics and Systems Change«, *MAPS Bulletin* 26, Nr. 1, Frühjahr 2016 (19. April 2016).
4. Terence McKenna, »A Message to Artists from Terence McKenna [1990]«, YouTube, https://www.youtube.com/watch?v=z5wrcMiT2jM.
5. P. Jedlicka, »Revisiting the Quantum Brain Hypothesis: Toward Quantum Neuro(Biology)?«, *Frontiers in Molecular Neuroscience* 10 (7. November 2017): 366, https://www.ncbi.nlm.nih.gov/pubmed/29163041.
6. Alan Watts, *Does It Matter? Essays on Man's Relation to Materiality* (Novato, CA: New World Library, 2007).
7. Candace Pert, *Molecules of Emotion: The Science Behind Mind-Body Medicine* (New York: Simon and Schuster, 2010).
8. Pert, *Molecules of Emotion*.
9. M. Maes, »Depression Is an Inflammatory Disease, but Cell-Mediated Immune Activation Is the Key Component of Depression«, *Progress in Neuro-Psychopharmacology and Biological Psychiatry* 35, Nr. 3 (29. April 2011): 664–675, doi: 10.1016/j.pnpbp.2010.06.014.
10. F. Dickerson et al., »Immune Alterations in Acute Bipolar Depression«, *Acta Psychiatrica Scandinavica* 132, Nr. 3 (September 2015): 204–210, doi: 10.1111/acps.12451.
11. Bai Ya-Mei et al., »Comparison of Inflammatory Cytokine Levels among Type I/Type II and Manic/Hypomanic/Euthymic/Depressive States of Bipolar Disorder«, *Journal of Affective Disorders* Vol. 166 (September 2014), 187–192, doi: 10.1016/j.jad.2014.05.009.
12. Z. Taylor und K. Brogan, »Anxiety: Inflammatory Origins and Natural Treatments«, *Price-Pottenger Journal* 38, Nr. 3 (16. Oktober 2014): 13–19.
13. Chadi A. Calarge, Sridevi Devaraj und Robert J. Shulman, »Gut Permeability and Depressive Symptom Severity in Unmedicated Adolescents«, *Journal of Affective Disorders* 246, Nr. 1 (1. März 2019): 586–594, https://doi.org/10.1016/j.jad.2018.12.077.
14. S. Bengmark, »Gut Microbiota, Immune Development and Function«, *Pharmacological Research* 69, Nummer 1 (März 2013): 87–113.
15. B. C. Broom et al., »Symbolic Diseases and ›Mindbody‹ Co-emergence. A Challenge for Psychoneuroimmunology«, *Explore* 8, Nummer 1 (Januar–Februar 2012): 16–25, doi: 10.1016/j.explore.2011.10.005.

Kapitel 2: Wunderpillen gibt es nicht

1. Der dem Parlament am 7. Oktober vorgelegte Zweijahresbericht der belgischen föderalen Kommission zur Kontrolle und Bewertung der Sterbehilfe bestätigt, dass 124 der 3.950 Sterbehilfefälle in Belgien von 2014 bis 2015 Personen betrafen, bei denen eine »Geistes- und Verhaltensstörung« diagnostiziert wurde. Tödliche Injektionen wurden auf Antrag von 5 nicht tödlich erkrankten Menschen mit Schizophrenie, 5 mit Autismus, 8 mit bipolarer Störung, 29 mit Demenz und 39 mit Depression verabreicht, so der Bericht. Belgien legalisierte 2002 Sterbehilfe für Patienten, die »unerträglich« an tödlichen oder nicht tödlichen Krankheiten leiden, die als »unbehandelbar« gelten. Dementsprechend kann Anfragen innerhalb eines Monats entsprochen werden.

2. U.S. Department of Health and Human Services, Agency for Healthcare Research and Quality, Medical Expenditure Panel Survey through 2016, https://meps.ahrq.gov/mepsweb/data_stats/download_data_files_results.jsp?cboDataYear=All&cboDataTypeY=2%2CHousehold+Event+File&buttonYearandDataType=Search&cboPufNumber=All&SearchTitle=Prescribed+Medicines.

3. R. Mojtabai R und M. Olfson, »National Trends in Long-Term Use of Antidepressant Medications: Results from the U.S. National Health and Nutrition Examination Survey«, *Journal of Clinical Psychiatry* 75, Nr. 2 (Februar 2014): 169–177, doi: 10.4088/JCP.13m08443.

4. CDC National Center for Health Statistics, National Health and Nutrition Examination Survey, updated 1/20/2019, https://www.cdc.gov/nchs/nhanes/index.htm.

5. World Health Organization, »America's State of Mind Report«, 2011. Im Rahmen der Studie wurden die Angaben von über zwei Millionen Amerikanern zu verschreibungspflichtigen Medikamenten überprüft, um den Einsatz von Antidepressiva, Antipsychotika, Medikamenten gegen Aufmerksamkeitsdefizit-Hyperaktivitätsstörungen und Anti-Angst-Behandlungen von 2001 bis 2010 zu bewerten.

6. Laut einem 2014 vom Centers for Disease Control and Prevention vorgelegten Bericht und Alan Schwartz, »Thousands of Toddlers Are Medicated for A.D.H.D, Report Finds, Raising Worries«, *New York Times*, 16. Mai 2014, https:// www.nytimes.com/2014/05/17/us/among-experts-scrutiny-of-attention-disorder- diagnoses-in-2-and-3-year-olds.html?_r=0, werden mehr als 10 000 amerikanische Kleinkinder im Alter von zwei oder drei Jahren außerhalb der etablierten pädiatrischen Richtlinien wegen Aufmerksamkeitsdefizit-Hyperaktivitätsstörung (ADHS) behandelt.

7. Carmen Moreno et al., »National Trends in the Outpatient Diagnosis and Treatment of Bipolar Disorder in Youth«. *Archives of General Psychiatry* 64, Nr. 9 (September 2007): 1032–1039, https://www.ncbi.nlm.nih.gov/pubmed/17768268.

8. Erick H. Turner et al., »Selective Publication of Antidepressant Trials and Its Influence on Apparent Efficacy«, *New England Journal of Medicine* 358 (17. Januar, 2008): 252–260, doi: 10.1056/NEJMsa065779.

9. Leon Eisenberg, »Treating Depression and Anxiety in the Primary Care Setting«, *Health Affairs* 11, Nr. 3 (Herbst 1992), doi: 10.1056/NEJM199204163261003.

10. Yoichiro Takayanagi et al., »Antidepressant Use and Lifetime History of Mental Disorders in a Community Sample: Results from the Baltimore Epidemiologic Catchment Area Study«, *Journal of Clinical Psychiatry* 76, Nr. 1 (Januar 2015): 40–44, doi: 10.4088/JCP.13m08824.

11. Targum, S. D., »Identification and Treatment of Antidepressant Tachyphylaxis«, *Innovations in Clinical Neuroscience* 11, Nr. 3–4 (März 2014): 24–28.

12. R. S. El-Mallakh et al., »Tardive Dysphoria: The Role of Long Term Antidepressant Use in Inducing Chronic Depression«, *Medical Hypotheses* 76, Nr. 6 (Juni 2011): 769–773.

13. Peter Breggin und David Cohen, *Your Drug May Be Your Problem: How and Why to Stop Taking Psychiatric Medications* (New York: Da Capo, 1999).

14. Irving Kirsch et al., »Do Outcomes of Clinical Trials Resemble Those ›Real World‹ Patients? A Reanalysis of the STAR*D Antidepressant Data Set«, *Psychology of Consciousness: Theory, Research, and Practice* 5, Nr. 4 (Dezember 2018): 339–345, doi: 10.1037/cns0000164.

15. Allan M. Leventhal und David O. Antonuccio, »On Chemical Imbalances, Antidepressants, and the Diagnosis of Depression«, *Ethical Human Psychology and Psychiatry* 11, Nr. 3 (Dezember 2009): 199–214, doi: 10.1891/1559-4343.11.3.199

16. Irving Kirsch und Guy Sapirstein, »Listening to Prozac but Hearing Placebo: A Meta-Analysis of Antidepressant Medication«, *Prevention and Treatment* 1, Nr. 2, Artikel-ID 2a (Juni 1998), doi: 10.1037/1522-3736.1.1.12a.

17. Irving Kirsch et al., »Initial Severity and Antidepressant Benefits: A Meta-Analysis of Data Submitted to the Food and Drug Administration«, *PLoS Medicine* 5, e45 (26. Februar 2008), doi: 10.1371/journal.pmed.0050045.

18. J. Moncrieff, S. Wessely und R. Hardy, »Meta-Analysis of Trials Comparing Antidepressants with Active Placebos«, *British Journal of Psychiatry* 172, Nr. 3 (März 1998): 227–231.

19. Alia J. Crum und Ellen J. Langer, »Mind-Set Matters: Exercise and the Placebo Effect«, *Psychological Science* 18, Nr. 2 (Februar 2007): 165–171.

20. H. L. Bennett, D. R. Benson und D. A. Kuiken, »Preoperative Instructions for Decreased Bleeding during Spine Surgery«, *Anesthesiology* 65 (1986): A245.

21. Bruce Lipton, »The Biology of Belief«, vollständiger Vortrag, 21.12.2014, https://www.youtube.com/watch?v=82ShSNuru6c.

22. M. Peciña et al., »Association Between Placebo-Activated Neural Systems and Antidepressant Responses: Neurochemistry of Placebo Effects in Major Depression«, *JAMA Psychiatry* 72, Nr. 11 (November 2015): 1087–1094, doi: 10.1001/jamapsychiatry.2015.1335.

23. Ted J. Kaptchuk und Franklin G. Miller, »Placebo Effects in Medicine«, *New England Journal of Medicine* 373, Nr. 1 (2. Juli 2015): 8–9, doi: 10.1056/NEJMp1504023.

24. Seine Weisheit, Quellen und evidenzbasierten Schlussfolgerungen stehen hier zur Verfügung: https://www.madinamerica.com/anatomy-of-an-epidemic/ – für jede Kategorie von psychiatrischen Medikamenten.

25. M. Posternak et al., »The Naturalistic Course of Unipolar Major Depression in the Absence of Somatic Therapy«, *Journal of Nervous and Mental Disease* 194, Nr. 5 (Mai 2006): 324–349.

26. A. Martin et al., »Age Effects on Antidepressant-Induced Manic Conversion«, *Archives of Pediatrics and Adolescent Medicine* 158 (August 2002): 773–780.

27. P. S. Jensen et al., »A 3-Year Follow-Up of the NIMH MTA study«, *Journal of the American Academy of Child & Adolescent Psychiatry* 46 (August 2007): 989–1002.

28. M. Harrow und T. H. Jobe, »Factors Involved in Outcome and Recovery in Schizophrenia Patients Not on Antipsychotic Medication: A 15-Year Multifollow-Up Study«, *Journal of Nervous and Mental Disease* 195, Nr. 5 (Mai 2007): 406–414.

29. L. Wunderink et al., »Recovery in Remitted First-Episode Psychosis at 7 Years of Follow-Up of an Early Dose Reduction/Discontinuation or Maintenance Treatment Strategy: Long-Term Follow-Up of a 2-Year Randomized Clinical Trial«, *JAMA Psychiatry* 70, Nr. 9 (September 2013): 913–920, doi:10.1001/jamapsychiatry.2013.19.

30. J. Read und J. Williams, »Adverse Effects of Antidepressants Reported by a Large International Cohort: Emotional Blunting, Suicidality, and Withdrawal Effects«, *Cur-*

rent *Drug Safety* 13, Nr. 3 (2018): 176–186, doi: 10.2174/1574886313666180605095130.

31. Y. Lucire und C. Crotty, »Antidepressant-Induced Akathisia-Related Homicides Associated with Diminishing Mutations in Metabolizing Genes of the CYP450 Family«, *Pharmacogenomics and Personalized Medicine* 4 (2011): 65–81, doi: 10.2147/PGPM.S17445.

32. Ebenda.

33. Sally C. Curtin et al., »Increase in Suicide in the United States, 1999–2014«, NCHS Data Brief Nr. 241, April 2016. https://www.cdc.gov/nchs/products/databriefs/db241.htm.

34. Kim Witczak, »Truth Is ... We All Could Be Woody«, Kelly Brogan M.D. (Blog). https://kellybroganmd.com/truth-is-we-all-could-be-woody/.

35. Tanya S. Hauck et al., »ADHD Treatment in Primary Care: Demographic Factors, Medication Trends, and Treatment Predictors«, *Canadian Journal of Psychiatry* 62, Nr. 6 (Juni 2017): 393–402, doi: 10.1177/0706743716689055.

36. P. Burgess et al., »Do Nations' Mental Health Policies, Programs and Legislation Influence Their Suicide Rates? An Ecological Study of 100 Countries«, *Australian and New Zealand Journal of Psychiatry* 38, Nr. 11–12 (November–Dezember 2004): 933–939.

37. Ajit Ritesh Bhandarkar Shah und Gurleen Bhatia, »The Relationship Between General Population Suicide Rates and Mental Health Funding, Service Provision and National Policy: A Cross-National Study«, *International Journal of Social Psychiatry* 56 (3. August 2009): 448–453, https://doi.org/10.1177/0020764009342384.

38. A. P. Rajkumar et al., »National Suicide Rates and Mental Health System Indicators: An Ecological Study of 191 Countries«, *International Journal of Law and Psychiatry*, Band 36, Nr. 5–6 (September–Dezember 2013), 339–342, doi: 10.1016/j.ijlp.2013.06.004.

39. »On Pharma, Corruption, and Psychiatric Drugs«. Interview mit Peter Gøtzsche, 22.11.2013, Mad In America: https://www.madinamerica.com/2013/11/peter-gotzsche-2/.

40. G. A. Fava et al., »Withdrawal Symptoms after Selective Serotonin Reuptake Inhibitor Discontinuation: A Systematic Review«, *Psychotherapy and Psychosomatics* 84 (März 2015): 72–81, doi: 10.1159/000370338.

41. Harvard Women's Health Watch, »How to Taper Off Your Antidepressant: Response to Dosage Dictates Best Schedule to Stop Taking Medication«, Harvard Health Publishing, Harvard University Medical School, November 2010, aktualisiert am 2. April 2018, https://www.health.harvard.edu/diseases-and-conditions/how-to-taper-off-your-antidepressant.

42. J. Davies et al., »A Systematic Review into the Incidence, Severity and Duration of Antidepressant Withdrawal Effects: Are Guidelines Evidence-based?«, *Addictive Behaviors*, 18. September 2018, https://doi.org/10.1016/j.addbeh.2018.08.027.

43. J. Read et al., »How Many of 1829 Antidepressant Users Report Withdrawal Effects or Addiction?«, *International Journal of Mental Health Nursing* 6, Nr. 27 (5. Juni, 2018): 1805–1815, doi: 10.1111/inm.12488.

44. M. Olfson et al., »Benzodiazepine Use in the United States«, *JAMA Psychiatry* 72, Nr. 2 (Februar 2015): 136–142, doi: 10.1001/jamapsychiatry.2014.1763.

45. Einzelheiten zu Inhaltsstoffen wie Gelatine/Kollagenhydrosylat, Kokosöl und Ghee finden Sie in meinem Blog unter: https://kellybroganmd.com/heres-whats-breakfast-kb-smoothie/.

Kapitel 3: Was Schmerzen bedeuten

1. Francis Weller, *The Wild Edge of Sorrow: Rituals of Renewal and the Sacred Work of Grief* (Berkeley, CA: North Atlantic Books, 2015).
2. Bessel van der Kolk, *Verkörperter Schrecken: Traumaspuren in Gehirn, Geist und Körper und wie man sie heilen kann*, G. P. Probst Verlag, Lichtenau (*The Body Keeps the Score: Brain, Mind, and Body in the Healing of Trauma*; New York: Viking, 2014).
3. Eine yogische Perspektive auf die Befreiung von einem Kindselbsttrauma mit nützlicher geführter Meditation: »Release Childhood Trauma with 3 Min Kundalini Meditation«, 25. Oktober 2012, https://www.youtube.com/watch?v=ICfkSHWGqTs.
4. Stephen W. Porges, »The Polyvagal Theory: New Insights into Adaptive Reactions of the Autonomic Nervous System«, *Cleveland Clinic Journal of Medicine* 76, Supplement 2 (April 2009): S86–S90, doi: 10.3949/ccjm.76.s2.17.
5. Joseph Aldos Website: http://www.josephaldo.com.
6. Kelly Brogan, »Resolution of Refractory Bipolar Disorder with Psychotic Features and Suicidality Through Lifestyle Interventions: A Case Report«, *Advances in Mind-Body Medicine* 31, Nr. 2 (Frühjahr 2017): 4–11, https://www.ncbi.nlm.nih.gov/pubmed/28659508.

Kapitel 4: Die Krankheit heißt Angst

1. B. R. Rutherford et al., »The Role of Patient Expectancy in Placebo and Nocebo Effects in Antidepressant Trials«, *Journal of Clinical Psychiatry* 75, Nr. 10 (Oktober 2014): 1040–1046, doi: 10.4088/JCP.13m08797.
2. Fang Fang et al., »Suicide and Cardiovascular Death after a Cancer Diagnosis«, *New England Journal of Medicine* 366 (5. April 2012) 366: 1310–1318, doi: 10.1056 /NEJMoa1110307.
3. Rebecca G. Reed et al., »Emotional Acceptance, Inflammation, and Sickness Symptoms across the First Two Years Following Breast Cancer Diagnosis«, *Brain, Behavior, and Immunity* Vol. 56 (August 2016): 165–174, doi: 10.1016/j.bbi.2016.02.018.
4. A. H. Miller et al., »Neuroendocrine-Immune Mechanisms of Behavioral Comorbidities in Patients with Cancer«, *Journal of Clinical Oncology* 20, Nr. 26 (Februar 2008): 971–982, doi: 10.1200/JCO.2007.10.7805.
5. M. C. Janelsins et al., »Differential Expression of Cytokines in Breast Cancer Patients Receiving Different Chemotherapies: Implications for Cognitive Impairment Research«, *Support Care in Cancer* 20, Nr. 4 (April 2012): 831–839, doi: 10.1007/s00520-011-1158-0.
6. Siehe ihr Buch *Vom Schatten ins Licht: Wie Sie Energieräuber erkennen und sich von ihnen befreien können* (ZS Verlag GmbH, 2018).
7. Gabor Maté, *When the Body Says No: Understanding the Stress-Disease Connection* (Hoboken, NJ: John Wiley & Sons, 2003).
8. John R. Strachan, *A Routledge Literary Sourcebook on the Poems of John Keats* (New York: Routledge, 2003).
9. Lisa Bloomquist, »What is Fluoroquinolone Toxicity?«, *Hormones Matter*, 25. Mai 2015, https://www.hormonesmatter.com/fluoroquinolone-toxicity/.
10. W. J. Sng und D. Y. Wang, »Efficacy and Side Effects of Antibiotics in the Treatment of Acute Rhinosinusitis: A Systematic Review«, *Rhinology* 53, Nr. 1 (März 2015): 3–9, doi: 10.4193/Rhin13.225.
11. L. C. McDonald et al., »Effects of Short- and Long-Course Antibiotics on the Lower Intestinal Microbiome as They Relate to Traveller's Diarrhea«, *Journal of Travel Medicine* 1, Nr. 24 (Ergänzung 1) (April 2017): S35–S38, doi: 10.1093/jtm/taw084.
12. L. Dethlefsen et al., »The Pervasive Effects of an Antibiotic on the Human Gut Mi-

crobiota, as Revealed by Deep 16S rRNA Sequencing«, *PLoS Biology* 18, Nr. 6 (11) (November 2008): e280, doi: 10.1371/journal.pbio.0060280.

13. F. Guarner und J. R. Malagelada, »Gut Flora in Health and Disease«, *Lancet* 8, Nr. 361 (9356) (Februar 2003): 512–519, doi: 10.1016/S0140-6736(03)12489-0.

14. H. Tlaskalová-Hogenová et al., »Commensal Bacteria (Normal Microflora), Mucosal Immunity and Chronic Inflammatory and Autoimmune Diseases«, *Immunology Letters* 15, Nr. 93 (2–3) (Mai 2004): 97–108, doi: 10.1016/j.imlet.2004.02.005.

15. Peter J. Turnbaughet al., »An Obesity-associated Gut Microbiome with Increased Capacity for Energy Harvest«, *Nature* 444 (21. Dezember 2006), 1027–1031.

16. I. Tuncay et al., »A Comparison of Effects of Fluoroquinolones on Fracture Healing (an Experimental Study in Rats)«, Ulusal travma ve acil cerrahi dergisi/ *Turkish Journal of Trauma and Emergency Surgery* 11, Nr. 1 (Januar 2005): 17–22, PMID: 15688263.

17. J. M. Paterson et al., »Fluoroquinolone Therapy and Idiosyncratic Acute Liver Injury: A Population-Based Study«, *Canadian Medical Association Journal* 2, Nr. 184 (14) (Oktober 2012): 1565–1570, doi: 10.1503/cmaj.111823.

18. Stig Bengmark, »Gut Microbiota, Immune Development and Function«, *Pharmacological Research* 69, Nr. 1 (März 2013) 87–113, doi: 10.1016/j.phrs.2012.09.002.

19. Fang Fang, »Suicide and Cardiovascular Death after a Cancer Diagnosis«.

20. W. Lorber, G. Manzzoni und I. Kirsch, »Illness by Suggestion: Expectancy, Modeling, and Gender in the Production of Psychosomatic Symptoms«, *Annals of Behavioral Medicine* 33, Nr. 1 (Februar 2007): 112–116, doi: 10.1207/s15324796abm3301_13.

21. Charles Eisenstein, *Die Renaissance der Menschheit* (Scorpio Verlag, 2012).

22. Happy, Healthy, Holy Organization, »Meditation for a Calm Heart«. https://www.3ho.org/kundalini-yoga/pranayam/pranayam-techniques/meditation-calm-heart.

Kapitel 5: Vom Chaos zur Bedeutung: Die fünf Täuscher

1. Huai Heng Loh et al., »Association between Subclinical Hypothyroidism and Depression: An Updated Systematic Review and Meta-Analysis«, *BMC Psychiatry* 19 (8. Januar 2019): 12, doi: 10.1186/s12888-018-2006-2.

2. D. Bernardo et al., »Is Gliadin Really Safe for Non-Coeliac Individuals?«, *Gut* 56, Nr. 6 (Juni 2007): 889–890. doi: 10.1136/gut.2006.118265.

3. H. K. Delichatsios et al., »Case 14-2016 – A 37-Year-Old Woman with Adult-Onset Psychosis«, *New England Journal of Medicine* 374 (12. Mai 2016): 1875–1883, doi: 10.1056/NEJMcpc1514473.

4. A. Fasano, »Leaky Gut and Autoimmune Diseases«, *Clinical Reviews in Allergy and Immunology* 42, Nr. 1 (Februar 2012): 71–78, doi: 10.1007/s12016-011-8291-x.

5. Sayer Ji, »60 Years of Research Links Gluten Grains to Schizophrenia«, GreenMedInfo, 27. August 2018, http://www.greenmedinfo.com/blog/60-years-research-links-gluten-grains-schizophrenia.

6. O. Olaoluwa et al., »Elevated Gliadin Antibody Levels in Individuals with Schizophrenia«, *World Journal of Biological Psychiatry* 14, Nr. 7 (September 2013): 509–515, doi: 10.3109/15622975.2012.747699.

7. E. G. Severance et al., »Subunit and Whole Molecule Specificity of the Anti-Bovine Casein Immune Response in Recent Onset Psychosis and Schizophrenia«, *Schizophrenia Research* 118, Nr. 1–3 (Mai 2010): 240–247, doi: 10.1016/j.schres.2009.12.030. Epub 2010 Jan 13.

8. Suzanne M. de la Monte und Jack R. Wands, »Alzheimer's Disease Is Type 3 Diabe-

tes—Evidence Reviewed«, *Journal of Diabetes Science and Technology* 2, Nr. 6 (November 2008): 1101–13, doi: 10.1177/193229680800200619.

9. M. A. Fishel et al., »Hyperinsulinemia Provokes Synchronous Increases in Central Inflammation and Beta-Amyloid in Normal Adults«, *Archives of Neurology* 62, Nr. 10 (Oktober 2005): 1539–1544, doi: 10.1001/archneur.62.10.noc50112.

10. N. Berry et al., »Catatonia and Other Psychiatric Symptoms with Vitamin B12 Deficiency«, *Acta Psychiatrica Scandinavica* 108, Nr. 2 (August 2003): 156–159, PMID: 12823174.

11. Judy McBride, »B12 Deficiency May Be More Widespread Than Thought«, USDA Agricultural Research Service, 2. August 2000, https://www.ars.usda.gov/news-events/news/research-news/2000/b12-deficiency-may-be-more-widespread-than-thought/.

12. J. R. Lam et al., »Proton Pump Inhibitor and Histamine 2 Receptor Antagonist Use and Vitamin B12 Deficiency«, *Journal of the American Medical Association* 310, Nr. 22 (11. Dezember 2013): 2435–2442, doi:10.1001/jama.2013.280490.

13. Mayo News Releases, »Nearly 7 in 10 Americans Take Prescription Drugs, Mayo Clinic, Olmsted Medical Center Find«, Mayo News Network, 19. Juni 2013, https://newsnetwork.mayoclinic.org/discussion/nearly-7-in-10-americans-take-prescription-drugs-mayo-clinic-olmsted-medical-center-find/.

14. Teresa Carr, »Too Many Meds? America's Love Affair with Prescription Medication«, *Consumer Reports*, 3. Oktober 2017, https://www.consumerreports.org/prescription-drugs/too-many-meds-americas-love-affair-with-prescription-medication/.

15. D. M. Qato et al., »Prevalence of Prescription Medications with Depression as a Potential Adverse Effect Among Adults in the United States«, *Journal of the American Medical Association* 319, Nr. 22 (12. Juni 2018): 2289, doi: 10.1001/jama.2018.6741.

16. J. Kulkarni, »Depression as a Side Effect of the Contraceptive Pill«, *Expert Opinion on Drug Safety* 6, Nr. 4 (Juli 2007): 371–374, doi: 10.1517/14740338.6.4.371.

17. K. A. Oinonen et al., »To What Extent Do Oral Contraceptives Influence Mood and Affect?«, *Journal of Affective Disorders* 70, Nr. 3 (August 2002): 229–240, PMID: 12128235.

18. C. W. Skovlund et al., »Association of Hormonal Contraception with Depression«, *JAMA Psychiatry* 73 (1. November 2016): 1154–1162, doi: 10.1001/jamapsychiatry.2016.2387.

19. C. W. Skovlund et al., »Association of Hormonal Contraception with Suicide Attempts and Suicides«, *Psychiatry* 175, Nr. 4 (April 2018): 336–342, doi: 10.1176/appi.ajp.2017.17060616.

20. M. Sokolowski, J. Wasserman und D. Wasserman, »An overview of the Neurobiology of Suicidal Behaviors as One Meta-System«, *Molecular Psychiatry* 20, Nr. 1 (Februar 2015): 56–71, doi: 10.1038/mp.2014.101.

21. John Michael Bostwick und V. Shane Pankratz, »Affective Disorders and Suicide Risk: A Reexamination«, *American Journal of Psychiatry* 157, Nr. 12 (1. Dezember 2000): 1925–1932, https://doi.org/10.1176/appi.ajp.157.12.1925.

22. H. Zhang et al., »Discontinuation of Statins in Routine Care Settings: Cohort Study«, *Annals of Internal Medicine* 158, Nr. 7 (2. April 2013): 526–534, doi: 10.7326/0003-4819-158-7-201304020-00004.

23. Vesza, Zsófia, Catarina Pires und Pedro Marques da Silva, »Statin-Related Lichenoid Dermatosis: An Uncommon Adverse Reaction to a Common Treatment«, *European Journal of Case Reports in Internal Medicine* 5, Nr. 5 (Mai 2018): 000844, doi: 10.12890/2018_000844.

24. M. Virkkunen, »Serum cholesterol levels in homicidal offenders. A low cholesterol

level is connected with a habitually violent tendency under the influence of alcohol«, *Neuropsychobiology* 10, Nr. 2–3 (1983): 65–69, doi: 10.1159/000117987.

25. Bei greenmed.com finden sich Verweise auf zahlreiche Studien zu diesem Thema: http://www.greenmedinfo.com/greenmed/topic/47443/focus/856/page.
26. M. Tuccori et al., »Neuropsychiatric Adverse Events Associated with Statins: Epidemiology, Pathophysiology, Prevention and Management«, *CNS Drugs* 28, Nr. 3 (März 2014): 249–272, doi: 10.1007/s40263-013-0135-1.
27. David M. Diamond und Uffe Ravnskov, »How Statistical Deception Created the Appearance That Statins Are Safe and Effective in Primary and Secondary Prevention of Cardiovascular Disease«, *Expert Review of Clinical Pharmacology* 8, Nr. 2 (März 2015): 201, doi: 10.1586/17512433.2015.1012494.
28. Qato et al., »Prevalence of Prescription Medications with Depression as a Potential Adverse Effect Among Adults in the United States«. Einige dieser mehr als 200 Medikamente sind auch rezeptfrei erhältlich.
29. Carr, »Too Many Meds? America's Love Affair with Prescription Medication«, 3. August 2017, https://www.consumerreports.org/prescription-drugs/too-many-meds-americas-love-affair-with-prescription-medication/.
30. T. Christian Miller und Jeff Gerth, »Behind the Numbers: We Explore the Data Behind Figures Showing How Many People Die from Overdosing on Acetaminophen, the Active Ingredient in Tylenol«, *ProPublica*, 20. September 2013, https://www.propublica.org/article/tylenol-mcneil-fda-behind-the-numbers.
31. Carmen Drahl, »How Does Acetaminophen Work? Researchers Still Aren't Sure«, *Chemical and Engineering News* 92, Nr. 9 (21. Juli 2014): 31–32, https://cen.acs.org/articles/92/i29/Does-Acetaminophen-Work-Researchers-Still.html.
32. John T. Slattery et al., »Dose-Dependent Pharmacokinetics of Acetaminophen: Evidence of Glutathione Depletion in Humans«, *Clinical Pharmacology and Therapeutics* 41, Nr. 4 (April 1987): 413–418, doi:10.1038/clpt.1987.50.
33. R. O. Geoffrey et al., »Over-the-Counter Relief from Pains and Pleasures Alike: Acetaminophen Blunts Evaluation Sensitivity to Both Negative and Positive Stimuli«, *Psychological Science* 26, Nr. 6 (10. April 2015): 750–58, doi: 10.1177/0956797615570366.
34. European League Against Rheumatism, »Non-Steroidal Anti-Inflammatory Drugs Inhibit Ovulation after Just 10 Days«, *ScienceDaily*, 11. Juni 2015, www.sciencedaily.com/releases/2015/06/150611082124.htm.
35. D. Y. Graham et al., »Visible Small-Intestinal Mucosal Injury in Chronic NSAID Users«, *Clinical Gastroenterology and Hepatology* 3, Nr. 1 (Januar 2005): 55–59, PMID: 15645405.
36. G. Sigthorsson et al., »Intestinal Permeability and Inflammation in Patients on NSAIDs«, *Gut* 43, Nr. 4 (Oktober 1998): 506–511, PMID: 9824578.
37. H. Sternbach und R. State, »Antibiotics: Neuropsychiatric Effects and Psychotropic Interactions«, *Harvard Review of Psychiatry* 5, Nr. 4 (November–Dezember 1997): 214–226, https://www.ncbi.nlm.nih.gov/pubmed/9427014.
38. N. Zareifopoulos und G. Panayiotakopoulos, »Neuropsychiatric Effects of Antimicrobial Agents«, *Clinical Drug Investigation* 37 (Mai 2017): 423, https://www.ncbi.nlm.nih.gov/pubmed/28197902.
39. S. Lambrichts et al., »Antibiotics and Mania: A Systematic Review«, *Journal of Affective Disorders* 219 (September 2017): 149–156, doi: 10.1016/j.jad.2017.05.029.
40. Nora Hamdani et al., »Resolution of a Manic Episode Treated with Activated Charcoal: Evidence for a Brain-Gut Axis in Bipolar Disorder«, *Australian and New Zealand Journal of Psychiatry* 49, Nr. 12 (Dezember 2015): 1221–1228, doi: 10.1177/0004867415595873.

41. I. Lurie et al., »Antibiotic Exposure and the Risk for Depression, Anxiety, or Psychosis: A Nested Case-Control Study«, *Journal of Clinical Psychiatry* 76, Nr. 11 (November 2015): 1522–1528, doi: 10.4088/JCP.15m09961.

42. Benutzerfreundlich dargestellte, umfassende Informationen über die Wirkungen von Impfstoffen und insbesondere Meldungen über unerwünschte Nebenwirkungen bietet das National Vaccine Information Center auf der Website http://medalerts.org/. Ich habe mich schon früher ausführlich über meine Bedenken zu Impfstoffen, insbesondere in gefährdeten Bevölkerungsgruppen, geäußert. Auf meiner Website (nutzen Sie die Suchfunktion) finden Sie mehr über meinen Standpunkt zu Impfstoffen und Angaben zu den Studien, die meine Meinung unterstützen.

43. Siehe meinen post »A Scientist Speaks: Senate Bill 277 in California« auf www.kellybroganmd.com, 7. Mai 2015, http://kellybroganmd.com/article/scientist-speaks-senate-bill-277-california/.

44. Weitere Informationen über die Gefahren von Impfstoffen finden Sie in meinem E-Book-Beitrag *Vaccines and Brain Health* (Impfstoffe und Gehirngesundheit), verfügbar auf meiner Website.

45. Erhältlich zum Beispiel über die Website https://usa.daysy.me.

46. V. Kuptniratsaikul et al., »Efficacy and Safety of Curcuma domestica Extracts in Patients with Knee Osteoarthritis«, *Journal of Alternative and Complementary Medicine* 15, Nr. 8 (August 2009): 891–897, doi: 10.1089/acm.2008.0186.

47. G. Ozgoli et al., »Comparison of Effects of Ginger, Mefenamic Acid, and Ibuprofen on Pain in Women with Primary Dysmenorrhea«, *Journal of Alternative and Complementary Medicine* 15, Nr. 2 (Februar 2009): 129–132, doi: 10.1089/ acm.2008.0311.

Kapitel 6: Eine Wiedervereinigung mit Ihrem Körper in 30 Tagen

1. F. N. Jacka et al., »Red Meat Consumption and Mood and Anxiety Disorders«, *Psychotherapy and Psychosomatics* 81, Nr. 3 (März 2012): 196–198, doi: 10.1159/000334910.

2. Auf einer Webseite der Environmental Working Group (EWG) finden Sie eine Liste der »Dirty Dozen« 2018 (Einkaufsleitfaden zum Thema Pestiziden in Produkten): https://www.ewg.org/foodnews/dirty-dozen.php#.WeTVfmhSxPZ. Weiße Kartoffeln (Süßkartoffeln) stehen auf dieser Liste, sind aber nicht Teil des Reset-Ernährungsplans.

3. G. Den Besten et al., »The Role of Short-Chain Fatty Acids in the Interplay Between Diet, Gut Microbiota, and Host Energy Metabolism«, *Journal of Lipid Research* 54, Nr. 9 (September 2013): 2325–2340, doi: 10.1194/jlr.R036012.

4. J. Slavin et al., »Fiber and Prebiotics: Mechanisms and Health Benefits«, *Nutrients* 5, Nr. 4 (22. April 2013): 1417–1435, doi: 10.3390/nu5041417.

5. K. L. Johnston et al., »Resistant Starch Improves Insulin Sensitivity in Metabolic Syndrome«, *Diabetic Medicine* 27, Nr. 4 (April 2010): 391–397, doi: 10.1111/j.1464-5491.2010.02923.x.

6. Weitere Informationen finden Sie auf der Website www.wochenmaerkte.de.

7. J. R. Barrett, »Chemical Exposures: The Ugly Side of Beauty Products«, *Environmental Health Perspectives* 113, Nr. 1 (Januar 2005): A24, doi: 10.1289/ehp.113-a24.

8. U. S. Food and Drug Administration, »FDA Authority Over Cosmetics: How Cosmetics Are Not FDA-Approved, but Are FDA-Regulated«, 3. März 2005, zuletzt aktualisiert am 24. Juli 2018, https://www.fda.gov/cosmetics/guidanceregulation/lawsregulations/ucm074162.htm.

9. Barrett, »Chemical Exposures: The Ugly Side of Beauty Products«.

10. Zwei (amerikanische) Websites mit Informationen zu den Sicherheitseinstufungen von Produkten sind: https://www.ewg.org/skindeep/ und https:// ireadlabelsforyou.com/.

389

11. Mehr als 20 Rezepte für Naturkosmetik zum Selbermachen, mit nur sieben Zutaten, finden Sie unter: https://wellnessmama.com/5801/diy-beauty-recipes/.

12. C. Stajano, »The Concentrated Coffee Enema in the Therapeutics of Shock«, *Uruguayan Medical, Surgical and Specialization Archives* 29 (1941): 1–27.

13. »Bedside procedures«, *The Merck Manual of Diagnosis and Therapy, 11th ed.*, ed. C. E. Lyght et al. (Rahway, NJ: Merck Sharp & Dohme Research Laboratories, 1966), 1682–1683.

14. A. L. Garbat und H. G. Jacobi, »Secretion of Bile in Response to Rectal Installations«, *Archives of Internal Medicine* 44 (1929): 455–462.

15. A. Goshvarpour und A. Goshvarpour, »Comparison of Higher Order Spectra in Heart Rate Signals During Two Techniques of Meditation: Chi and Kundalini Meditation«, *Cognitive Neurodynamics* 7, Nr. 1 (Februar 2012): 39–46, doi: 10.1007/s11571-012-9215-z.

16. M. Engström et al., »Functional Magnetic Resonance Imaging of Hippocampal Activation During Silent Mantra Meditation«, *Journal of Alternative and Complementary Medicine* 16, Nr. 12 (Dezember 2010): 1253–1258, doi: 10.1089/acm.2009.0706.

17. D. S. Shannahoff-Khalsa et al., »Randomized Controlled Trial of Yogic Meditation Techniques for Patients with Obsessive-Compulsive Disorder«, *CNS Spectrums* 4, Nr. 12 (Dezember 1999): 34–47. PMID: 18311106.

18. D. S. Shannahoff-Khalsa, »An Introduction to Kundalini Yoga Meditation Techniques That Are Specific for the Treatment of Psychiatric Disorders«, *Journal of Alternative and Complementary Medicine* 10, Nr. 1 (Februar 2004): 91–101, doi: 10.1089/107555304322849011.

19. Siehe die Webseite http://alzheimersprevention.org/research/journal-articles/ der Alzheimer's Research and Prevention Foundation (Stiftung für Alzheimer-Forschung und -Prävention).

20. Auf meiner Webseite https://kellybroganmd.com/downloads/ können Sie kostenlose Videos von Starter-Meditationen herunterladen, die Sie drei Minuten pro Tag durchführen können.

21. Weitere Informationen und einen Rabatt-Code für Kurse finden Sie unter http://KukuwaFitness.com/WorkOutOnline KBMD10.

22. E. Lee et al., »Persistent Sleep Disturbance: A Risk Factor for Recurrent Depression in Community-Dwelling Older Adults«, *Sleep* 36, Nr. 11 (1. November 2013): 1685–1691. doi:10.5665/sleep.3128.

23. C. L. Raison et al., »Chronic Interferon-Alpha Administration Disrupts Sleep Continuity and Depth in Patients with Hepatitis C: Association with Fatigue, Motor Slowing, and Increased Evening Cortisol«, *Biological Psychiatry* 68, Nr. 10 (15. November 2010): 942–949, doi: 10.1016/j.biopsych.2010.04.019.

24. H. Woelk und S. Schläfke, »A Multi-Center, Double-Blind, Randomised Study of the Lavender Oil Preparation Silexan in Comparison to Lorazepam for Generalized Anxiety Disorder«, *Phytomedicine* 17, Nr. 2 (Februar 2010): 94–99, doi: 10.1016/j.phymed.2009.10.006.

Kapitel 7: Reise durch die dunkle Nacht ohne Medikamentenproviant

1. Seine Website ist https://breggin.com.
2. G. A. Fava et al., »Withdrawal Symptoms after Selective Serotonin Reuptake Inhibitor Discontinuation: A Systematic Review«, *Psychotherapy and Psychosomatics* 84 (März 2015): 72–81, doi: 10.1159/000370338.
3. G. Chouinard und V. A. Chouinard, »New Classification of Selective Serotonin Reuptake Inhibitor Withdrawal«, *Psychotherapy and Psychosomatics* 84 (2015): 63–71, doi: 10.1159/000371865.
4. Jonathan E. Prousky, »Tapering Off Psychotropic Drugs: Using Patient Cases to Understand Reasons for Success and Failure«, *Journal of Orthomolecular Medicine* 28, Nr. 4 (2013): 159–174, http:// psychrights.org/research/digest/Wthdrawal/Tapering_Success_and_FailureJProusky2013.pdf.
5. James Davies und John Read, »A Systematic Review into the Incidence, Severity and Duration of Antidepressant Withdrawal Effects: Are Guidelines Evidence- Based?«, *Addictive Behavior* (4. September 2018) pii: S0306-4603(18)30834-7, doi: 10.1016/j.addbeh.2018.08.027.
6. T. Stockmann et al., »SSRI and SNRI Withdrawal Symptoms Reported on an Internet Forum«, *International Journal of Risk and Safety in Medicine* 29, Nr. 3–4 (2018): 175–180, doi: 10.3233/JRS-180018.
7. Siehe Heartmath.com.
8. Nähere Angaben finden Sie auf der Website www.traumacenter.org.
9. Wenn Sie keinen Arzt haben, der Sie unterstützt (und auch wenn Sie einen haben), ist https://www.theinnercompass.org/ eine hilfreiche und informative Quelle.
10. Robert Whitaker, Robert, »Making the Case Against Antidepressants in Parliament«, Mad in America (10. Mai 2016), https://www.madinamerica.com/2016/05/making-the-case-against-antidepressants-in-parliament/.
11. Mehr zum Thema Fernheilung finden Sie unter www.ions.org.
12. A. Winokur et al., »The Effects of Antidepressants on Sleep«, *Psychiatric Times* 29, Nr. 6 (13. Juni 2012), https://www.psychiatrictimes.com/effects-antidepressants-sleep/.
13. Yetish, G. et al., »Natural Sleep and Its Seasonal Variations in Three Pre- industrial Societies«, *Current Biology* 25, Nr. 21 (2. November 2015): P2862–2868, doi: 10.1016/j.cub.2015.09.046.
14. Auf www.lotuswei.com finden Sie eine eigene Linie von Blütenessenzen (Lotus Wei) meiner lieben Freundin Katie Hess in Form von Elixieren, Zerstäubern, Hautseren und natürlichen Düften, die auf Freude, Vergnügen, Erweiterung und das Hervorrufen erhabener Gefühle abzielen. Sie sind ein wesentlicher Bestandteil meines energetischen Werkzeugkastens.
15. Eine kostenlose App für den Einstieg finden Sie auf der Website https://www.thetappingsolutionapp.com/.

Kapitel 8: Die Lebensbrille verändert Ihre Wahrnehmung

1. A. Ray et al., »Stress, Anxiety, and Immunomodulation: A Pharmacological Analysis«, *Vitamins and Hormones* 103 (2017): 1–25, doi: 10.1016/bs.vh.2016.09.007.
2. B. S. McEwen, »Stress, Adaptation, and Disease. Allostasis and Allostatic Load«, *Annals of the New York Academy of Sciences* 840 (1. Mai 1998): 33–44. PMID: 9629234.
3. S. Cohen et al., »Self-Rated Health in Healthy Adults and Susceptibility to the Common Cold«, *Psychosomatic Medicine* 77, Nr. 9 (November–Dezember 2015): 959–968, doi: 10.1097/PSY.0000000000000232.
4. Vanda Faria et al., »Do You Believe It? Verbal Suggestions Influence the Clinical and

Neural Effects of Escitalopram in Social Anxiety Disorder: A Randomized Trial«, *EBioMedicine* 24 (Oktober 2017): 179–188, doi: 10.1016/j.ebiom.2017.09.031.

5. A. Hampshire et al., »The Role of the Right Inferior Frontal Gyrus: Inhibition and Attentional Control«, *Neuroimage* 50, Nr. 3 (15. April 2010): 1313–1319, doi: 10.1016/j.neuroimage.2009.12.109.

6. T. L. Ferreira et al., »The Indirect Amygdala–Dorsal Striatum Pathway Mediates Conditioned Freezing: Insights on Emotional Memory Networks«, *Neuroscience* 153, Nr. 1 (22. April 2008): 84–94, doi: 10.1016/j.neuroscience.2008.02.013.

7. C. S. Ginandes et al., »Using Hypnosis to Accelerate the Healing of Bone Fractures: A Randomized Controlled Pilot Study«, *Alternative Therapies in Health and Medicine* 5, Nr. 2 (März 1999): 67–75.

8. Siehe auf Dr. Sheldrakes Website, sheldrake.org (https://www.sheldrake.org/research/morphic-resonance).

9. Rupert Sheldrake, *Der Wissenschaftswahn* (Droemer TB).

10. Siehe Dr. Blands 30-minütiges Grundsatzreferat mit dem Titel »Genetic Dark Matter: Decoding the Force Within« unter https://functionalforum.com/march-2016-functional-forum.

11. King, M. et al., »Breast and Ovarian Cancer Risks Due to Inherited Mutations in BRCA1 and BRCA«, *Science* 302 (5645) (24. Oktober 2003): 643–646.

12. Alexandra J. van den Broek et al., »Worse Breast Cancer Prognosis of BRCA1/ BRCA2 Mutation Carriers: What's the Evidence? A Systematic Review with Meta-Analysis«, *PLOS One* 10, Nr. 3 (27. März 2015): e0120189, doi: 10.1371/journal.pone.0120189.

13. Aus »Swimming Headless« in Alan Watts *Eastern Wisdom, Modern Life: Collected Talks 1960–1969* (Novato, CA: New World Library, 2006).

14. Healthy, Happy, Holy Organization, »Two-Stroke Breath to Connect the Subconscious and the Intuition«, https://www.3ho.org/kundalini-yoga/pranayam/two-stroke-breath-connect-subconscious-and-intuition.

Kapitel 9: Heimkehr zu sich selbst

1. Siehe die Website https://www.heartmath.org/research/.

2. Mehr zu Louise Hay finden Sie auf der Website ihrer Stiftung: https://www.louise-hay.com.

3. Weitere Informationen finden Sie auf https://homesweethomebirth.com/clarity-breathwork-new-york.

4. Die Aufzeichnung der Cutting-Cords-Meditation finden Sie unter https://kellybroganmd.com/cutting-cords-meditation/.

5. Siehe seinen Aufsatz, adaptiert nach einem Vortrag, den er 2008 vor dem California Institute of Integral Studies gehalten hat, auf der Website ScienceAndDuality.com: https://www.scienceandnonduality.com/intimate-relationship-as-a-spiritual-crucible.

6. S. R. H. Beach et al., »When Inflammation and Depression Go Together: The Longitudinal Effects of Parent-Child Relationships«, *Developmental Psychopathology* 29, Nr. 5 (Dezember 2017): 1969–1986, doi: 10.1017/S0954579417001523.

7. Ajay Abraham et al., »The Effect of Mobile Phone Use on Prosocial Behavior«, *ResearchGate*, 2019, https://www.researchgate.net/publication/267687748_The_Effect_of_Mobile_Phone_Use_on_Prosocial_Behavior.

8. Bruce K. Alexander, »Addiction: The View from Rat Park (2010)«, 2010. Verschiedene Artikel zu seinen Studien finden Sie auf seiner Website http://www.brucekalexander.com.

9. S. W. Cole et al., »Loneliness, Eudaimonia, and the Human Conserved Transcriptional

Response to Adversity«, *Psychoneuroendocrinology* 62 (Dezember 2015): 11–17, doi: 10.1016/j.psyneuen.2015.07.001.

10. Siehe die Website: https://www.chicenter.com.

11. Mington Gu, »How to Heal with Light Ball — Wisdom Healing Qigong« (12. Februar 2014), https://www.youtube.com/watch?v=m4JcTVd9Tv4.

12. Neale Donald Walsch, *Gespräche mit Gott* (Arkana, 2009).

Kapitel 10: Glaube: Vertrauen in einen großen Entwurf

1. Ihre Website ist http://www.joanborysenko.com, und weitere ihrer Bücher und Kurse finden Sie auf www.hayhouse.com.

2. Weitere Informationen über die Veröffentlichungen von Emma Bragdon und ihre beiden Dokumentarfilme über die Beziehung zwischen Spiritualität und Gesundheit finden Sie auf ihren Websites https://imhu.org/ und https://www.emmabragdon.com/. Sie gibt außerdem den Onlinekurs »How to Effectively Support Someone in Spiritual Emergency« (Wie man jemanden in einer spirituellen Notlage wirksam unterstützt), bildet Coaches für spirituelle Notlagen aus und leitet einmal im Jahr in Brasilien ein einwöchiges Seminar für Gesundheitsdienstleister, die mehr über spirituelle Therapien lernen möchten. Das IMHU sammelt derzeit Geld für die Produktion von Filmen, um Gesundheitsdienstleister und die breite Öffentlichkeit über spirituelle Notfälle aufzuklären.

3. Malidoma Somé kann über seine Website http://malidoma.com/main/ kontaktiert werden. Er lehrt auf breiter Basis und bietet weiterhin persönliche Beratungen an. Außerdem ist er Autor mehrerer Bücher, in denen er sein Wissen über schamanische Initiation, Rituale und Gemeinschaft weitergibt.

4. A. S. Junior et al., »William James and Psychical Research: Towards a Radical Science of Mind«, *History of Psychiatry* 24, Nr. 1 (März 2013): 62–78, doi:10.1177/0957154X12450138.

5. B. Q. Ford et al., »The Psychological Health Benefits of Accepting Negative Emotions and Thoughts: Laboratory, Diary, and Longitudinal Evidence«, *Journal of Personality and Social Psychology* 115, Nr. 6 (Dezember 2018): 1075–1092, doi: 10.1037/pspp0000157.

6. Siehe mein E-Book *Psychedelics and Mental Health*, verfügbar als kostenfreier PDF-Download auf meiner Website.

7. Michael Pollan, *Verändere dein Bewusstsein: Was uns die neue Psychedelik-Forschung über Sucht, Depression, Todesfurcht und Transzendenz lehrt* (Verlag Antje Kunstmann, 2019).

8. E. Domínguez-Clavé et al., »Ayahuasca: Pharmacology, Neuroscience and Therapeutic Potential«, *Brain Research Bulletin* 126, pt. 1 (September 2016): 89–101, doi: 10.1016/j.brainresbull.2016.03.002.

9. R. G. Dos Santos et al., »Antidepressive and Anxiolytic Effects of Ayahuasca: A Systematic Literature Review of Animal and Human Studies«, *Brazilian Journal of Psychiatry* (Revista Brasileira de Psiciatria) 38, Nr. 1 (März 2016): 65–72, doi: 10.1590/1516-4446-2015-1701.

10. J. J. Rucker et al., »Psychedelics in the Treatment of Unipolar Mood Disorders: A Systematic Review«, *Journal of Psychopharmacology* (Oxford, U. K.) 30, Nr. 12 (Dezember 2016): 1220–1229, Epub 2016 Nov 17.

11. Charles L. Raison, »Everything Old Is New Again: Are Psychedelic Medicines Poised to Take Mental Health by Storm?«, *Acta Psychiatrica Scandinavica* 138 (November 2018): 365–367, doi: 10.1111/acps.12975.

12. J. Soler et al., »Exploring the Therapeutic Potential of Ayahuasca: Acute Intake Increa-

ses Mindfulness-Related Capacities«, *Psychopharmacology* (Berlin) 233, Nr. 5 (März 2016): 823–829, doi: 10.1007/s00213-015-4162-0.

13. K. P. Kuypers et al., »Ayahuasca Enhances Creative Divergent Thinking While Decreasing Conventional Convergent Thinking«, *Psychopharmacology* (Berlin) 233, Nr. 18 (September 2016): 3395–3403, doi: 10.1007/s00213-016-4377-8.

14. M. Forstmann und C. Sagioglou, »Lifetime Experience with (Classic) Psychedelics Predicts Pro-Environmental Behavior Through an Increase in Nature Relatedness«, *Journal of Psychopharmacology* (Oxford, U. K.) 31, Nr. 8 (August 2017): 975–988, doi: 10.1177/0269881117714049.

15. Y. Myasaki, *Shinrin Yoku – Heilsames Waldbaden* (Irisiana München, 2018).

16. G. Chevalier et al., »Earthing: Health Implications of Reconnecting the Human Body to the Earth's Surface Electrons«, *Journal of Environmental and Public Health* 2012 (12. Januar 2012): 291541, PMID: 22291721.

17. Weitere Informationen finden Sie unter https://www.dhamma.org/en-US/index.

18. Weißes Tantra-Yoga: The Workshop, https://www.whitetantricyoga.com/pages/workshop.

19. Entsprechende Forschungsdaten finden Sie unter http://chicenter.com-research-data-for-health-care-pros.pages.ontraport.net.

20. Kontaktdaten finden Sie unter https://www.chicenter.com/Chi/Home/index.cfm?&app=chicenter&ssl=set.

21. Weitere Informationen: Grof Transpersonal Training, »About Holotropic Breathwork«, http://www.holotropic.com/holotropic-breathwork/about-holotropic-breathwork/.

Anhang A – Friedliche Elternschaft

1. Alfie Kohn, *Liebe und Eigenständigkeit: Die Kunst bedingungsloser Elternschaft, jenseits von Belohnung und Bestrafung* (Arbor, 2010).

2. Ebenda.

3. Ebenda.

4. Ebenda.

5. Weitere Iinformationen zu Natalie und ihrer Arbeit finden Sie auf ihrer Website https://www.centerforemotionaleducation.com.

Anhang B – Ihre naturmedizinische Hausapotheke

1. J. J. Guo et al., »The anti-Staphylococcus aureus Activity of the Phenanthrene Fraction from Fibrous Roots of Bletilla striata«, *BMC Complementary and Alternative Medicine* 1 (29. November 2016): 491, doi: 10.1186/s12906-016-1488-z.

2. V. Chedid et al., »Herbal Therapy Is Equivalent to Rifaximin for the Treatment of Small Intestinal Bacterial Overgrowth«, *Global Advances in Health and Medicine* 3, Nr. 3 (Mai 2014): 16–24, doi: 10.7453/gahmj.2014.019.

3. B. Fu et al., »Inhibition of Pseudomonas aeruginosa Biofilm Formation by Traditional Chinese Medicinal Herb Herba patriniae«, *Biomed Research International* 2017, Nr. 136 (9. März 2017): Article 9584703, doi: 10.1155/2017/9584703.

4. S. O'Shea et al., »In Vitro Activity of Inula helenium Against Clinical Staphylococcus aureus Strains Including MRSA«, *British Journal of Biomedical Science* 66, Nr. 4 (2009): 186–189, PMID: 20095126.

5. C. Latha et al., »Antiplasmid Activity of 1'-Acetoxychavicol Acetate from Alpinia galanga Against Multi-Drug Resistant Bacteria«, *Journal of Ethnopharmacology* 123, Nr. 3 (25. Juni 2009): 522–525, doi: 10.1016/j.jep.2009.03.028.

6. A. Hannan and S. Saleem, »Anti Bacterial Activity of Nigella sativa Against Clinical Isolates of Methicillin Resistant Staphylococcus aureus«, *Journal of Ayub Medical College, Abbottabad* 20, Nr. 3 (Juli–September 2008): 72–74, PMID: 19610522.

7. S. Ravishankar et al., »Plant-Derived Compounds Inactivate Antibiotic-Resistant Campylobacter jejuni Strains«, *Journal of Food Protection* 71, Nr. 6 (Juni 2008): 1145–1149.

8. S. Derakhshan et al., »Effect of Cumin (Cuminum cyminum) Seed Essential Oil on Biofilm Formation and Plasmid Integrity of Klebsiella pneumoniae«, *Pharmacognosy Magazine* 6, Nr. 21 (Januar 2010): 57–61, doi: 10.4103/0973-1296.59967.

9. S. Luqman et al., »Potential of Rosemary Oil to Be Used in Drug-Resistant Infections«, *Alternative Therapies in Health and Medicine* 13, Nr. 5 (September–Oktober 2007): 54–59, PMID: 17900043.

10. R. S. Porter und R. F. Bode, »A Review of the Antiviral Properties of Black Elder (Sambucus nigra L.) Products«, *Phytotherapy Research* 31, Nr. 4 (April 2017): 533–554, doi: 10.1002/ptr.5782.

11. A. Salehzadeh et al., »Antimicrobial Activity of Methanolic Extracts of Sambucus ebulus and Urtica dioica Against Clinical Isolates of Methicillin Resistant Staphylococcus aureus«, *African Journal of Traditional Complementary and Alternative Medicine* 11, Nr. 5 (23. August 2014): 38–40, PMID: 25395702.

12. H. Sakkas und C. Papadopoulou, »Antimicrobial Activity of Basil, Oregano, and Thyme Essential Oils«, *Journal of Microbiology and Biotechnology* 27, Nr. 3 (28. März 2017):429–438, doi: 10.4014/jmb.1608.08024.

13. J. Coccimiglio et al., »Antioxidant, Antibacterial, and Cytotoxic Activities of the Ethanolic Origanum vulgare Extract and Its Major Constituents«, *Oxidative Medicine and Cellular Longevity* 2 (2016): 1–8, doi: 10.1155/2016/1404505.

14. A. Schapowal et al., »Echinacea/Sage or Chlorhexidine/Lidocaine for Treating Acute Sore Throats: A Randomized Double-Blind Trial«, *European Journal of Medical Research* 14, Nr. 9 (1. September 2009): 406–412, PMID: 19748859.

15. W. Weber et al., »Echinacea purpurea for Prevention of Upper Respiratory Tract Infections in Children«, *Journal of Alternative and Complementary Medicine* 11, Nr. 6 (Dezember 2005): 1021–1026, doi: 10.1089/acm.2005.11.1021.

16. D. M. et al., »In Vitro Effects of Echinacea and Ginseng on Natural Killer and Antibody-Dependent Cell Cytotoxicity in Healthy Subjects and Chronic Fatigue Syndrome or Acquired Immunodeficiency Syndrome Patients«, *Immunopharmacology* 35, Nr. 3 (Januar 1997): 229–235, PMID: 9043936.

17. N. B. Cech et al., »Quorum Quenching and Antimicrobial Activity of Goldenseal (Hydrastis canadensis) Against Methicillin-Resistant Staphylococcus aureus (MRSA)«, *Planta Medica* 78, Nr. 4 (September 2012): 1556–1561, doi: 10.1055/s-0032-1315042.

18. G. B. Mahady et al., »In Vitro Susceptibility of Helicobacter pylori to Isoquinoline Alkaloids from Sanguinaria canadensis and Hydrastis canadensis«, *Phytotherapy Research* 17, Nr. 3 (März 2003): 217–221, doi: 10.1002/ptr.1108.

19. F. Scazzocchio et al., »Antibacterial Activity of Hydrastis canadensis Extract and Its Major Isolated Alkaloids«, *Planta Medica* 67, Nr. 6 (August 2001): 561–564, doi: 10.1055/s-2001-16493.

20. Siehe seinen TED Talk unter: https://www.ted.com/talks/paul_stamets_on_6_ways_mushrooms_can_save_the_world?language=en.

21. A. G. Guggenheim et al., »Immune Modulation from Five Major Mushrooms: Application to Integrative Oncology«, *Integrative Medicine* (Encinitas, CA) 13 Nr. 1 (Februar 2014): 32–44, PMID: 26770080.

22. Siehe »Mushrooms and Mycelium Help the Microbiome« unter http://www.greenmedinfo.com/blog/mushrooms-and-mycelium-help-microbiome.

23. Pallav, Kumar et al., »Effects of Polysaccharopeptide from Trametes versicolor and Amoxicillin on the Gut Microbiome of Healthy Volunteers«, *Gut Microbes* 5, Nr. 4 (1. Juli 2014): 458–467, doi: 10.4161/gmic.29558.

24. Dai X et al., »Consuming Lentinula edodes (Shiitake) Mushrooms Daily Improves Human Immunity: A Randomized Dietary Intervention in Healthy Young Adults«, *Journal of the American College of Nutrition* 34, Nr. 6 (April 2015): 478–487, doi: 10.1080/07315724.2014.950391.

25. S. Prabhu und E. K. Poulose, »Silver Nanoparticles: Mechanism of Antimicrobial Action, Synthesis, Medical Applications, and Toxicity Effects«, *International Nano Letters* 2 (Dezember 2012): 32, https://doi.org/10.1186/2228-5326-2-32.

26. S. Silver, L. T. Phung und G. Silver, »Silver as Biocides in Burn and Wound Dressings and Bacterial Resistance to Silver Compounds«, *Journal of Industrial Microbiology and Biotechnology* 33, Nr. 7 (Juli 2006): 627–634, https://doi.org/10.1007/s10295-006-0139-7.

27. J. S. Kim et al., »Antimicrobial Effects of Silver Nanoparticles«, *Nanomedicine* 3, Nr. 1 (März 2007): 95–101, doi: 10.1016/j.nano.2006.12.001.

28. M. Bhattacharyya und H. Bradley, »A Case Report of the Use of Nanocrystalline Silver Dressing in the Management of Acute Surgical Site Wound Infected with MRSA to Prevent Cutaneous Necrosis Following Revision Surgery«, *International Journal of Lower Extremity Wounds* 7, Nr. 1 (März 2008): 45–48, doi: 10.1177/1534734607302232.

29. M. Rai et al., »Silver Nanoparticles as a New Generation of Antimicrobials«, *Biotechnology Advances* 27, Nr. 1 (Januar–Februar 2009): 76–83, doi: 10.1016/j.biotechadv.2008.09.002.

30. A. A. Alangari et al., »Honey Is Potentially Effective in the Treatment of Atopic Dermatitis: Clinical and Mechanistic Studies«, *Immunity, Inflammation and Disease* 5, Nr. 2 (Juni 2017): 190–199, doi: 10.1002/iid3.153.

31. M. Piotrowski et al., »Antimicrobial Effects of Manuka Honey on in Vitro Biofilm Formation by Clostridium difficile«, *European Journal of Clinical Microbiology and Infectious Diseases* 36, Nr. 9 (September 2017): 1661–1664, doi: 10.1007/s10096-017-2980-1.

32. S. L. Giles und R. J. F. Laheij, »Successful Treatment of Persistent Clostridium difficile Infection with Manuka Honey«, *International Journal of Antimicrobial Agents* 49, Nr. 4 (April 2017): 522–523, doi: 10.1016/j.ijantimicag.2017.02.005.

33. S. E. Maddocks et al., »Manuka Honey Inhibits the Development of Streptococcus pyogenes Biofilms and Causes Reduced Expression of Two Fibronectin Binding Proteins«, *Microbiology* 158, pt. 3 (März 2012): 781–790, doi: 10.1099/mic.0.053959-0.

34. A. Moussa et al., »Antibacterial Activity of Various Honey Types of Algeria Against Staphylococcus aureus and Streptococcus pyogenes«, *Asian Pacific Journal of Tropical Medicine* 5, Nr. 10 (Oktober 2012): 773–776, doi: 10.1016/S1995-7645(12)60141-2.

35. »Manuka Honey Helps Combat Urinary Tract Infections«, *Nursing Standard* 31, Nr. 9 (Oktober 2016): 17, doi: 10.7748/ns.31.9.17.s20.

36. M. B. Hussain et al., »In-Vitro Susceptibility of Methicillin-Resistant Stayphylococcus aureus to Honey«, *Complementary Therapies in Clinical Practice* 27 (Mai 2017): 57–60, doi: 10.1016/j.ctcp.2017.04.003.

37. P. M. Kustiawan et al., »Molecular Mechanism of Cardol, Isolated from Trigona incisa Stingless Bee Propolis, Induced Apoptosis in the SW620 Human Colorectal Cancer Cell Line«, *BMC Pharmacology and Toxicology* 18, Nr. 1 (4. Mai 2017): 32, doi: 10.1186/s40360-017-0139-4.

38. K. Doi et al., »Chemopreventive Action by Ethanol-Extracted Brazilian Green Propolis on Post-Initiation Phase of Inflammation-associated Rat Colon Tumorigenesis«, *In Vivo* 31, Nr. 2 (März–April 2017): 187–197, doi: 10.21873/invivo.11044.

Anmerkungen

39. R. P. Dantas Silva et al., »Antioxidant, Antimicrobial, Antiparasitic, and Cytotoxic Properties of Various Brazilian Propolis Extracts«, *PLoS One* 12, Nr. 3 (30. März 2017): e0172585, doi: 10.1371/journal.pone.0172585.

40. A. V. Oliveira, »Antibacterial Activity of Propolis Extracts from the South of Portugal«, *Pakistan Journal of Pharmaceutical Sciences* 30, Nr. 1 (Januar 2017): 1–9, PMID: 28603105.

41. V. Mokhtari et al., »A Review on Various Uses of N-Acetyl Cysteine«, *Cell Journal* 19, Nr. 1 (1. Dezember 2016): 11–17, PMID: 28367412.

42. Giancarlo Aldini et al., »N-Acetylcysteine as an Antioxidant and Disulphide Breaking Agent: The Reasons Why«, *Free Radical Research* 52, Nr. 7 (Mai 2018): 751–762, https://doi.org/10.1080/10715762.2018.1468564.

43. Siehe sein Buch *Inflammation Mastery 4th Edition: The Colorful and Definitive Guide Toward Health and Vitality and away from the Boredom, Risks, Costs, and Inefficacy… Immunosuppression, and Polypharmacy* (International College of Human Nutrition and Functional Medicine, 2016).

44. E. S. Wintergerst et al., »Immune-Enhancing Role of Vitamin C and Zinc and Effect on Clinical Conditions«, *Annals of Nutrition and Metabolism* 50, Nr. 2 (2006): 85–94, doi: 10.1159/000090495.

45. S. A. Maggini et al., »A Combination of High-Dose Vitamin C plus Zinc for the Common Cold«, *Journal of International Medical Research* 40, Nr. 1 (2012): 28–42, doi: 10.1177/147323001204000104.

46. Wintergerst et al., »Immune-Enhancing Role of Vitamin C and Zinc and Effect on Clinical Conditions«, *Proceedings oft he Nutrition Society* 67 (OCE), E83, Cambridge University Press (12. Mai 2008), doi: https://doi.org/10.1017/S0029665108006927.

47. Ihre Bücher können auf der Website http://drsuzanne.net bestellt werden.

48. B. Kranjčec et al., »D-Mannose Powder for Prophylaxis of Recurrent Urinary Tract Infections in Women: A Randomized Clinical Trial«, World Journal of Urology 32, Nr. 1 (Februar 2014): 79–84, doi: 10.1007/s00345-013-1091-6

49. G. J. Ochoa-Brust et al., »Daily Intake of 100 mg Ascorbic Acid as Urinary Tract Infection Prophylactic Agent during Pregnancy«, *Acta Obstetrecia et Gynecologica Scandinavica* 86, Nr. 7 (2007): 783–787, doi: 10.1080/00016340701273189.

50. A. J. Roe et al., »Inhibition of *Escherichia coli* Growth by Acetic Acid: A Problem with Methionine Biosynthesis and Homocysteine Toxicity«, *Microbiology* (Reading, U.K.) 148, pt. 7 (Juli 2002): 2215–2222, doi: 10.1099/00221287-148-7-2215.

51. M. Sienkiewicz et al., »[The Antibacterial Activity of Oregano Essential Oil (Origanum heracleoticum L.) Against Clinical Strains of Escherichia coli and Pseudomonas aeruginosa]«, *Medycyna Doswiadczalna i Mikrobiologia* 64, Nr. 4 (2012) 64(4): 297–307, PMID: 23484421. Artikel auf Polnisch.

52. C. de Paula Coelho, »Homeopathic Medicine Cantharis Modulates Uropathogenic E. coli (UPEC)-Induced Cystitis in Susceptible Mice«, *Cytokine* 92 (April 2017): 103–109, doi: 10.1016/j.cyto.2017.01.014.

53. Siehe »Fists of Anger: Meditation for Releasing Anger« auf http://blog.myvirtualyoga.com/wpcontent/uploads/2017/01/FistsofAnger.pdf.

54. Healthy, Happy, Holy Organization, »Kundalini Yoga for Headaches«, https://www.3ho.org/3ho-lifestyle/health-and-healing/kundalini-yoga-headaches.

55. Healthy, Happy, Holy Organization, »Pranayam to Boost Your Immune System«, https://www.3ho.org/articles/pranayam-boost-your-immune-system.

56. Healthy, Happy, Holy Organization, »Ra Ma Da Sa Say So Hung: The Ultimate Healing Tool«, https://www.3ho.org/kundalini-yoga/mantra/ra-ma-da-sa-say-so-hung-ultimate-healing-tool.